BECKY RAPINCHUK

# SIMPLY CLEAN

## für ein gesundes Zuhause

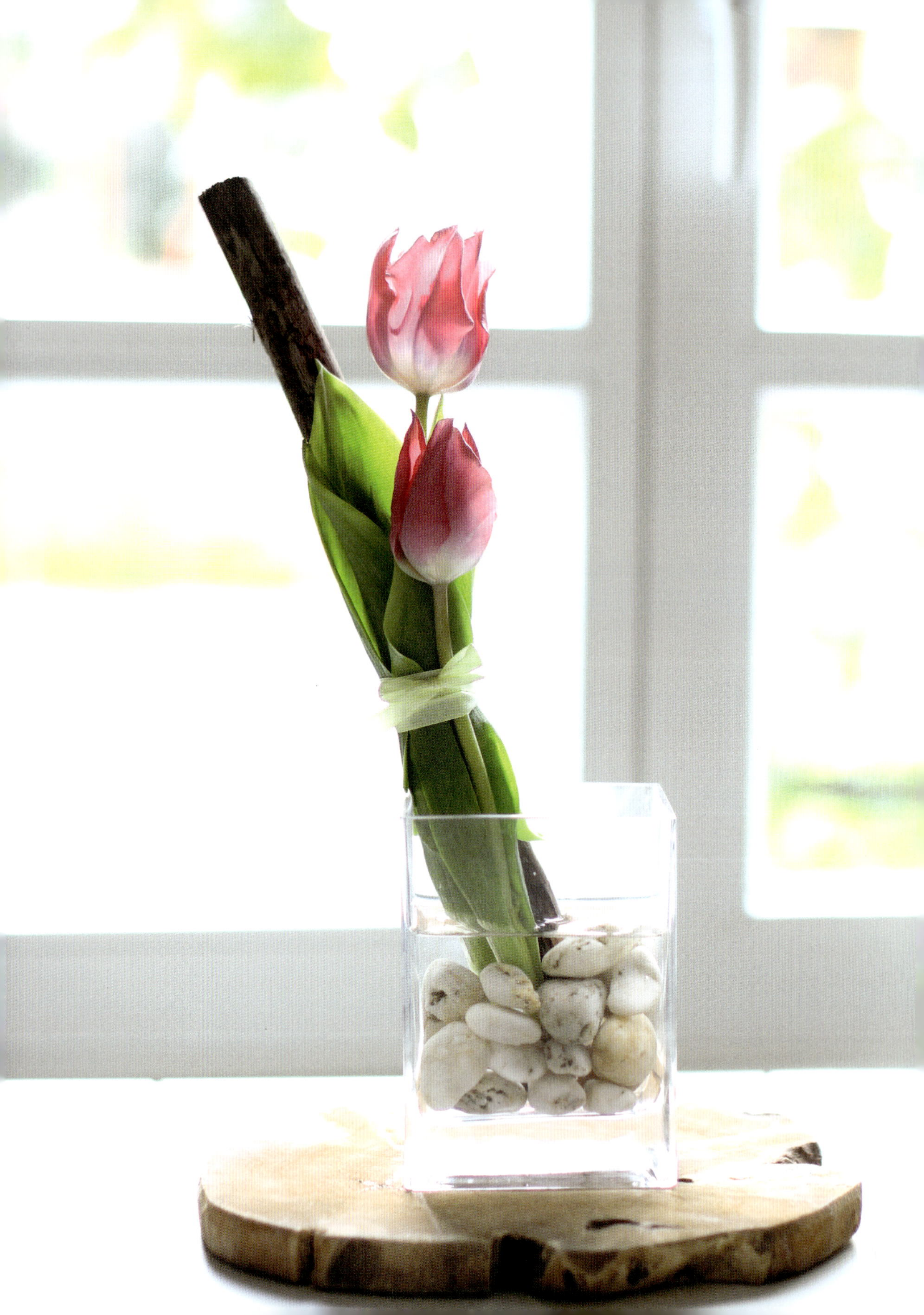

BECKY RAPINCHUK

# SIMPLY CLEAN

## für ein gesundes Zuhause

*Der Raum-für-Raum-Plan*
*für ein natürliches Zuhause*

**Mit Detox-Plänen und vielen natürlichen Reinigungsmittel-Rezepten**

Unimedica

*Für meinen Mann und meine Kids.*
*Mit euch ist alles schöner.*

# Inhaltsverzeichnis

## Teil II

## Das Detox-Wochenende für Ihr Zuhause



## Teil III:

## Die Raum-für-Raum-Entgiftung für das ganze Haus

## Anhang

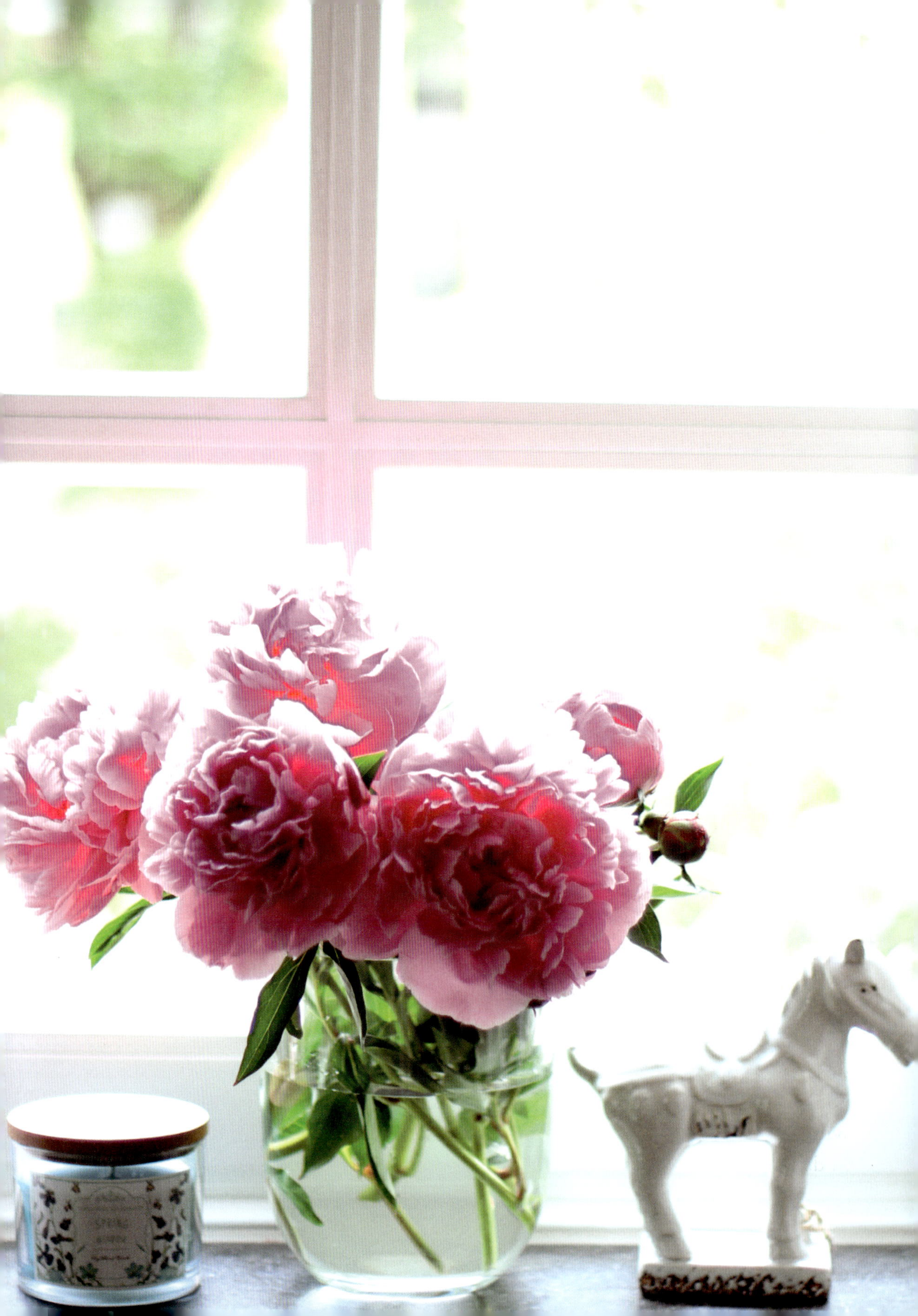

# EINLEITUNG

## Einladung zu einer besseren Art zu putzen

Ich war schon immer ein wenig besessen vom Putzen. Vor Jahren bin ich Kunstlehrerin an einer Grundschule gewesen und lassen Sie mich Ihnen sagen: Niemand kennt sich mit Unordnung besser aus als ein Kunstlehrer. Ich war jeden Tag von Dutzenden klebriger, mit Farbe und Klebstoff verschmierter Sechsjähriger umgeben, und ich sollte sie dazu bringen, mit Kunstutensilien zu experimentieren und sie dann innerhalb eines 45-minütigen Unterrichtsturnus wieder perfekt sauber bekommen. Ich hatte bereits meinen Teil an Krankheiten von den Kids abbekommen, und so hatte ich keine Lust, weitere wertvolle Tage mit Grippe oder einer Erkältung im Bett zuzubringen. Mein Motto war also: Desinfiziere alles!

In meinem Krieg gegen die Keime habe ich alltäglich eine Lösung aus Wasser und Bleichmittel, Desinfektionstücher und Desinfektionsspray als Waffen eingesetzt. Je stärker ein Produkt, desto mehr habe ich darauf vertraut, dass es meine Schüler und mich selbst sauber und gesund halten würde. Ich kann mich daran erinnern, dass ich mit einigen Eltern über Putzmittel gesprochen habe, und wir waren uns alle einig: je stärker, desto besser – desto mehr Keime würden ausgerottet und aus unserem Leben getilgt. Kinder mussten standardmäßig sogar Desinfektionstücher von zu Hause mitbringen. Ich fügte diese gerne meinem eigenen Vorrat hinzu und wusste, dass ich so gerüstet jeden einzelnen Keim loswerden konnte, der sich mir in den Weg stellte.

Vielleicht kommt Ihnen das ja bekannt vor. Vielleicht waren ja auch Sie einmal Teil des Teams „Keimfrei". Vielleicht haben Sie ein ganzes Arsenal an Desinfektionssprays in Ihrem Putzschrank gehortet. Ich verstehe das: Es fühlt sich gut an, gegen Keime gerüstet zu sein. Aber am Ende warf ich nach einem beängstigenden Moment mit meiner Tochter fast alle meine Sprühdosen in den Müll.

Als unser erstes Kind geboren wurde, nahm meine Keimphobie zu und mein Motto „alles desinfizieren" übernahm die Herrschaft im Haus. Ich gab den Hormonen und meinem erhöhten Schutzinstinkt die Schuld. Es ging nicht mehr nur darum, meine eigene Gesundheit zu schützen, sondern auch die Gesundheit meines süßen Babys und sein sich erst entwickelnden Immunsystem stand auf dem Spiel. Mein Vorrat an Putzmitteln nahm drastisch zu und ich kämpfte verzweifelt darum, eine sichere Lebensumgebung zu schaffen, frei von schädlichen Bakterien und Keimen.

Als meine Tochter etwa ein Jahr alt war, habe ich ihren Kinderstuhl gereinigt und dabei eine Flasche Allzweckreiniger auf dem Stuhl abgestellt. Sie schnappte sich die Flasche, hielt sie hoch, sprühte sich das Zeug wie ein Parfüm direkt auf ihre Brust, ihren Hals und ihr Gesicht und inhalierte fröhlich den Duft. Entsetzt riss ich ihr das Spray aus der Hand und wischte ihre Klamotten mit einem Papiertuch ab, in der Hoffnung, dass es ihr Outfit nicht ruiniert hatte. Ich dachte nicht allzu viel darüber nach, was auf ihrer Haut gelandet war, bis ich mir die Rückseite des Flaschenhalses anschaute. Die Flasche war mit winzigen Warnhinweisen gespickt, die darüber aufklärten, wie giftig der Inhalt war. Wie konnte ich das die ganze Zeit übersehen haben?! Das war doch das tolle Spray, für das ich eine ganze Menge Geld bezahlt hatte, weil die Werbung versprach, dass es sicher für Kinder sei und zum Reinigen von Spielzeug und Kinderstühlen eingesetzt werden könne – überall eben, wo Kinder die größte Sauerei veranstalten. In den Spots wurde auch dafür geworben, dass es nicht abgespült werden müsse. Dies bedeutete doch wohl, dass es sicher und wirksam war.

Ich folgte den Giftwarnungen und rief in Panik beim Giftnotruf an, tauchte meine Tochter in ein warmes Bad, gab ihr Milch, um ihren Magen zu beruhigen und untersuchte sie nervös nach Anzeichen eines Ausschlags oder einer allergischen Reaktion. Die nächsten 24 Stunden verbrachte ich damit, sie ganz genau zu beobachten, in der Hoffnung, dass sie nicht zu den sieben Prozent gehörte, die von dem Gift sterben oder nachhaltig beeinträchtigt würden. (Wenn Sie ein paar Jahre

Urlaub von Ihrem Leben nehmen wollen, surfen Sie doch einfach ein wenig auf der Website des Giftnotrufs!)

Glücklicherweise bekam sie keinen Ausschlag, ein Besuch in der Notaufnahme mitten in der Nacht war nicht notwendig, und mein kleines Mädchen schien am nächsten Tag glücklich und gesund zu sein. Aber diese Momente der Panik nagten an mir und ich konnte das Gefühl nicht loswerden, dass da gerade etwas falsch gelaufen war – und zwar so richtig.

Von diesem Tag an lernte ich mehr über Reinigungsprodukte und ich fand heraus, dass die Produkte, die ich für sicher gehalten hatte und die meine Familie gesund halten sollten, tatsächlich giftig waren. Das machte mich wirklich sauer: Wir bezahlen dafür, dass wir gefährliche Giftstoffe in unsere Häuser einschleppen. Denken Sie mal eine Sekunde darüber nach. Ich spreche nicht davon, dass Ihr Baby etwas auf sein Gesicht und seinen Hals spritzt; ich spreche von der Verwendung dieser Produkte für die normale, tägliche Reinigung. Wenn Sie Ihre Hände mit einer einfachen Handseife waschen, um Keime loszuwerden, kommen dabei künstliche Duftstoffe und möglicherweise Formaldehyd auf Ihre Haut. Ich will Sie nicht in Panik versetzen. Wir alle tun unser Bestes, um für unsere Familien zu sorgen und ihnen eine sichere und gesunde Umgebung zu bieten. Ich möchte Sie bei dieser Aufgabe nur unterstützen – deshalb lesen Sie ja auch dieses Buch! Ich werde Ihnen hier zeigen, wie Sie Produktetiketten entschlüsseln und Reinigungsmittel finden oder herstellen können, die tatsächlich *sicher* und *effektiv* sind.

Ich kann es kaum erwarten, mit Ihnen all das zu teilen, was ich im Laufe der Jahre über die Arbeit im Haushalt gelernt habe, einschließlich meines Putzprogramms, das Ihnen das Saubermachen leicht macht und dabei vor allem auch zu Ihrem arbeitsreichen Alltag passt. Dieses neue Buch wird Ihnen dabei helfen, das Putzen so einfach wie möglich zu erledigen – auf natürliche Weise. Sie werden Ihre Routine optimieren, ausmisten und Ihr Zuhause sicherer machen, und das alles zur gleichen Zeit.

Meine Putzphilosophie wurde in den Jahren meiner Arbeit durch meine drei Kinder und auch meine Hunde und an unterschiedlichen Orten verfeinert. Ich trete für sichere, ungiftige Putzmittel ein und habe Rezepte für natürliche Reiniger in meinem Blog geteilt. Dort schreibe ich auch über meine Anstrengungen, die Dinge in Ordnung zu halten und trotzdem noch Zeit für die Familie zu haben. Wenn Sie mir von Anfang an gefolgt sind, haben Sie vielleicht bemerkt, dass ich nicht mehr die gleichen Produkte empfehle, die ich früher empfohlen habe, aber meine Mission ist immer noch die gleiche: Reinigen Sie mit den einfachsten Produkten, die Sie bekommen können, bis Sie etwas finden, das besser und/oder sicherer ist. Dieses Buch ist ein Blick hinter die Kulissen meiner Reise. Es enthält Informationen, die ich über Jahre des Forschens, des Austestens, des Experimentierens und einfach nur bei der alltäglichen Anwendung in unserem Haus gewonnen habe. Ein sauberes und nahezu keimfreies Zuhause kann auch ohne den Einsatz giftiger Produkte und Chemikalien verwirklicht werden.

Wenn Sie mir auf meiner Website gefolgt sind oder meine anderen Bücher gelesen haben, freue ich mich auf den nächsten Schritt mit Ihnen! Hoffentlich haben Sie eine Putzroutine entwickelt, die für Ihre Familie und innerhalb Ihres Zeitplans gut funktioniert; die Informationen in diesem Buch werden das ergänzen, was Sie bereits wissen, und Ihre Art zu putzen noch verbessern.

Wenn Sie neu in der Community sind: Willkommen! Ich bin gespannt darauf, Sie mit auf diese Reise zu nehmen.

Ich werde Ihnen dabei helfen, sich in dieser verwirrenden und oft beängstigenden Landschaft zurechtzufinden. Während wir uns mit Toxinen und gefährlichen Produkten beschäftigen, möchte ich nicht, dass Sie nervös oder ängstlich werden – ich werde Ihnen sehr klare Anweisungen und einen Aktionsplan an die Hand geben, mit Schritten, die Sie noch heute umsetzen können, um Ihr Zuhause für Ihre Familie sicherer zu machen. Ich bitte Sie nur darum, zunächst alle Vorurteile, die Sie dazu haben mögen, was „sauber“ bedeutet, beiseitezulegen und mit einem offenen Geist weiterzulesen. Ich bin seit einem Jahrzehnt auf dieser Gesundheits- und Wellnessreise und ich kann Ihnen versichern, dass mit einer Handvoll einfacher Veränderungen auch Sie auf dem Weg in ein gesundes Zuhause sein werden.

Wir beginnen damit, Ihre Wohnung von unsicheren Putzmitteln zu entgiften. Ich habe festgestellt, dass man am besten mit den Heimpflegeprodukten anfängt. Durch die Wahl sicherer Produkte auf diesem Gebiet können Sie sofort sehr gute Ergebnisse erzielen. Ich helfe Ihnen dabei, eine Inventur Ihrer Reinigungsmittel durchzuführen und zu entscheiden, was zu tun ist. Der beste Teil bei dieser Entgiftungskur ist, dass Sie möglicherweise sofort einen Unterschied in der Luftqualität Ihres Hauses bemerken, nur weil Sie ein paar Schlüsselstoffe entfernen. Wenn Sie sehr beschäftigt sind (wer ist das nicht?), ist das Detox-Wochenende für Ihr Zuhause ein guter Anfang. An einem einzigen Wochenende verbessern Sie die Luft in Ihrem Haus, stellen einen

Allzweckreiniger her, den Sie für fast alles verwenden können, und erfahren, wie ein Wort – „Duft" – Ihr ganzes Haus von Grund auf verändern kann.

Nachdem Sie das Gefühl haben, wieder atmen zu können, im wörtlichen und übertragenen Sinne, werden wir von Raum zu Raum gehen und ganz einfach ein paar Sachen austauschen, von denen Sie vielleicht jetzt noch denken, dass Sie ohne sie nicht leben können. Ich habe festgestellt, dass die Beseitigung von Produkten nur dann funktioniert, wenn ich einen Ersatz dafür habe, der genauso gut oder besser funktioniert. Es ist wie bei der zuckerfreien Ernährung: Wenn Sie versuchen, den Zucker aufzugeben, brauchen Sie einige süße Dinge, um die Lebensmittel zu ersetzen, die Sie bisher verwendet haben. Spinat schmeckt nicht wie etwas Süßes, aber fügen Sie eine Banane oder einen Apfel zu diesem grünen Smoothie hinzu und Sie schmecken den Spinat gar nicht mehr. So werden wir Raum für Raum die verschiedenen Produkte untersuchen: diejenigen, die definitiv giftig sind, diejenigen, die nicht ganz so schlimm sind, und diejenigen, die Sie später noch austauschen können, wenn Sie besser vorbereitet sind. In diesem Prozess werden Sie lernen, ein Produkt sehr schnell hinsichtlich seiner Sicherheit einzuschätzen; außerdem werde ich Ihnen meine Lieblingsalternativen und hausgemachten Rezepte vorstellen.

Sind Sie bereit? Gemeinsam werden wir Ihr Zuhause auf natürliche Weise entgiften und zu einer nachhaltigeren Art des Putzens finden. Meine einfache Putzroutine, gepaart mit den richtigen Produkten, wirkt Wunder und bietet unzählige Vorteile – für die Gesundheit Ihrer Familie, den Zustand Ihres Hauses und Ihre Seelenruhe. Fangen wir also an!

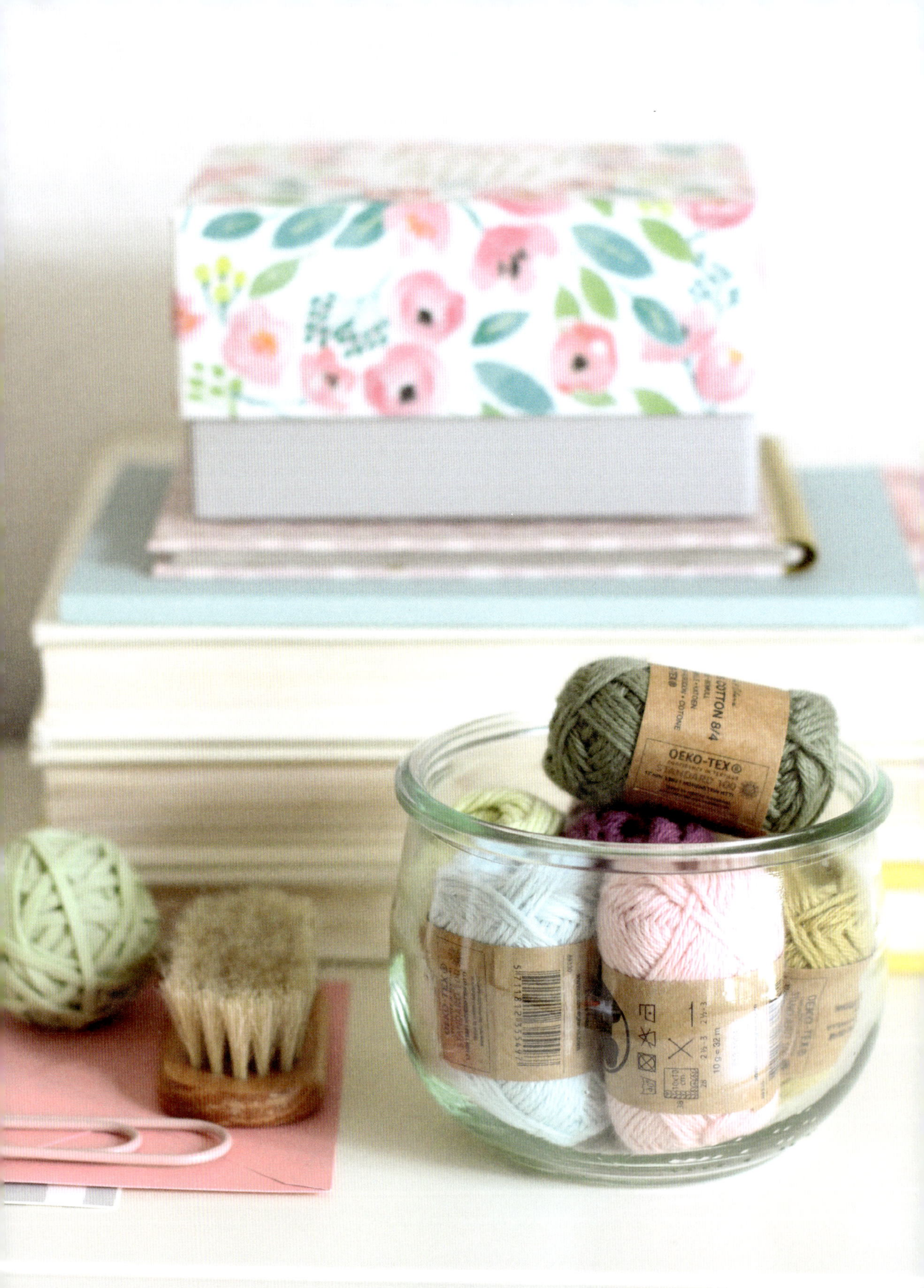
COTTON 8/4
OEKO-TEX®

# TEIL EINS

## Das Problem mit der Sauberkeit

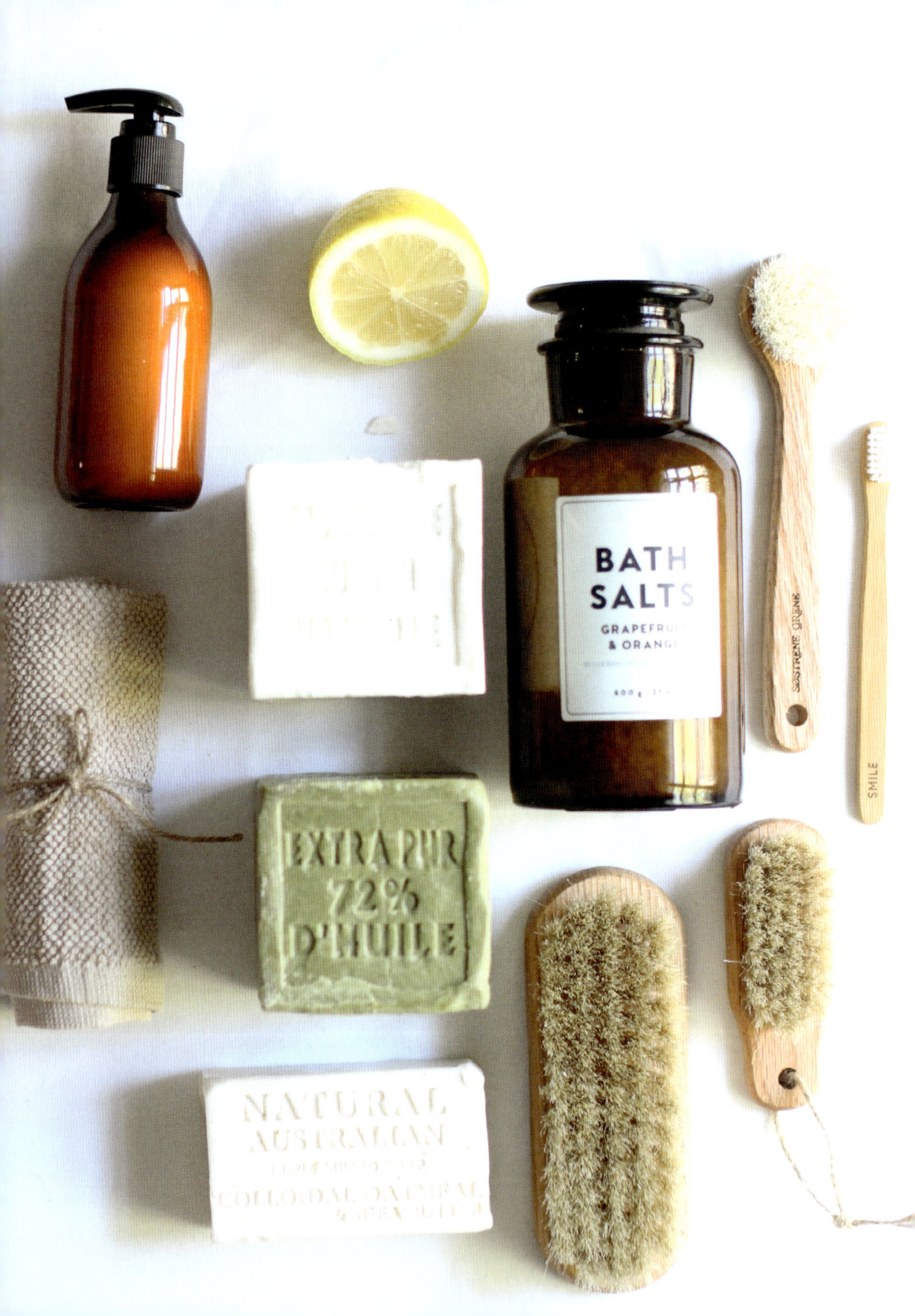
BATH
SALTS
EXTRA PUR
72%
D'HUILE
NATURAL
AUSTRALIAN
SMILE

# Kapitel 1

# Macht Ihr Zuhause Sie krank?

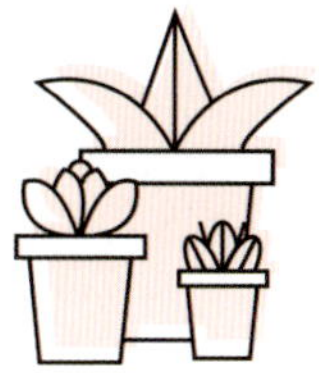

Als wir vor Jahren unser Stadthaus für den Verkauf vorbereiteten, versuchte ich, Seifenablagerungen in einem der Badezimmer loszuwerden. Ich schnappte mir einen Seifenschaumreiniger, sprühte die Wanne ein und ging weg, um den Reiniger seine Arbeit machen zu lassen. Minuten später kam aus dem Badezimmer im zweiten Stock sogar mit geschlossener Badezimmertür und eingeschaltetem Ventilator ein penetranter Geruch. Ich musste den Reiniger schnell abspülen, das kleine Badezimmerfenster öffnen und die Kinder ins Auto packen, um irgendwo hinzufahren, während sich der Geruch verflüchtigte. Dies war einer der Momente, die meine gereizten Augen – und auch meine Nase und meinen Rachen – weit öffneten für das, was Putzmittel wirklich enthalten. Ich fing an, über andere Reiniger nachzudenken, die bei mir schon Reizungen hervorgerufen hatten: Ofenreiniger, Putzmittel mit Bleichmittel, Badreiniger, Abflussreiniger. Warum sollte es die ganze Zeit über in Ordnung gehen, solche Putzmittel zu benutzen – außer während einer Schwangerschaft, wenn der Arzt ausdrücklich davor warnte? Warum war es für schwangere Frauen und Kinder gefährlich, in die Nähe dieser Mittel zu kommen, für Erwachsene aber normal und unbedenklich?

Rückblickend beschlich mich damals das Gefühl, dass diese Reinigungsmittel nicht die besten waren, aber ich setzte diesem Gedanken entgegen, dass es Priorität hatte, ein desinfiziertes Bad oder eine keimfreie Küchentheke zu haben. Die Kopfschmerzen und brennenden Augen waren es wert, dass meine Babys funkelnde Böden zum Krabbeln und saubere Toiletten zum Sitzen hatten. Ich dachte immer, ich müsste die stärksten Reinigungsmittel verwenden, um meine Familie zu schützen. Mein schlimmster Albtraum bestand darin, im ganzen Haus eine Magen-Darm-Grippe zu verbreiten. Wenn ein Reiniger ordentlich meine Nasenhaare versengt, so dachte ich, ist er auch effektiv und wird dazu in der Lage sein, diese Grippeviren auszurotten!

Vielleicht denken Sie ja genauso wie ich früher, dass ein Putzmittel umso besser wirkt, je penetranter es riecht. Wenn Sie jemals empfindlich auf ein Haushaltsprodukt reagiert haben, was von leichten Kopfschmerzen bis hin zu ausgewachsenen Vergiftungen reichen kann, wissen Sie, dass etwas in diesem Reiniger, Lufterfrischer, Desinfektionsmittel oder dieser Wandfarbe nicht gut für Ihren Körper ist. Unser Körper ist so konzipiert, dass er auf Dinge reagiert, die nicht gut für uns sind. Essen Sie mal verdorbene Schalentiere: Ihr Körper weiß, wie man sie wieder loswird. Ein schädlicher Geruch führt dazu, dass Sie Ihre Nase zusammendrücken, ein Fenster öffnen und den Raum verlassen. Diese Reaktionen sind hilfreich – aber was ist, wenn man etwas nicht riecht? Oder wenn Sie so an bestimmte Produkte gewöhnt sind, dass die Reaktion ausbleibt? Und was ist, wenn einige Menschen anders reagieren als andere? Ist dieses Produkt dann immer noch schädlich? Beeinflusst es jemanden in Ihrem Haus? Könnten die Auswirkungen sich aufsummieren und Sie still und heimlich krank machen? Welche Vorschriften gibt es für Chemikalien? Wurden kommerzielle Produkte nicht getestet, um zu gewährleisten, dass sie für den Verbraucher sicher sind und zu Hause gefahrlos verwendet werden können?

## ZWANZIG FRAGEN ZU TOXINEN

Diese Fragen hielten mich nachts wach und führten dazu, dass ich mich damit zu beschäftigen begann, was wirklich in der blauen Flasche war, mit der ich die Toilette desinfizierte. Es waren Fragen, die mich dazu brachten, alles systematisch zu überdenken, was ich in unser Haus brachte. Als ich anfing, auf Chemikalien im Haushalt zu achten, dachte ich erst einmal nur an Putzmittel. Aber wussten Sie schon, dass Tausende von Chemikalien, die in den Produkten enthalten sind, die sich in den Verkaufsregalen tummeln, noch nie hinsichtlich ihrer Sicherheit getestet wurden?

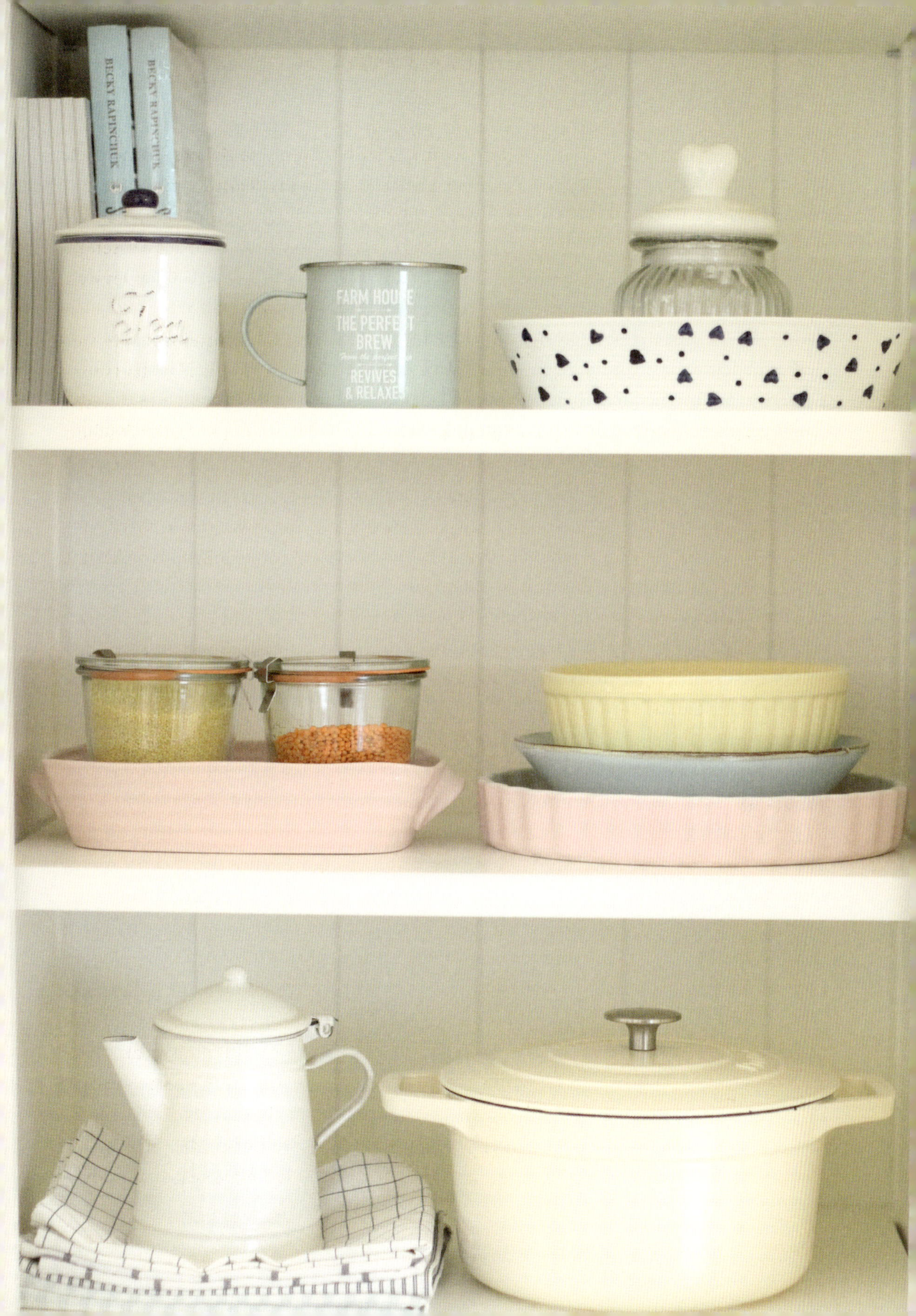
BECKY RAPINCHUK
BECKY RAPINCHUK
FARM HOUSE
THE PERFECT BREW
REVIVES & RELAXES

Der Toxic Substances Control Act (Gefahrstoffüberwachungsgesetz) von 1976 betrifft Tausende von Chemikalien, die in Haushaltsprodukten angewendet werden. Es stuft sie alle als ungefährlich ein. Das Gesetz besagt, dass neue Chemikalien und Inhaltsstoffe nur dann getestet werden müssen, wenn Bedenken hinsichtlich ihrer Sicherheit bestehen. Ein aktualisiertes Gesetz, der Lautenberg Chemical Safety Act, wurde 2016 verabschiedet, aber es berücksichtigt nur zehn Chemikalien – nicht die Tausende, die noch nicht getestet worden sind.[1]

Was bedeutet das? Bis die Menschen krank werden, machen sich die Unternehmen keine Sorgen um die Sicherheit von neuen oder bestehenden Chemikalien in den von ihnen vertriebenen Haushaltsprodukten. Lebensmittel, Medikamente und Pestizide sind strenger reguliert als Haushaltsprodukte. Laut dem Natural Resources Defense Council (NRDC) – einer gemeinnützigen, unparteiischen Forschungsgruppe, die seit den 1970er-Jahren daran arbeitet, die Welt ein wenig sicherer zu machen – wurden mehr als 80.000 Chemikalien, die in Haushaltsprodukten verwendet werden, nicht gründlich getestet.[2] Zu wissen, dass viele Haushaltschemikalien nicht getestet wurden, bedeutet für mich, dass ich herausfinden muss, was sicher ist und was bereits getestet *wurde*. Damit kann ich anfangen. Ich kann nicht darauf warten, dass jemand jedes einzelne dieser Produkte testet, denn anscheinend legt auch niemand großen Wert darauf.

Von diesen ersten Erkenntnissen war ich erst einmal überwältigt und nicht sicher, wem ich überhaupt noch glauben konnte oder was ich tun sollte. Also fing ich klein an und tat, was ich konnte, um unser Haus von giftigen Reinigungsmitteln zu befreien. Ich warf alle fragwürdigen Produkte weg und begann damit, einfach nur mit Geschirrspülmittel und Wasser zu reinigen. Ich dachte mir, wenn meine Oma das benutzt, um so ziemlich alles zu reinigen, muss es ein guter Anfang sein. Arbeitsplatten, Badewannen, Waschbecken – ich benutzte es für alles, was geschrubbt werden musste. Das Seife-und-Wasser-Verfahren funktionierte auf den meisten Oberflächen sehr gut und war einfach in der Handhabung. Aber dann schaute ich mir das Etikett auf der Seife an und sah, dass es auch darauf Sicherheitshinweise gab. *Das sollte wohl ein Witz sein!* Ich hatte das für unser ganzes Geschirr verwendet. War es noch sicher, von unserem Geschirr zu essen? Das veranlasste mich dazu, mir das von mir verwendete Geschirrspülmittel genau anzusehen, und – Sie haben es erraten: Vorsicht, Vorsicht, Vorsicht, Vorsicht. Ist das Zeug richtig abgespült worden?

Sollte ich mir Sorgen machen? Haben wir vielleicht mit jedem Bissen ein wenig von diesen giftigen Inhaltsstoffen mitgegessen?

## DIE MACHT DES INTERNETS

Als Nächstes tat ich, was jede vernünftige Mutter tun würde, die ihre fünf Sinne beisammenhat: Ich machte mich auf in die Weiten des Internets und googelte und googelte weiter. Es gibt eine Menge Informationen da draußen und alles zu durchsuchen, um herauszufinden, welche Informationen korrekt sind und welche Quellen seriös, kann schwierig sein. Schließlich fand ich ein paar Organisationen, die umfangreiche Untersuchungen dazu anstellten, was sicher war und was nicht. Ich verglich und fand einige Dinge, die Sinn machten und einige, die es nicht taten.

Die hilfreichste Website war **EWG.org.** Die Environmental Working Group (Umweltarbeitsgruppe) testet und bewertet Produkte im Hinblick auf Toxizität und mögliche Nebenwirkungen. Ihre Website ist eine unglaublich umfangreiche Datenbank mit Wissen und Quellen. Ich empfehle Ihnen sehr, Ihr Lieblingsputzmittel in die dort bereitgestellte Suchmaschine einzugeben. Vorausgesetzt, das Produkt ist gelistet, bewertet die EWG das Produkt mit einer Note von A bis F. Die Begründung dieser Bewertung ermöglicht es, eine fundierte Entscheidung zu treffen.

Ein weiterer Anlaufpunkt ist **MadeSafe.org.** Laut ihrer Website ist Made Safe eine Organisation, die „Amerikas erste umfassende, auf die menschliche Gesundheit ausgerichtete Zertifizierung für ungiftige Produkte in sämtlichen Produktsparten, von Babyzubehör über die persönliche Pflege bis hin zu Haushaltsartikeln und darüber hinaus“ anbietet.[4] Die Website listet die von ihnen zertifizierten und zugelassenen Produkte und Marken auf und obwohl die Liste leider nicht sehr lang ist, werden Sie höchstwahrscheinlich einige neue Produkte zum Ausprobieren finden.

Abschließend finde ich die **Think Dirty App** hilfreich (ThinkDirtyApp.com). Damit können Sie ein Produkt scannen oder eingeben und die App bewertet es auf einer Skala von null bis zehn, wobei null das beste und zehn das schlechteste Ergebnis ist. Sie ist nicht immer komplett zuverlässig – ich habe gute (und schlechte) Produktbewertungen gesehen, mit denen ich nicht einverstanden war – aber es ist immerhin ein Anfang.

Environmental Working Group, Made Safe und Think Dirty sind alles ausgezeichnete Quellen, die dabei helfen herauszufinden, ob ein Produkt sicher zu verwenden ist.

Es ist nun mehr als zehn Jahre her, seit ich mit diesem „Putzabenteuer" begonnen habe, und überraschenderweise hat sich im Hinblick auf die vielen giftigen Produkte auf dem Markt wenig getan. Allerdings gibt es heute viel mehr Optionen, was „natürliche" und „grüne" Haushaltsprodukte angeht. Mehr Wahlmöglichkeiten sind gut für die Verbraucher, aber sie führen auch zu Verwirrung, weil es einerseits neue, unbekannte Zutaten und andererseits neue Namen für alte Zutaten gibt. Auch wurden einige der Unternehmen, die vor zehn bis fünfzehn Jahren klein und unabhängig waren, von großen Unternehmen aufgekauft, die auch herkömmliche, nicht sichere Haushaltsprodukte verkaufen. Was bedeutet das? Meistens produzieren die kleinen Unternehmen weiterhin ihre eigenen Produkte, aber die Verbraucher sollten die Inhaltsstoffe im Auge behalten. Unternehmen ändern ihre Rezepturen ständig – manchmal wegen neuer Sicherheitsanforderungen, manchmal, um eine bessere Zutat einzusetzen, und manchmal, um billigere Inhaltsstoffe zu verwenden oder auch einfach, um einen neuen Duft einzuführen. Dass Unternehmen ihre Rezepturen oft ohne Vorankündigung ändern und es gleichzeitig Industriestandard ist, dass Produkte erst getestet werden müssen, nachdem festgestellt wurde, dass sie tatsächlich schädlich sind, macht es einem nicht leicht. Aber bevor ich an irgendetwas anderes nur denken konnte, musste ich zuerst meine eigenen Produkte durchgehen und unser Haus gründlich „aufräumen".

Ich konzentrierte mich also zunächst auf das Wegwerfen der schädlichen Putzmittel, aber während ich so weiterforschte, stellte ich fest, dass auch viele Haushalts-, Pflege-, Kosmetik- und Hygieneprodukte giftige Inhaltsstoffe aufweisen und Nebenwirkungen haben. Aufgeschreckt begann ich damit, alles argwöhnisch zu beäugen, was sich in unserem Haus befand – eine schreckliche Art zu leben! Ich möchte nicht, dass Sie sich uninformiert fühlen oder so, als gäbe es keine Optionen für ein natürlich sauberes Zuhause. Ich hoffe, dass dieses Buch Ihnen Informationen an die Hand geben kann, mit denen Sie sich wirklich sicher sein können, dass Ihr Zuhause sauber und frei von Toxinen ist.

## SOLLTEN SIE SICH SORGEN UM GIFT IN IHREM ZUHAUSE MACHEN?

Heimpflege- und Haushaltsprodukte haben sich in den letzten fünfzig Jahren radikal verändert, und ein durchschnittlicher Amerikaner kommt jeden Tag zu Hause mit Hunderten von Chemikalien, Pestiziden, Karzinogenen und Toxinen in Berührung. Jüngste Forschungen der EPA zeigen, dass die Raumluft selbst in den Städten mit höchster Luftbelastung zwei- bis fünfmal stärker verschmutzt ist als die Außenluft. Da die Amerikaner 90 Prozent ihrer Zeit in Innenräumen verbringen, nennt die EPA den aktuellen Zustand der Raumluftqualität ein „ernsthaftes Risiko".[5] Warum ist die Luft in unseren eigenen vier Wänden so verschmutzt?

Wenn ich „Umweltverschmutzung" höre, denke ich an smogverseuchte Städte und Menschen, die mit Staubmasken herumlaufen, nicht an mein Wohnzimmer. Eine Studie aus dem Jahr 2018, die von Forschern der Universität Bergen in Norwegen durchgeführt wurde und die mehr als sechstausend Frauen über einen Zeitraum von zwanzig Jahren untersuchte, fand jedoch einen Zusammenhang zwischen einer verminderten Lungenfunktion und dem Einsatz von Reinigungsmitteln. Die Ergebnisse waren eindeutig: Menschen, die mit herkömmlichen Reinigungsmitteln reinigen, könnten es mit einer verminderten Lungenfunktion und -schäden zu tun bekommen. „Die Botschaft dieser Studie", sagte Øistein Svanes – einer der Forscher –, „ist, dass Reinigungschemikalien auf lange Sicht sehr wahrscheinlich erhebliche Schäden an der Lunge verursachen. Diese Chemikalien sind in der Regel unnötig; Mikrofasertücher und Wasser sind für die meisten Zwecke mehr als ausreichend."[6]

Meiner Meinung nach gibt es keine Arbeitsplatte oder Toilette, die es wert ist, lungenkrank zu werden, nur damit sie sauber ist.

Täglich gibt es neue Informationen über Haushaltschemikalien, Pestizide und andere Toxine und deren Auswirkungen auf unsere allgemeine Gesundheit und unser Immunsystem. Es ist keine Überraschung, dass Allergien und Asthma sich verbreiten, dass Studien Zusammenhänge zwischen Haushaltschemikalien und Krebs, Arthritis, Lupus, chronischem Erschöpfungssyndrom, Multipler Sklerose, Alzheimer, Parkinson und anderen chronischen Krankheiten aufzeigen und dass diese Krankheiten weiter auf dem Vormarsch sind.[7] Das ist sehr beunruhigend, aber nicht überraschend, wenn man anfängt, sich mit dem Inhalt der Produkte zu befassen, die wir jeden Tag verwenden.

Mütter geben diese Chemikalien schon im Uterus und dann über die Muttermilch an ihre Babys weiter. Das US-Gesundheitsministerium hat Blei und Pestizide sowie die in Teflon und Scotchgard enthaltenen Chemikalien im Nabelschnurblut von Neugeborenen gefunden. Laut der EWG „wissen wir, dass 180 der 287 Chemikalien, die wir im Nabelschnurblut nachgewiesen haben, bei Menschen oder Tieren Krebs verursachen, 217 für Gehirn und Nervensystem giftig sind und 208 Geburtsfehler oder abnormale Entwicklung in Tierversuchen verursachen. Die Gefahren einer prä- oder postnatalen Exposition gegenüber dieser komplexen Mischung aus Karzinogenen, Entwicklungsgiften und Neurotoxinen wurden noch nie untersucht.“[8]

Das sind beängstigende Fakten. Aber jetzt, da Sie sie kennen, haben Sie die Macht, etwas zu tun, um nicht Teil der Krankheits-Statistiken zu werden. Wenn die Luft in unseren Häusern zwei- bis fünfmal stärker belastet ist als die Außenluft in den am stärksten verschmutzten Städten, müssen wir einen Blick darauf werfen, was wir in unseren Häuser haben. Und das liegt in unserer Hand. Wir können nicht unbedingt die Unternehmen kontrollieren, die Schadstoffe aus ihren Schornsteinen blasen oder Chemikalien in den Boden sickern lassen, aber wir können kontrollieren, was wir in unsere Einkaufswagen legen und unter unser Waschbecken stellen.

Lassen Sie uns einen besseren, einen sicheren *und* effektiven Weg finden, um unsere Wohnungen zu putzen! Sind Sie dabei?

## MIT DEM RICHTIGEN GEFÜHL

Ich weiß, dass Statistiken erschreckend und schwer zu lesen sein können. Es kann einfacher sein, sie zu ignorieren, aber würden Sie sich nicht lieber jetzt der Herausforderung stellen, als sich später mit Gesundheitsproblemen herumzuschlagen?

Sie können auch anfangen, sich zu fragen, ob das jetzt wirklich die Mühe wert ist. Ich weiß, wie es sich anfühlt, sich selbst zu sagen: „Vielleicht im nächsten Jahr, wenn ich mehr Freizeit habe“, oder: „Ich kümmere mich darum, wenn die Kinder älter sind und ich mich mehr als dreißig Sekunden lang auf eine Sache konzentrieren kann.“ Hier kann ich Ihnen helfen! Ich habe für Sie recherchiert und ich biete Ihnen auf diesen Seiten einen Plan an, um das Gelernte direkt in die Praxis umzusetzen.

Möglicherweise fühlen Sie sich auch nervös oder sogar so, als ob der Kampf, sich selbst und Ihre Familie zu schützen, aussichtslos wäre. Während ich nicht möchte, dass Sie sich hilf- oder machtlos fühlen, kann das Erkennen Ihrer eigenen Nervosität Ihnen aufzeigen, dass es da wirklich ein Problem gibt, das Sie anpacken müssen. Sobald Sie das erkennen, sind Sie bereit, die Dinge zu verändern.

Anstelle von Angst, Kummer oder der Sorge, dass es zu viel Mühe ist, schlage ich vor, dass Sie aufgeregt sind! Sie sind gerade dabei, eine neue Lebensweise für sich zu entdecken. Bald werden Sie in der Lage sein, die Produkte, die Sie bereits zu Hause haben, mit Leichtigkeit einzuordnen, und werden wissen, was sicher ist und was nicht. Haben Sie Vertrauen, dass Sie mit jedem Produkt, das Sie von nun an in Ihr Zuhause bringen, eine sichere und fundierte Wahl treffen werden!

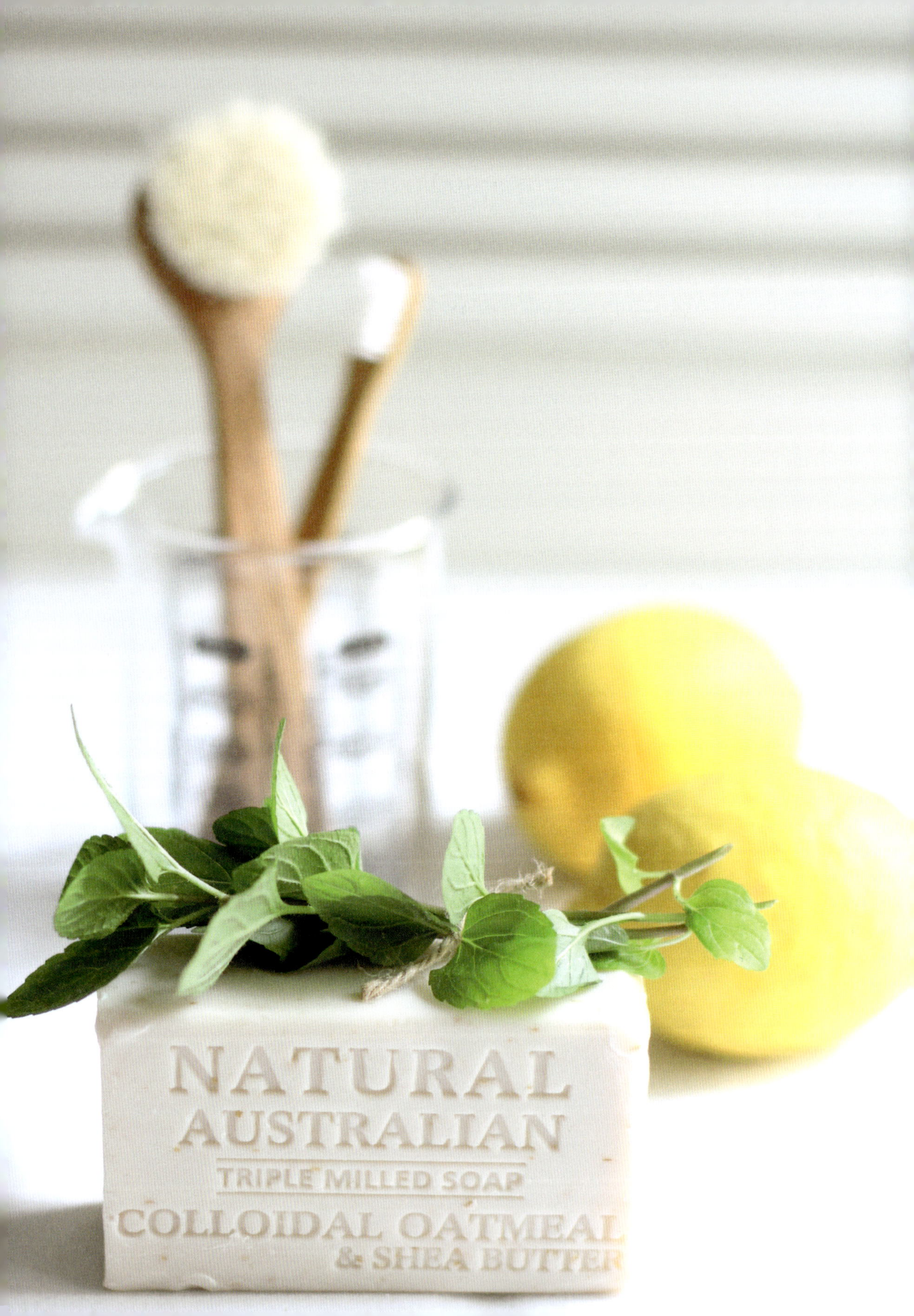
NATURAL
AUSTRALIAN
TRIPLE MILLED SOAP
COLLOIDAL OATMEAL
& SHEA BUTTER

## Kapitel 2

# Was ist in Ihren Putzmitteln?

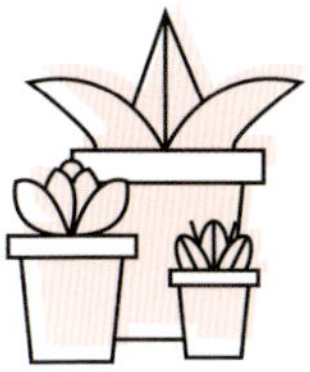

Wie sieht Ihr Putzmittelvorrat aus? Wenn Sie wie die meisten anderen Menschen sind, haben Sie wahrscheinlich einen Allzweckreiniger, einen Toilettenreiniger, einen Dusch- und Wannenreiniger und ein Scheuerpulver. Wahrscheinlich haben Sie auch Waschmittel, Spülmittel und Trocknertücher. Vielleicht haben Sie auch etwas Bleichmittel oder Ammoniak da. Und jetzt werde ich hergehen und Ihnen sagen, dass es wichtig ist, alle Ihre Putzmittel durchzugehen und den ganzen Krempel wegzuwerfen. (Wenden Sie sich für eine ordnungsgemäße Entsorgung bitte an Ihre örtliche Schadstoffsammelstelle.)

Ja, alles. Sie werden jetzt denken, die ist verrückt, und sich fragen, ob Sie das fast unbenutzte Buch noch zurückgeben können. Ich mache Spaß, aber wahrscheinlich haben Sie jetzt den einen oder anderen Zweifel. Ich sage es Ihnen, ich wünschte, ich hätte den Mut gehabt, einfach alles wegzuschmeißen, als ich vor all den Jahren anfing. Ich hoffe, Sie können darauf vertrauen, dass das, was ich mit Ihnen teile, Ihr Zuhause *sauber* macht und Ihre Familie *gesund* hält, und dass die Anwendung meiner Ratschläge Ihnen mehr *Sicherheit* verschafft.

In Kapitel 6 führe ich Sie durch ein schmerzfreies Detox-Wochenende für Ihr Zuhause, wo wir jedes Ihrer Reinigungsmittel durchgehen und die giftigen loswerden. Aber bevor wir dort ankommen, möchte ich, dass Sie verstehen, warum sie so giftig sind. Lassen Sie uns zunächst einen Blick darauf werfen, was in den Produkten steckt, die Sie täglich verwenden. Spoiler-Alarm: Die meisten herkömmlichen Reinigungsprodukte haben mindestens einen giftigen Bestandteil.

## DIE TYPISCHEN INHALTSSTOFFE

Hier ist eine einfache Liste der gängigen Haushaltsreiniger und einige der typischen Inhaltsstoffe, die Sie darin finden werden. Jeder der aufgeführten Inhaltsstoffe wurde von der Umweltarbeitsgruppe mit C, D oder F bewertet. (Später im Kapitel werde ich Sie durch die meisten dieser Zutaten führen, um Ihnen zu erklären, was sie sind und warum sie schädlich sind.)

### WASCHMITTEL

Lineare Alkylbenzolsulfonate, Sulfate, Duftstoffe, Benzisothiazolinon, Methylisothiazolinon

### HANDSEIFE

Sulfate, Duftstoffe, Benzisothiazolinon, Methylisothiazolinon, Ethanolamin, Tartrazin

### WEICHSPÜLER UND TROCKNERTÜCHER

Duftstoffe, Benzylacetat, Benzylalkohol, Ethanol, Limonene

### SPÜLMITTEL

Sulfate, Duftstoffe, Benzisothiazolinon, Methylisothiazolinon, Methylisothiazolinon

### DESINFEKTIONSMITTEL

Ethanolamin, Tartrazin, Duftstoffe, Alkyldimethylbenzyl, Ammoniak

### REINIGUNGS-/ DESINFEKTIONSTÜCHER

Duftstoff, Alkyldimethylbenzyl, Ammoniumchloride (C12-16)

### SPÜLMASCHINENTABS

Duftstoffe, Natriumpolyacrylat, Tetrasodiumetidronat, Tolyltriazol

### STAUBPOLITUR

Duftstoffe, Butan, Isobutan, Propan

### BLEICHMITTEL

Natriumhypochlorit

### TOILETTENREINIGER

Duftstoffe, Natriumhydroxid, Alkoholethoxylate

### FENSTER-/SPIEGELSPRAY

Ammoniumhydroxid, Hexoxyethanol, Duftstoff, Natriumborat

### TEPPICHREINIGER

Duftstoffe, Acrylsäure, Natriumsalze, Methylisothiazolinon

### ABFLUSSREINIGER

Tenside, Duftstoffe, Natriumhypochlorit, Natronlauge

### LUFT- UND GEWEBEERFRISCHER

Duftstoffe, Natriumborat, Trideceth-4

Ich weiß, dass diese Liste jetzt ein wenig überwältigend wirkt. Aber zu wissen, was in den Produkten enthalten ist, die Sie verwenden, ist der erste Schritt in ein giftfreies Zuhause. Als Nächstes werde ich Ihnen beibringen, wie Sie die Etiketten auf Reinigungsmitteln lesen können – von den schönen (aber manchmal irreführenden) Wörtern wie „organisch" und „ganz natürlich" bis hin zu fiesen Wörtern wie „Xylen" und „Formaldehyd". Sobald Sie die zu vermeidenden Bestandteile erkennen, werden Sie sich beim Auswählen der Produkte viel besser fühlen.

## WIE MAN ETIKETTEN AUF PUTZMITTELN LIEST

Da Sie nun einige der häufigsten Übeltäter gesehen haben, lassen Sie uns einen genaueren Blick auf Ihre Reinigungsprodukte werfen. Wenn Sie sind wie ich, dann kann Ihnen vom Vergleichen der Produkte und ihrer Versprechungen im Supermarkt schnell schwindlig werden! Ganz zu schweigen von dem Versuch, alle aufgeführten Chemikalien auf den Etiketten zu entschlüsseln. (Obwohl nicht alle Chemikalien schlecht sind – zum Beispiel ist Wasserstoffperoxid eine Chemikalie, die verdünnt auch als Mundwasser und sicheres Desinfektionsmittel verwendet werden kann.) Während Sie dieses Kapitel durchlesen, könnte es helfen, eines Ihrer aktuellen Produkte, wie zum Beispiel eine Flasche Handseife oder Geschirrspülmittel, zu holen und das Etikett als Referenz zu verwenden. Von den Marketingparolen auf der Vorderseite, die fröhlich „ganz natürlich" verkünden, bis zur beängstigenden Liste der Inhaltsstoffe auf der Rückseite werde ich Ihnen aufschlüsseln, was das alles bedeutet, damit Sie die beste Wahl treffen können.

### Versprechungen: „Bio" oder „natürlich" ist oft nicht das, was es zu sein scheint!

Wenn Sie Produkte im Laden verglichen und dann eines gewählt haben, wo „ungiftig", „natürlich" oder „grün" auf dem Etikett steht, habe ich gute und schlechte Nachrichten für Sie. Die gute Nachricht ist, dass Sie höchstwahrscheinlich ein besseres Produkt gewählt haben als diejenigen, die mit so etwas gar nicht erst werben, und damit haben Sie den ersten Schritt getan, bessere Produkte nach Hause zu bringen. Die schlechte Nachricht ist, dass leider keine der Behauptungen überprüft oder reguliert wird. Das ist für mich gleichermaßen faszinierend und unerträglich, weil ich dem überteuerten Hype zum Opfer gefallen bin.

Was die Marketingbegriffe wirklich bedeuten:

**Bio.** Unter dem „Bio“-Dach befinden sich einige verschiedene Siegel: das USDA-Bio-Siegel und ein internationales NSF-Siegel. Alle Produkte, die ein Siegel aufweisen, haben die Zertifizierung durch Dritte bezahlt und durchlaufen und sollten vertrauenswürdig sein. Wird festgestellt, dass ein Unternehmen gegen die Kennzeichnungsvorschriften verstoßen hat, wird eine Geldstrafe verhängt.[1] Damit ein Produkt das USDA-Bio-Siegel tragen darf, muss es zu mindestens 95 Prozent organische Inhaltsstoffe enthalten. Das Produkt kann auch mit „100 % biologisch“ gekennzeichnet sein, was bedeutet, dass es ausschließlich aus ökologischen Zutaten hergestellt wurde. Wenn ein Produktetikett das Wort „Bio“ enthält, kann man außerdem davon ausgehen, dass es frei von Pestiziden, synthetischen oder künstlichen Inhaltsstoffen und gentechnisch veränderten Organismen (GVO) ist und nicht bestrahlt wurde.

Ein internationales NSF-Label auf einem Produkt bedeutet, dass das Produkt mindestens 70 Prozent biologische Inhaltsstoffe aufweist.[2] Jedes Unternehmen kann behaupten, dass sein Produkt biologisch ist oder biologische Inhaltsstoffe enthält, da es keine Vorschriften für die Verwendung des Begriffs „biologisch“ gibt. Wenn Ihnen die Verwendung von Bioprodukten wichtig ist, lesen Sie die Etiketten und schauen Sie nach den Inhaltsstoffen. Verlassen Sie sich nicht allein auf die Produktbeschreibung. Zum Beispiel könnte ein Produkt behaupten, „organisch“ zu sein, aber wenn es kein Siegel hat, ist es das vielleicht auch nicht. Deshalb ist es so wichtig zu verstehen, was in den Produkten steckt.

**Natürlich.** Nach Angaben der *Consumer-Reports*-Organisation Greener Choices (GreenerChoices.org) hat es „keine Bedeutung“, wenn der Begriff „natürlich“ für Produkte und Lebensmittel verwendet wird. Der Begriff „natürlich“ wird nicht von einer dritten Partei verifiziert, „es gibt keine einheitlichen Normen, um sicherzustellen, dass das Etikett das bedeutet, was die Verbraucher glauben […]. Jedes

Unternehmen kann seine eigene Definition verwenden und die Definitionen sind sehr unterschiedlich. Regierungsbehörden bieten Unternehmen nur eine Orientierungshilfe zur Verwendung des Labels ‚natürlich' an, machen aber keine verbindlichen Vorschriften dazu." [3]

Unterm Strich: Trauen Sie keinem Produkt nur deshalb, weil „natürlich" draufsteht. Gehen Sie einen Schritt weiter und lesen Sie die Liste der Inhaltsstoffe, um herauszufinden, ob es wirklich sicher für Ihr Zuhause ist.

**Synthetische oder künstliche Duftstoffe.** Die meisten Produkte haben „Duftstoffe" oder „künstliche Duftstoffe" als Bestandteil. Wenn Sie „Duftstoffe" (oder „Fragrance") in der Zutatenliste eines Produkts finden, rate ich Ihnen, die Finger davon zu lassen. Es gibt keine Verordnung über Duftstoffe, und Duftstoffe stellen wegen der Chemikalien, aus denen sie bestehen oder die sie enthalten können, eine Bedrohung für Ihre Gesundheit und Ihr Wohlbefinden dar. Ich werde später im Buch ausführlicher über Düfte sprechen, aber „synthetisch" oder „künstlich" bedeutet einfach, dass sie von Menschen hergestellt wurden. So kann beispielsweise Vanilleextrakt aus Vanilleschoten und Alkohol oder aus künstlichem Vanillearoma hergestellt werden. Welchen würden Sie kaufen? Etwas, das aus echten Zutaten hergestellt ist, schmeckt besser, und es ist auch deutlich besser für Sie!

**Natürlicher oder pflanzlicher Herkunft.** „Natürlicher Herkunft" bedeutet im Allgemeinen, dass das Produkt Inhaltsstoffe hat, die in der Natur vorkommen, und der Begriff „pflanzlicher Herkunft" besagt, dass das Produkt Inhaltsstoffe hat, die von Pflanzen stammen. (Sehr wissenschaftlich, oder?) Wenn Sie das auf einem Etikett lesen, sehen Sie sich die Zutatenliste etwas genauer an. Wenn auf einer Handseife „pflanzlich" oder „pflanzlicher Herkunft" steht, ist das eine gute Sache, denn es bedeutet, dass die Seife keine Produkte auf Erdölbasis enthält.

**Ungiftig.** „Ungiftig" bedeutet im Allgemeinen, dass es Sie nicht umbringen wird, wenn Sie davon essen, aber es bedeutet nicht, dass Sie es essen *sollten*. Dies ist ein weiterer Begriff, der nicht reguliert ist, sodass ein Unternehmen ihn einfach für sich in Anspruch nehmen kann, möglicherweise ohne das Produkt zu testen. Wenn Sie klaren Essig zum Putzen verwenden und Ihr Kind etwas davon trinkt, könnte es Bauchschmerzen bekommen, aber es wird nicht in die Notaufnahme müssen. Wenn

Ihr Kind ein „ungiftiges" Putzmittel trinkt, das Sie auf der Arbeitsplatte stehen lassen haben, und Sie sich nicht hundertprozentig sicher sind, woraus es zusammengesetzt ist, werden Sie höchstwahrscheinlich bei Ihrem Kinderarzt und/oder beim Giftnotruf anrufen müssen. Natürlich möchten Sie, dass alle Ihre Reiniger ungiftig sind, aber es ist trotzdem wichtig, sie von Kindern und Haustieren fernzuhalten. Nur weil etwas von sich behauptet, ungiftig zu sein, bedeutet das nicht, dass es das auch ist.

**Vegan.** Dies mag auf dem Etikett eines Reinigungsproduktes seltsam aussehen, da es einfach bedeutet, dass der Artikel keine tierischen Produkte enthält. Allerdings enthalten aber nicht wenige Produkte tatsächlich tierische Hilfs- und Inhaltsstoffe. Es ist schwierig herauszufinden, ob ein Produkt vegan ist, da auf den Etiketten nicht explizit „industriell verarbeitetes tierisches Fett" aufgeführt wird und Sie vielleicht auch nicht wissen, dass „Lipase" aus der Bauchspeicheldrüse von Tieren stammt und verwendet wird, um Waschmittel effektiver zu machen. Wenn Sie kein Veganer sind, ist das vielleicht keine große Sache für Sie – was macht denn schon ein wenig tierisches Fett oder Bauchspeicheldrüse in Ihrem Waschmittel, richtig? (Ich mache Spaß. Persönlich finde ich es ziemlich ekelhaft.) Aber es ist sehr wichtig für Veganer und es ist auch einfach gut, als Verbraucher zu wissen, was wirklich in den Produkten steckt, die Sie zu Hause haben.

**Ohne Tierversuche.** „Ohne Tierversuche" (englisch: „cruelty free", „frei von Grausamkeit") bedeutet, dass das Produkt in keiner Weise an Tieren getestet wurde. Dazu muss das Produkt einen Zertifizierungsprozess durchlaufen und das Unternehmen zahlt eine geringe Zertifizierungsgebühr.[4] Das Produkt wird dann stolz entweder ein Leaping-Bunny-Symbol (ein internationales Logo mit einem springenden Häschen, das von der Coalition for Consumer Information on Cosmetics geprüft wurde),[5] ein Cruelty-Free-Bunny-Label (von PETA geprüft, mit einem abgebildeten Häschenkopf) oder ein ebenfalls PETA-zertifiziertes Siegel ohne Häschen aufweisen. Wenn Ihnen der Kauf von Produkten ohne Tierversuche wichtig ist, führen Sie Ihre eigenen Recherchen durch und/oder kontaktieren Sie, wenn ein Produkt kein Siegel trägt, das Unternehmen, um Näheres zu erfahren.

**Grün.** Ein Produkt mit dem Begriff „grün" suggeriert Umweltverträglichkeit und nachhaltigere Herstellungsverfahren. Dieser Begriff wird überstrapaziert und aggressiv vermarktet, ohne dass ein echter Nachweis oder eine Dokumentation erforderlich wären. Vielleicht haben Sie schon einmal den Begriff „Greenwashing" gehört, der sich auf Unternehmen bezieht, die versuchen, Sie glauben zu machen, dass sie grün oder umweltfreundlich sind, obwohl sie in Wirklichkeit gar keine nachhaltigen Geschäfts- oder Produktionsstrategien verfolgen. Nur dass ein Unternehmen behauptet, dass es „grün" ist, macht es noch lange nicht grün. Es könnte auch einfach versuchen, eine Marktlücke zu erschließen, indem es das richtige Produkt zur richtigen Zeit anbietet.

**Ohne Gentechnik.** „Ohne Gentechnik" bedeutet, dass keine gentechnisch veränderten Organismen (GVO, englisch GMO) zum Einsatz kommen. Unternehmen werben damit auf Lebensmitteletiketten, aber Sie werden das Label auch auf Haushalts- und Pflegeprodukten sehen.[6] Wenn ein Produkt durch einen Dritten zertifiziert wurde, trägt es ein Siegel des Non-GMO-Projekts (Projekt gegen den Einsatz gentechnisch veränderter Organismen) mit einem Schmetterling auf einem Grashalm. Diese Zertifizierung ist wichtig, insbesondere bei Lebensmitteln, da sie sicherstellt, dass das Produkt in keiner Weise genetisch manipuliert und keine gentechnisch veränderten Futtermittel verwendet wurden. Laut dem Non-GMO-Projekt gibt es Hinweise darauf, dass GVO Gesundheits- und Umweltschäden verursachen. Die Vereinigten Staaten verlangen derzeit nicht, dass gentechnisch veränderte Inhaltsstoffe auf Produkten als solche gekennzeichnet werden, aber mehr als sechzig andere Länder tun das bereits.[7] Die Verbraucher nehmen hier die Dinge nun selbst in die Hand und entscheiden sich dafür, Produkten aus GVO den Markt zu entziehen.

**Fairtrade.** Dieses Siegel zeigt den Verbrauchern, dass sich das Unternehmen für das Wohlergehen seiner Mitarbeiter, seiner Community und der Umwelt einsetzt. Das spiegelt sich in den verwendeten Produkten, den Zuliefermethoden, den Unternehmensgrundsätzen und anderen Faktoren wider. Um dieses Siegel zu tragen, muss ein Unternehmen eine verifizierte Punktzahl von 80 von 200 Punkten haben.[8] Bei dieser Qualifikation geht es mehr um Geschäfts- und Umweltpraktiken als um die Produkte, die das Unternehmen anbietet. Die Fairtrade-Zertifizierung ist definitiv eine gute Sache, aber bei einer so großen Bandbreite an Aspekten finde ich es nützlicher, erst einmal festzustellen, ob die Produkte eines Unternehmens überhaupt sicher sind.

## Die Liste der häufigsten Chemikalien

Sie können lange lesen und recherchieren, bis Sie schließlich so verwirrt sind, dass Sie überhaupt nicht mehr wissen, was richtig ist (ich spreche aus Erfahrung!). Am einfachsten ist es, mit sicheren Produkten zu beginnen und von dort aus weiterzu- machen. Wenn Sie Folgendes hören, werden Sie es sich zweimal überlegen, ob Sie immer noch zu jedem einzelnen Inhaltsstoff auf einem Etikett nachforschen wollen: Das US-amerikanische Institut für Arbeitssicherheit und Gesundheitsschutz forschte zu fast 3.000 Inhaltsstoffen, die bereits in Haushaltsprodukten verwendet werden, und fand heraus, dass 778 der Inhaltsstoffe akut toxisch auf den menschlichen Körper wirken können; 314 können biologische Mutationen auslösen, 218 sind reproduktionstoxisch und 146 können Tumore verursachen.[9] Darüber hinaus berichtet die EWG, dass das gemeinnützige Programm Cosmetic Ingredient Review (CIR) – ein Programm zur Bewertung von Inhaltsstoffen, das hauptsächlich von Berufsverbänden finanziert wird – in den letzten dreißig Jahren nur „etwa elf Prozent der Inhaltsstoffe in Produkten oder 1.400 der von den von der FDA auf 12.500 geschätzten Inhaltsstoffe in Körperpflegeprodukten“ überprüft hat.[10] Aufgrund der geltenden Vorschriften können Unternehmen alle diese Inhaltsstoffe verwenden, ohne sich an offizielle Standards oder Sicherheitsanforderungen zu halten.

Diese Informationen reichen mir aus, um zu sagen: „Werfen Sie alles weg und benutzen Sie einfach Wasser und Seife.“ Je nachdem, wo Sie anfangen, könnte es Ihnen da ähnlich gehen. Wenn Sie bereits begonnen haben, Chemikalien und toxische Produkte zu entfernen: Hurra! Sie haben wahrscheinlich schon ein paar Möglichkeiten gefunden, wie Sie etwas verändern können. Unabhängig davon, an welchem Punkt Sie sich gerade befinden, nenne ich Ihnen jetzt eine Handvoll Chemikalien, die Sie in Ihren Haushaltsprodukten finden könnten:

**Ammoniak.** In der Natur kommt Ammoniak als Gas vor. Es befindet sich in der Erde, in der Luft, im Wasser und in Pflanzen, und es wird von Menschen produziert, nachdem wir Lebensmittel gegessen haben, die Proteine enthalten – unsere Körper wandeln Ammoniak in Harnstoff um. Als Ammoniumhydroxid ist es in Reinigern zu finden und wird auch als eigenständiges Reinigungsprodukt verkauft.[11] Ammoniak ist gefährlich, denn es reizt die Atemwege, wenn es direkt aus dem Behälter kommt, und kann Hautverbrennungen und Organschäden verursachen.[12]

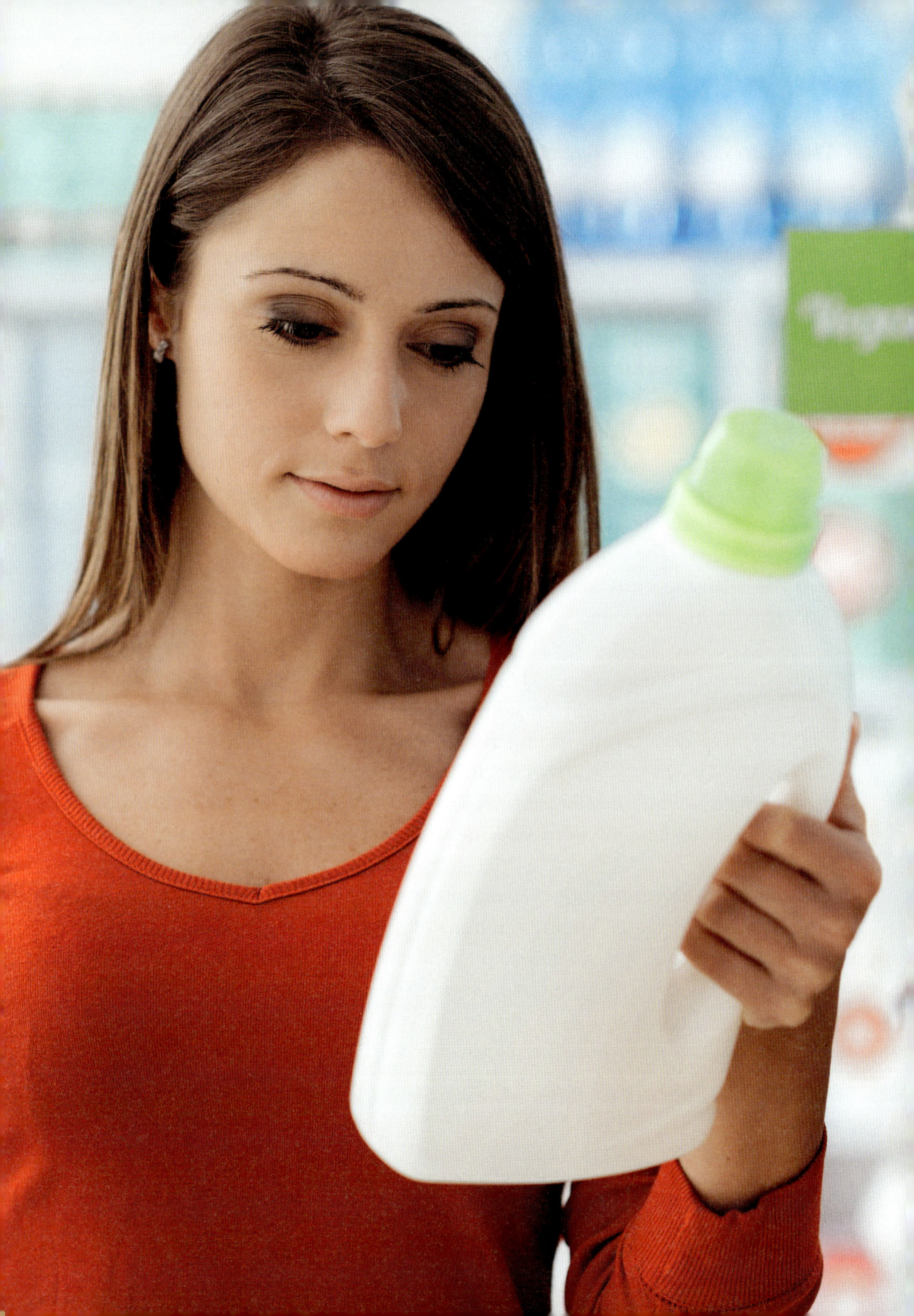

Dennoch wird es unverdünnt für den Hausgebrauch angewendet. Es ist auch in vielen Fensterreinigern enthalten, aber am besten ist es, sich von diesen und allen Produkten fernzuhalten, die „Ammoniak" oder „Ammoniumhydroxid" enthalten.

**Antimikrobielle und antibakterielle Mittel.** Auf den ersten Blick sehen diese Produkte – oft antimikrobielle Seifen und Handdesinfektionsmittel – wie eine gesunde Wahl aus, um Ihre Familie vor Keimen zu schützen, aber sie sind bekannte endokrine Disruptoren (Umwelthormone) und schlecht für die Umwelt. Eine zusätzliche und sehr reale Sorge ist, die in Antibiotika und antimikrobiellen Mitteln verwendeten Chemikalien führen dazu, dass Keime mutieren und antibiotikaresistent werden. Die FDA (Food and Drug Administration) hat Triclosan, das in Seifen, Waschmitteln, Zahnpasta und anderen Produkten verwendet wird, im September 2016 (mit Wirkung ab September 2017) verboten – wegen der Angst vor superresistenten Keimen. Aber das bedeutet nicht, dass Triclosan verschwunden wäre.[13] Halten Sie sich von allen Gegenständen fern, die mit ihrer antibakteriellen oder antimikrobiellen Wirkung werben.

**Benzol.** Benzol ist eine wohlriechende, farblose Chemikalie, die aus Erdöl, Erdgas oder Kohle gewonnen wird. Es kommt auch in Vulkanen und bei Waldbränden vor. Die Liste der Nebenwirkungen und Gesundheitsprobleme ist lang, aber am wichtigsten zu wissen ist, dass Benzol dazu führen kann, dass die Blutzellen im Körper nicht richtig funktionieren; es kann Schwindel auslösen und gilt als krebserregend.[14] Benzol ist in vielen Waschmitteln und Haushaltsreinigern enthalten.

**Bleiche/Natriumhypochlorit.** Natriumhypochlorit ist der Hauptbestandteil von Bleichmitteln sowie als Desinfektionsmittel in anderen Reinigungsmitteln enthalten. Während Bleiche an sich schon gefährlich ist, kann sie in Kombination mit Haushaltsreinigern wie Ammoniak, Essig, Toilettenreiniger, Abflussreiniger und Sprühreiniger tödlich sein. Auch mit Bleiche versetztes Wasser kann gefährlich sein.[15]

Bleiche gilt als Reizmittel für Haut, Gewebe und Atmungsorgane. Während der Stoff genau das tut, was er soll – er ist ein effektives Reinigungsmittel – überwiegen die Risiken die Gewinne.

**1,4-Dioxan.** In vielen Wasch- und Putzmitteln enthalten und benutzt, um etwas schaumig zu machen, ist dies ist ein Bestandteil, den man meiden sollte. Hier ist die Warnung vor 1,4-Dioxan der US-Umweltschutzbehörde EPA: „Wahrscheinlich krebserregend beim Menschen durch alle Arten der Exposition [...]. Kurzzeitige Exposition kann zu Augen-, Nasen- und Rachenreizungen führen; langfristige Exposition kann zu Nieren- und Leberschäden führen [...]. Als Hilfsstoff ist es in vielen Produkten enthalten, darunter in Abbeizmitteln, Farbstoffen, Fetten, Frostschutzmitteln und Flugzeugenteisungsmitteln sowie in einigen Konsumgütern (Deodorants. Shampoos, Kosmetika).“[16]

Gemäß der Skin-Deep-Datenbank der EWG ist es in mindestens 46 Prozent der Körperpflegeprodukte enthalten.[17] Sie werden es normalerweise nicht auf Etiketten finden, da es sich um einen Hilfsstoff in einer Kombination mit anderen Chemikalien handelt.

Wo finden Sie 1,4-Dioxan? In schaumigen oder schäumenden Produkten werden Sie am ehesten fündig. Achten Sie auf folgende Zutaten: PEG-Verbindungen (Polyethylenglykol), Polysorbat und Inhaltsstoffe mit den Endungen „-xynol“ und „-eth“ – Nono*xynol* und Natriumlaur*eth*sulfat sind Beispiele.

**Formaldehyd.** Formaldehyd findet man in Holzprodukten wie OSB, Sperrholz, mitteldichten Faserplatten (MDF) und Spanplatten, die in Baumaterialien und Möbeln, einschließlich Küchenschränken, Schreibtischen, Bücherregalen und Betten, verwendet werden. Obwohl die Formaldehyd-Emissionen von Holzprodukten mit der Zeit abnehmen, gibt es viele andere unsichtbare Quellen im Haushalt. Es wird auch Farben, Lacken, Kunststoffprodukten, Pestiziden, Kosmetika, Klebstoffen, Harzen, synthetischen Geweben, Matratzeninletts, Bettbezügen, Lederwaren, Kleidung und Vorhängen zugesetzt. Außerdem ist Formaldehyd in Zigarettenrauch enthalten und wird von unbelüfteten brennstoffbetriebenen Geräten wie Gasherden und -heizungen an die Raumluft abgegeben.

Die höchsten Werte an Formaldehyd in der Luft wurden in der Raumluft festgestellt, in die es aus verschiedenen Baustoffen und Heimtextilien entwichen ist. Eine Untersuchung ergab Formaldehydwerte zwischen 0,10 und 3,68 ppm in Haushalten. In neuen oder mobilen Häusern wurden höhere Werte festgestellt als in älteren konventionellen Häusern.

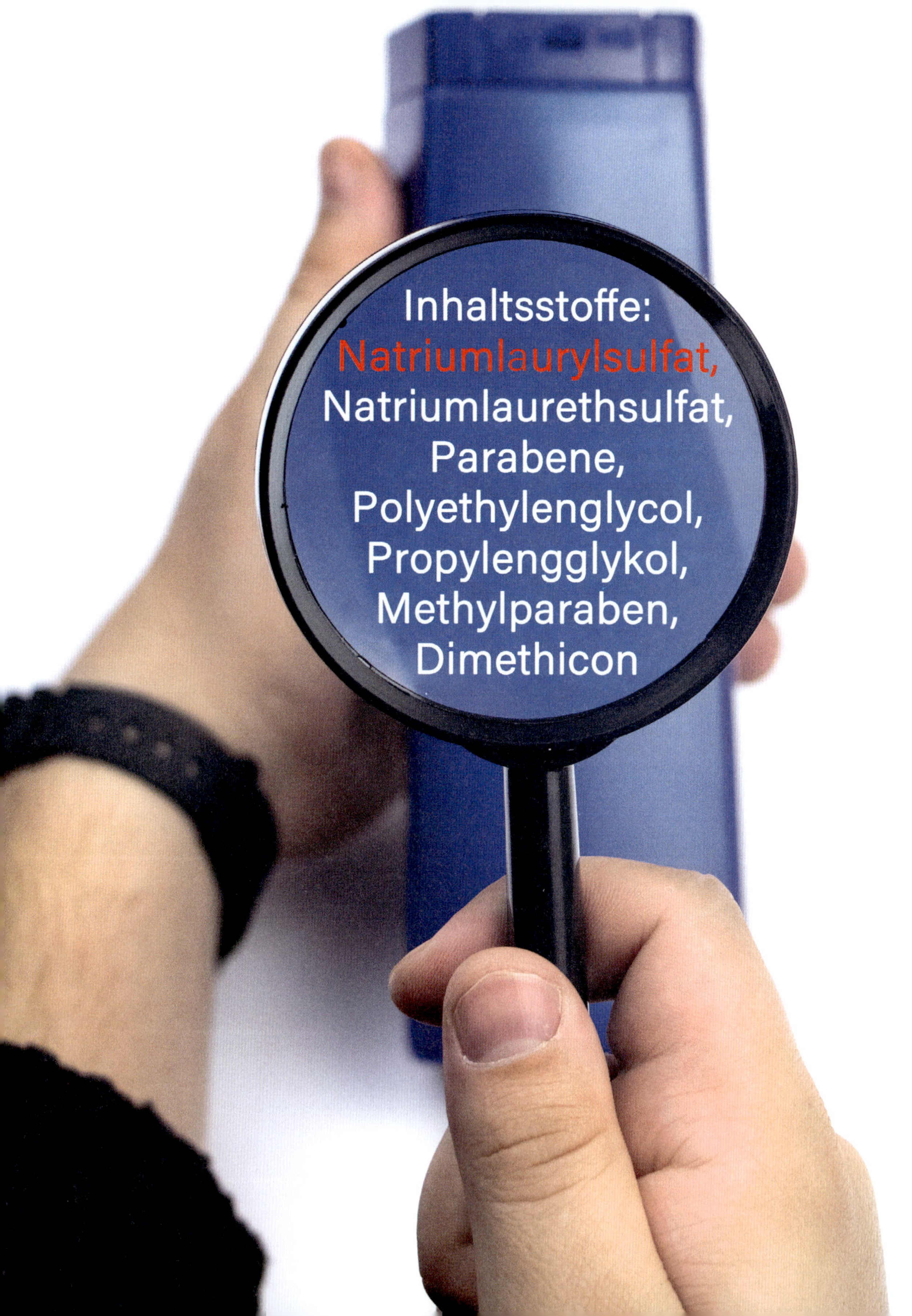
Inhaltsstoffe:
Natriumlaurylsulfat,
Natriumlaurethsulfat,
Parabene,
Polyethylenglycol,
Propylengglykol,
Methylparaben,
Dimethicon

Eine akute Formaldehyd-Exposition durch Einatmen führt zu Augen-, Nasen- und Rachenreizungen, wirkt sich auf die Nasenhöhlen aus und kann Husten, Keuchen, Brustschmerzen und Bronchitis auslösen.[18]

Achten Sie auf Bekleidungsetiketten und vermeiden Sie „pflegeleichte" Stoffe: bügelfrei, mit Antihaftbeschichtung, antistatisch, faltenfrei und schrumpffest (insbesondere schrumpffeste Wolle), schmutzabweisend (speziell für Wildleder und Chamois-Leder), schimmelresistent, wasserabweisend, schweißecht, mottenresistent und farbecht. Um diesen Anforderungen gerecht zu werden, werden die Stoffe oft mit Harnstoff-Formaldehyd-Harzen behandelt.[19] Die Textilien sind nicht entsprechend gekennzeichnet, was es noch schwieriger macht.

Im Jahr 2009 fanden Beamte der Transportation Security Administration heraus, dass ihre neuen formaldehydbehandelten Uniformen zu Ausschlägen und Hautirritationen, laufenden oder blutenden Nasen, Benommenheit, roten Augen und geschwollenen und rissigen Lippen führten.[20] Formaldehyd ist auch mit schwerwiegenderen Gesundheitsproblemen verbunden.[21] Zum Beispiel kann es durch seine Fähigkeit, mit Proteinen, DNA und ungesättigten Fettsäuren zu reagieren und Vernetzungen zu bilden, Schäden am Nervensystem verursachen. Durch diese Eigenschaft kann es praktisch jeder Zelle im Körper schaden, da alle Zellen diese Substanzen enthalten. Formaldehyd kann mit Nervenproteinen (Neuroaminen) und Nerventransmittern (Katecholaminen) reagieren und so die normale Funktion des Nervensystems beeinträchtigen und endokrine Störungen verursachen.

**Nonylphenolethoxylate (NPE).** Nonylphenolethoxylate sind nichtionische Tenside, die in vielen Reinigungsmitteln enthalten sind. Während sie in Europa und Kanada aus Sicherheitsgründen und wegen ihrer gesundheitlichen Auswirkungen verboten wurden, sind sie in den Vereinigten Staaten immer noch verbreitet.

NPE stört das endokrine System und beeinträchtigt sowohl die körperliche Funktion als auch die fetale Entwicklung. Ein endokriner Disruptor ist eine Chemikalie, die das Hormonsystem stört oder verändert.[22] Diese Veränderungen können bereits im Uterus oder bei jedem Menschen auftreten und die Exposition kann durch die Verwendung einfacher Chemikalien, Kunststoffe oder Duftstoffe erfolgen. Viele Körperfunktionen können durch die Einwirkung dieser Chemikalie beeinträchtigt werden, darunter das Immunsystem, das Nervensystem, die Nieren, das Herz und die Leber. Säuglinge und Kinder sind besonders empfindlich gegenüber NPE.

**Paraben.** Paraben wird in Körperpflegeprodukten wie Duschgels, Shampoos, Spülungen, Lotionen, Zahnpasta, Deodorants und Make-up verwendet. Als bekannte endokrine Disruptoren wurden Parabene mit Krebs in Verbindung gebracht und gelten als fortpflanzungstoxisch und schädlich für die gesunde Entwicklung.[23] Schauen Sie sich die Etiketten genau an, denn „Parabene“ sind vielleicht nicht auf den ersten Blick zu erkennen; es könnte stattdessen ein Wort mit „Paraben“ wie „Methylparaben“ oder „Butylparaben“ dastehen. Jede Zutat mit dem Namen „Paraben“ zählt auch als ein Paraben und sollte vermieden werden.

**Phenol.** Aus der Human Metabolome Database (eine Datenbank der im menschlichen Körper vorkommenden niedermolekularen Stoffwechselprodukte): „Phenol ist ein giftiger, farbloser, kristalliner Feststoff mit einem süßen teerigen Duft, der an Krankenhausgeruch erinnert. Er wird häufig als Antiseptikum und Desinfektionsmittel verwendet. Er ist wirksam gegen eine Vielzahl von Mikroorganismen, darunter einige Pilze und Viren, aber wenig effektiv gegen Sporen.[24]

Phenol ist eine sehr verbreitete Chemikalie und wird regelmäßig in den folgenden Produkten gefunden: Erkältungsmittel, Hustensirupe, Inhalatoren, Rachensprays, Abschwellmittel, Aspirin, Aftershaves, Deodorants, Intimsprays und -pulver, Kosmetika, Haarsprays, Schaumfestiger, Läusemittel, Akne-Medikamente, Mundwasser, Antiseptika, Anti-Juckreiz-Gels, Zinksalbe, Handlotionen, Sonnenschutzmittel, Lippenbalsame, Lösungsmittel, Reinigungsmittel, Lufterfrischer, Möbelpolituren, Allzweckreiniger, Desinfektionsreiniger, Desinfektionssprays und Insektizide.

Phenol ist eine extrem ätzende Chemikalie, die in höheren Konzentrationen die Haut verbrennt. Ein Produkt kann auch nur geringe Mengen Phenol enthalten, was wenig oder gar keine Nebenwirkungen hervorruft; dieser Inhaltsstoff sollte wegen des möglichen Schadens, den er verursachen kann, aber trotzdem vermieden werden. Die Absorption von Phenol durch die Lunge oder die Haut kann zu Schäden am zentralen Nervensystem, zu Lungenentzündung, Atemwegsinfektionen, Herzrhythmusstörungen, Hautreizungen, Nieren- und Leberschäden, Taubheitsgefühl oder Erbrechen führen und sogar tödlich sein.[25] Einige Menschen kommen mit kleinen Mengen Phenol zurecht, die aber bei anderen schon giftig wirken. Das ist einer der Fälle, wo ich lieber auf der sicheren Seite sein will. Deshalb halte ich mich fern von Produkten, die Phenol beinhalten.

**Phosphat.** Ein Phosphat ist eine chemische Verbindung, die sowohl Phosphor als auch Sauerstoff enthält. Phosphate sind in vielen Geschirrspülmitteln, Waschmitteln und Haushaltsreinigern weit verbreitet. Sie wirken, indem sie Schmutzpartikel auflösen und Flecken durch Enthärtung des Wassers entfernen, wodurch sich Schaum bildet. Das ist umweltschädlich, da Phosphate nach der chemischen Behandlung des Wassers in Kläranlagen weiter aktiv bleiben. Phosphate fördern auch das Algenwachstum, was sich negativ auf die Meeres- und Pflanzenwelt auswirkt und tote Zonen in Gewässern verursacht – Gebiete im Wasser, in denen kein Sauerstoff vorhanden ist.

Phosphate kommen auch in Lebensmitteln vor, zum Beispiel in Wurstwaren und Käse sowie in Limonaden. Da sie als Konservierungsmittel eingesetzt werden, könnte man sie für harmlos halten. Stimmt das? Falsch. Laut einer Studie, die in der Zeitschrift EMBO Molecular Medicine veröffentlicht wurde, gibt es einen Zusammenhang zwischen Phosphaten und Herzerkrankungen, Nierenerkrankungen und hohem Blutdruck. Es wurde herausgefunden, dass Phosphate die Produktion eines Hormons steigern, das diese Krankheiten verursacht.[26] Seien Sie auf der Hut vor Phosphaten in Ihren Putz- und Nahrungsmitteln!

**Phthalate.** Phthalate können Embryos, den Fortpflanzungsapparat und das endokrine System schädigen und Krebs fördern. Phthalate finden Sie in Parfüms, synthetischen oder „falschen" Düften, Shampoos und Conditionern, Make-up, Nagellacken und Lotionen. Phthalate unterliegen keiner behördlichen Kontrolle und werden oft Duftstoffen hinzugefügt. Halten Sie Ausschau nach Kosmetika und Produkten, die als phthalatfrei gekennzeichnet sind.[27]

**Natriumlaurylsulfat, Natriumlaurethsulfat und Ammoniumlaurylsulfat.** Natriumlaurylsulfat (SLS), Natriumlaurethsulfat (SLES) und Ammoniumniumlaurylsulfat (ALS) sind sehr häufige Bestandteile in vielen Reinigungsmitteln. Sie verleihen Waschmitteln schäumende Eigenschaften und wirken als Tenside und Emulgatoren. Tenside sind Substanzen, die, wenn sie einer Flüssigkeit zugesetzt werden, die Oberflächenspannung reduzieren und es beispielsweise einem Reinigungsmittel ermöglichen, in Gewebe einzudringen. Emulgatoren heben und trennen Öle und Fette ab und ermöglichen es so, sie wegzuspülen.

Sulfate führen hauptsächlich zu Haut- und Augenreizungen, aber sie werden auch mit endokrinen Störungen und zellulären Veränderungen in Verbindung gebracht, wobei die Umweltgiftigkeit nicht so stark ausgeprägt ist.[28]

**Synthetische oder künstliche Duftstoffe.** Synthetische Parfüms bestehen aus verschiedenen Chemikalien, die zur Dufterzeugung kombiniert werden. Die überwiegende Mehrheit der synthetischen Duftstoffe wird aus Erdöl und anderen toxischen Chemikalien hergestellt. Viele Reinigungsmittel und Waschmittel enthalten synthetische Duftstoffe, die den Verbraucher ansprechen sollen.

Diese Chemikalien reizen nicht nur die Sinnesorgane, sondern sind auch mit Krebs, Geburtsschäden, Gehirnstörungen und allergischen Reaktionen assoziiert. Führen Sie einfach eine kurze Internetrecherche nach „schädlichen Duftstoffen" durch und Sie werden alle möglichen Informationen, Warnungen und Statistiken finden, die darauf hinweisen, wie gefährlich Duftstoffe sind. Duftstoffe werden schon als das neue Passivrauchen bezeichnet und Sie werden sehen, dass sie als Karzinogene, also Krebsverursacher, als endokrine Disruptoren und als die häufigste Ursache für Asthmaanfälle im Verruf stehen, um nur einige Eigenschaften zu nennen.

Aber wie konnte es dazu kommen? War Duft schon immer schlecht? Interessanterweise wurden die meisten Parfums bis in die 1970er- und 1980er-Jahre aus natürlichen Ausgangsstoffen wie Kräutern, Blumen und Zitrusfrüchten hergestellt. Im Rosenduft waren destillierte Rosenblätter enthalten. Zitronenmöbelpolitur enthielt Zitronenöl. Heute verstecken sich laut EWG bis zu vierzehn verschiedene Inhaltsstoffe in einem beliebigen „Duft".[29]

Das bedeutet, dass wenn ein Unternehmen zehn verschiedene Düfte verwendet, um seinen „Frischeduft" herzustellen, es lediglich „Duft" in die Zutatenliste aufnehmen muss. Das Fair Packaging and Labeling Act (Gesetz über faire Verpackung und Kennzeichnung) von 1967 sollte sicherstellen, dass die Verbraucher wissen, was sie kaufen, und dass die Etiketten nicht trügerisch oder irreführend sind.[30] Dieses Gesetz erlaubte es den Unternehmen jedoch auch, ihre Parfums geheim zu halten, damit niemand sonst sie reproduzieren konnte. Im Laufe der Jahre wurde das zu einem Schlupfloch, das Düfte zu einer undurchdringlichen Größe werden ließ. Da Unternehmen nicht offenlegen müssen, was ein Duft tatsächlich ist, wissen wir Verbraucher auch nicht, welche Chemikalien in ihren Produkten enthalten sind, und dadurch können wir auch nicht wissen, wie sich die Verwendung dieser Produkte auf uns auswirkt. Dadurch, dass Sie auf alles verzichten, was Duftstoffe enthält, können Sie dieses Risiko von Ihrem Zuhause fernhalten.[31]

**Xylol.** Xylol gibt es in drei Formen, den sogenannten Isomeren (Ortho-, Meta- und Paraxylol); es ist eine farblose, süßlich riechende und leicht entzündliche Flüssigkeit, die natürlich in Erdöl und Steinkohleteer vorkommt. Sie wird als Lösungsmittel, Reinigungsmittel und Farbverdünner verwendet.[32]

Kurzzeitige Exposition gegenüber größeren Mengen Xylol kann zu Reizungen von Haut, Augen, Nase und Rachen, zu Atemnot, Beeinträchtigung der Lungenfunktion, verzögerter Reaktion auf visuelle Reize, Gedächtnisstörungen, Magenbeschwerden und möglichen Veränderungen im Leber- und Nierengewebe führen. Sowohl eine kurz- als auch die langfristige Exposition gegenüber hohen Xylolkonzentrationen kann auch eine Reihe von Auswirkungen auf das Nervensystem haben wie Kopfschmerzen, mangelnde Muskelkoordination, Schwindel, Verwirrung und Störungen des Gleichgewichtssinns.[33]

Das war jetzt eine ganz schöne Informationsflut, aber ich hoffe, die Liste hilft Ihnen, neue Reinigungsprodukte zu kaufen und die bereits vorhandenen richtig einzuschätzen. Je mehr Sie wissen, desto besser sind Sie darauf vorbereitet, Ihr Zuhause vor Giften zu schützen.

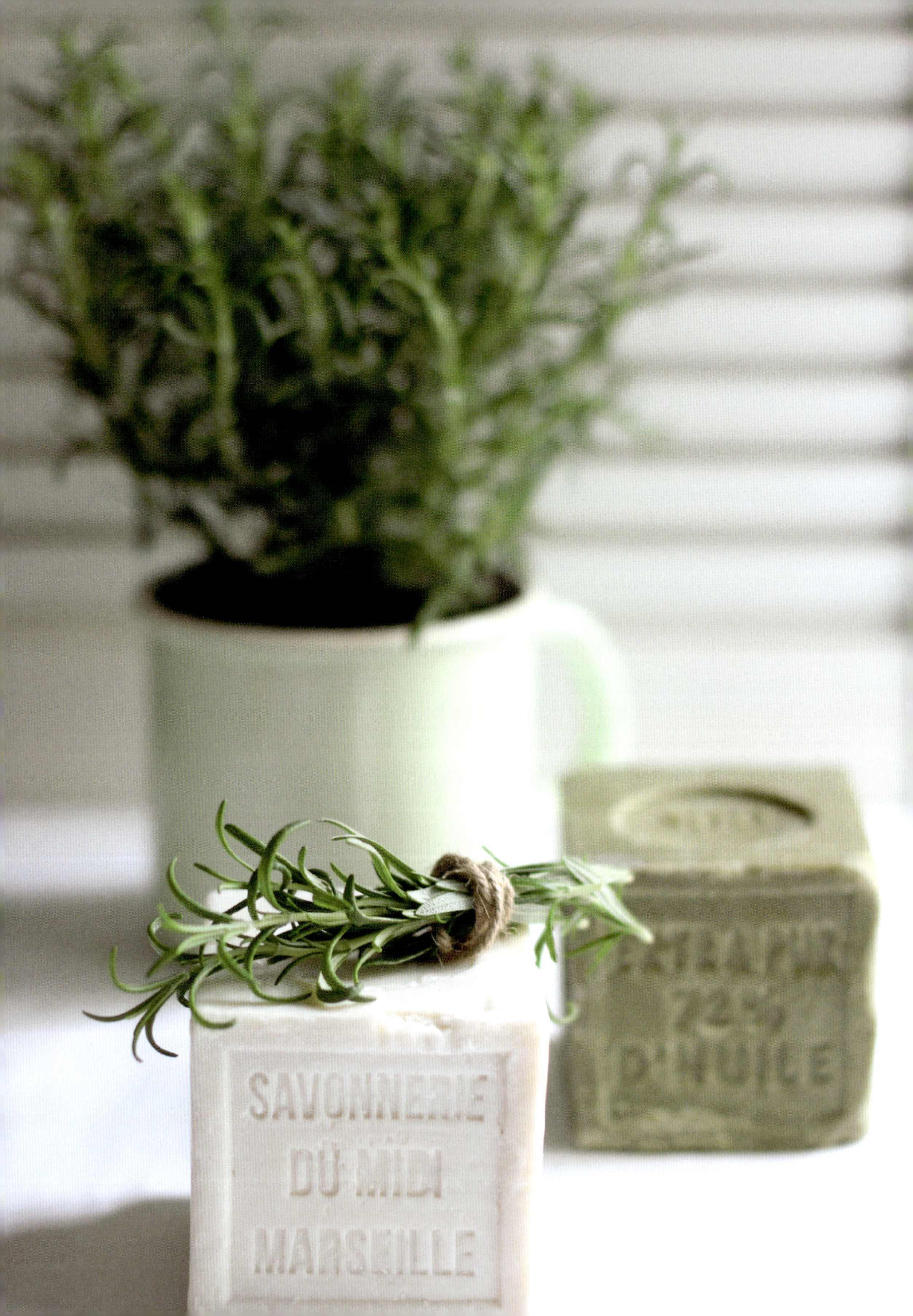
SAVONNERIE
DU MIDI
MARSEILLE
72%
D'HUILE

Kapitel 3

# Die Toxic Ten und Alternativen für das ganze Haus

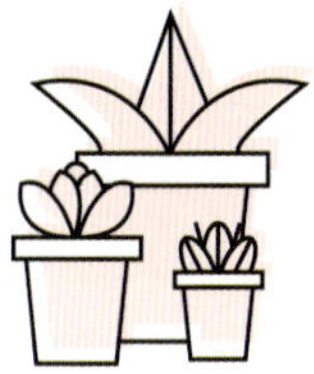

Haben Sie schon von der Produktliste „Schmutziges Dutzend“ (Dirty Dozen) gehört? Sie rankt die zwölf am stärksten pestizidverseuchten Obst- und Gemüsesorten, die von der Environmental Working Group (EWG) getestet wurden.[1] Die Empfehlung lautet, dass Sie diese Produkte entweder immer aus biologischem Anbau kaufen oder überhaupt nicht. Ich habe kein Problem damit, mich von süßen Paprikaschoten fernzuhalten, aber alles andere auf der Liste lieben wir bei uns zu Hause, also haben wir da auf Bio umgestellt.

So wie Sie vielleicht die pestizidverseuchtesten Früchte und Gemüse vermeiden möchten, können Sie auch die zehn giftigsten Haushaltsprodukte austauschen – ich nenne sie meine Toxic Ten (die giftigen Zehn). Ich schätze, dass einige dieser Produkte unter Ihren Favoriten rangieren. Außerdem könnten Sie der Ansicht sein, dass Sie bereits eine sichere Alternative verwenden. So ging es mir! Ich dachte, ich hätte sichere Alternativen für so viele meiner früheren Lieblingsprodukte gefunden, weil sie als natürlich oder umweltfreundlich gekennzeichnet waren. Sie haben es erraten: In meiner Recherche zeigte sich, dass diese Produkte genauso schlecht bewertet waren wie die Produkte, die nicht behaupteten, irgendetwas anderes zu machen als einfach sauber. Während Sie weiterlesen, werde ich in eine Papiertüte atmen und versuchen mich zu beruhigen – ich bin deswegen immer noch sauer.

Wenn ich Ihnen jetzt sage, was die schlimmsten Übeltäter in Ihrem Haus sind, werde ich Ihnen diese Informationen nicht einfach an den Kopf werfen und Sie damit allein lassen. Ich werde Ihnen auch einige Lösungen mitgeben, darunter Produkte, die Sie selbst herstellen können, sowie Marken und Alternativen, denen Sie vertrauen können. Die Alternativen für das ganze Haus, die ich Ihnen vorschlage, werden billig, leicht zu bekommen und schnell herzustellen sein. Das ist wichtig, denn um etwas auszutauschen, braucht man einen Plan, und die Lösung muss genauso gut oder besser sein als das, was vorher da war.

Denken Sie eine Minute lang über den Lebensmittel-Vergleich nach: Wenn Erdbeeren Ihre Lieblingsfrüchte sind und Sie sie jeden Tag essen, dann aber feststellen, dass sie besonders schlimm mit Pestiziden belastet sind, was tun Sie? Das nächste Mal, wenn Sie im Laden sind, suchen Sie nach Bio-Erdbeeren. Das kann aber teuer werden, also besteht eine meiner Lösungen darin, gefrorene Bio-Erdbeeren in großen Mengen in meinem Lieblingsgeschäft zu kaufen und diese für Smoothies zu verwenden. Die frischen Bio-Erdbeeren kaufe ich dann, wenn sie gerade im Angebot sind. So eine Strategie können Sie auch ganz einfach für Ihre Putzmittel anwenden. Und indem Sie giftige Produkte gegen simple Lösungen austauschen, werden Sie Geld sparen und sich so viel besser fühlen mit dem, was Sie in Ihrem Zuhause verwenden.

## DIE TOXIC TEN

1. **Pestizide.** Das scheint offensichtlich zu sein, aber ich denke, wir sind es so gewohnt, Pestizide und andere chemische Mittel in unseren Häusern und auf den Rasenflächen zu verwenden, dass dies ein Bereich ist, der nicht genug beachtet wird. Selbst wenn Sie selbst keine Pestizide verwenden, können Sie sie trotzdem in Ihr Zuhause bringen, und Haustiere und Kinder sind ihnen in Parks und in der Nachbarschaft oft ausgesetzt. Es gibt versteckte Pestizide in Textilien, auf und in Lebensmitteln, in Insektenschutz- und Entflohungsmitteln. Auch wenn Sie denken, dass Sie da sehr vorsichtig sind, werden Sie betroffen sein – Pestizidrückstände sind überall.

*tausch*

Erstens: Wenn Sie Kinder in der Schule haben, bitten Sie darum, informiert zu werden, bevor das Schulgelände oder die Gebäude behandelt werden. So können Sie mit Ihren Kindern Vorsichtsmaßnahmen treffen, wenn sie empfindlich reagieren oder Sie einfach nicht wollen, dass sie Rückstände auf ihren Schuhen mit nach Hause bringen. Von den Schulen meiner Kinder bekomme ich am Tag vor einer „Behandlung" eine E-Mail; ich behalte die Kinder dann nicht zu Hause, aber ich kann die Unterseite ihrer Schuhe reinigen. Außerdem gehen wir an diesem Abend nicht auf den Spielplatz.

Nächster Punkt: Wenn Sie einen Rasenpflegeservice nutzen, fragen Sie nach, ob sie organische Optionen haben – viele Unternehmen bieten Alternativen an. Wenn Ihr Service dies nicht tut, suchen Sie sich einen, der natürliche oder biologische Produkte anstelle von synthetischen Chemikalien verwendet. Implementieren Sie Rasenpflegemethoden, die den Boden gesünder machen.[2] Versuchen Sie, Kompost und Alfalfa-Mehl anstelle von Dünger auszustreuen, während Sie den Boden im Laufe der Zeit aufbauen, anstatt Gras und das Unkraut chemisch zu behandeln. Dieser langsame Prozess führt schließlich zu dürreresistentem Gras und einem viel gesünderen Rasen. Eine Handvoll Unternehmen bieten diesen Service an.

Verwenden Sie keine Insektenschutzmittel mit DEET, sondern Insektensprays mit Picaridin und IR353535 (Ethylbutylacetylaminopropionat), beide mit einer Konzentration von 20 Prozent. Bei den Warnungen vor dem Zika-Virus ist es wichtig, sich selbst und die Familie vor Moskitos zu schützen, die Krankheiten übertragen. Die EWG empfiehlt, nach Möglichkeit Kleidung zu tragen, die Arme und Beine bedeckt, und ein Insektenschutzmittel zu verwenden, das wirkt.[3] Wenn Sie ins Haus gehen, duschen Sie, um Rückstände zu entfernen.

Vermeiden Sie den Pestizideinsatz bei Ihren Haustieren, insbesondere Floh- und Zeckenhalsbänder. Verwenden Sie stattdessen ein Produkt, das einmal im Monat angewendet wird. Ich war überrascht, als meine ganzheitliche Tierärztin mir das für unseren Hund empfahl, aber sie meinte, das Risiko eines Befalls sei es nicht wert.

Achten Sie auf organische Bettwäsche. Bio-Bettwäsche besteht in der Regel aus 100 Prozent Baumwolle, deren Vorteil es ist, nicht mit Pestiziden behandelt zu sein. Es ist praktisch unmöglich, alle Kleidung in Bio-qualität zu kaufen, deshalb empfehle ich, die Kleidung vor dem Tragen immer zu waschen, um chemische Rückstände effektiv zu entfernen.

2. **Waschmittel** wäscht die Kleidung und riecht göttlich, richtig? Aber dieser Geruch – der künstliche Duft – ist giftig und kann in die Haut eindringen. Ich schätze, dass Sie jemanden kennen, der nach einem Ausschlag oder einer allergischen Reaktion das Waschmittel wechseln musste. Diese Reaktion kann von den Inhaltsstoffen, dem Duft oder den „optischen Aufhellern" ausgehen – synthetische Chemikalien, die verwendet werden, um Ihre Kleidung hell, weiß und sauber erscheinen zu lassen. Der Duft in Waschmitteln ist so zusammengesetzt, dass er sich in den Fasern festsetzt, sodass er länger bei Ihnen bleibt, aber gerade dieser chemische Duft ist besonders schädlich für Ihren Körper und die Umwelt.

Leider kann man nicht einfach auf ein „duftneutrales" Waschmittel ausweichen, denn auch dieses hat wahrscheinlich künstliche Duftstoffe, um den produkteigenen Duft zu überdecken und so zu simulieren, dass er unparfümiert ist. Ist das nicht schrecklich? Deshalb können selbst duftfreie Waschmittel bei Menschen mit empfindlicher Haut oder Neigung zu Ekzemen zu Reizungen führen.

tausch

Suchen Sie sich ein Waschmittel, das aus natürlich gewonnenen, pflanzlichen Inhaltsstoffen hergestellt wird, und wenn es duftet, achten Sie darauf, dass es reine ätherische Öle und keine synthetisch hergestellten Duftstoffe enthält. Oder stellen Sie gleich Ihr eigenes her! Auf Seite 181 teile ich mit Ihnen mein Lieblingsrezept für selbst gemachtes Waschmittel.

3. **Weichspüler und Trocknertücher** machen Ihre Wäsche weich und befreien sie von statischer Aufladung, aber zu welchem Preis? Weichspüler haben die gleichen Inhaltsstoffe wie Waschmittel. Die meisten herkömmlichen Weichspüler sind nicht nur giftig, sondern beschichten auch die Fasern von Textilien und machen die Reinigung schwieriger, da sich der Weichspüler mit der Zeit darin anlagert. Trocknertücher sind noch schlimmer. Eine Studie der University of Washington zeigte, dass es fünfundzwanzig flüchtige organische Verbindungen (VOCs) in Trocknertüchern gibt, sieben gefährliche Luftschadstoffe und zwei bekannte Karzinogene.[4] Da wir wissen, dass Karzinogene Krebs verursachen, ist es einfach klug, sich von herkömmlichen Trocknertüchern fernzuhalten. Berücksichtigen Sie auch, dass die Abluft aus Ihrem Trockner mit einem Trocknertuch sogar umweltschädlich ist.[5]

Diese Belastung ist sehr gering im Vergleich zu dem, was auf Ihrer Kleidung landet, aber dafür nehme ich es gern in Kauf, dass meine Hosenbeine ein bisschen elektrisch aufgeladen sind. Die gute Nachricht ist aber, dass es Alternativen gibt!

*tausch*

Ich liebe Trocknerbälle aus Wolle. Sie halten fast ewig (mindestens eintausend Ladungen), die Wolle hilft, statische Aufladung zu reduzieren, und sie können mit Ihren liebsten ätherischen Ölen individuell parfümiert werden (siehe Seiten 182 und 183). Sie können auch ein wenig Essig darauf geben und sie in der Wäsche so verwenden, wie man einen flüssigen Weichspüler benutzen würde.

**4. Antibakterielle Seife** beinhaltet höchstwahrscheinlich Triclosan, das allen möglichen Produkten hinzugefügt wird, einschließlich Zahnpasta und Körperpflegeprodukten. Triclosan wurde in den Vereinigten Staaten im September 2016 (mit Wirkung ab September 2017) wegen der Angst vor superresistenten Keimen verboten, aber es ist immer noch auf den Inhaltsstofflisten zu finden. Studien haben einen Zusammenhang zwischen Antibiotikaresistenz und antibakteriellen Produkten belegt. Meine Empfehlung ist es, einfach Wasser und herkömmliche Seife zu verwenden. Laut FDA entfernt eine gute Händewäsche mit Naturseife die meisten Keime und Bakterien genauso gut wie ein Produkt, das als antibakteriell ausgewiesen ist.[6]

*tausch*

Achten Sie auf Seife ohne „antibakterielle" Ansprüche und darauf, dass sie weder Triclosan noch Duftstoffe enthält. Finden Sie eine Marke, die ätherische Öle beinhaltet, aus Pflanzen (kein Erdöl) gewonnen wird und keine Parabene enthält.

**5. Handdesinfektionsmittel** sind nicht immer schlecht. Tatsächlich habe ich immer eines zur Hand, wenn ich gerade nicht in der Nähe von Seife und Wasser bin – aber sorgen Sie dafür, dass Ihre Handdesinfektion kein Triclosan, keinen künstlichen Duft und/oder synthetische Inhaltsstoffe enthält. Diese Inhaltsstoffe überwiegen die Vorteile einer schnellen Handdesinfektion. Vielleicht stoßen Sie auch auf Parabene und Phthalate, die in Ihrem geliebten Handdesinfektionsmittel lauern.

*tausch*

Später im Buch zeige ich Ihnen, wie Sie Ihre eigenen Mittel herstellen können – es ist überraschend einfach (siehe Seiten 136 und 137).

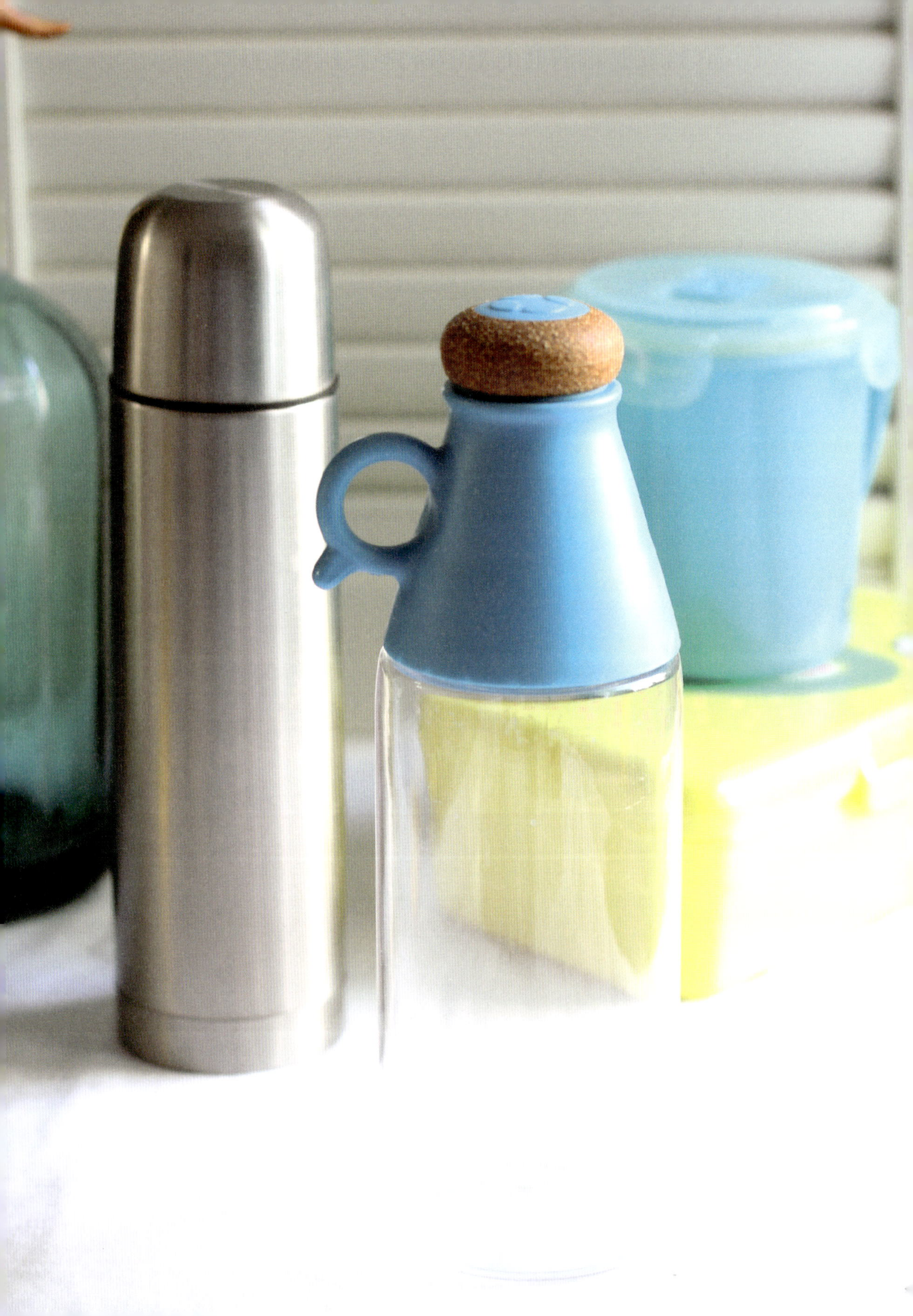

6. **Plastik** scheint eine so einfache Lösung zu sein. Man kann damit ganz einfach alles verpacken und es kann in fast jede beliebige Form gebracht werden, was es scheinbar unentbehrlich macht. Viele Forscher sind sich aber einig darüber, dass Kunststoffe zu einem Problem werden. Ich begrenze meinen Plastikbedarf, wann und wo ich kann. Ein Problem bei Kunststoffen sind die endokrin wirkenden Chemikalien – Bisphenol A (BPA) und andere Polycarbonat-Kunststoffe sowie Phthalate (als Weichmacher). Wir wissen, dass BPA in Lebensmitteln schädlich ist, aber es kann sich immer noch an unerwarteten Orten verstecken, zum Beispiel auf Quittungen, in Toilettenpapier, Konserven, Frischhaltefolie und in Einweggeschirr wie Tellern, Tassen und Besteck.[7]

Vermeiden Sie Plastik, wann immer es möglich ist, einschließlich in Trinkhalmen, Frischhaltefolie, Wasserflaschen, Einkaufstüten, Spielzeug, Kisten und anderen Lagerlösungen und Lebensmittelbehältern (auf die wir im Folgenden näher eingehen werden).

Wenn Sie sich dafür entscheiden, in Ihrer Küche weiterhin Kunststoffe zu benutzen, verwenden Sie sie nicht in der Mikrowelle (durch die Hitze in der Mikrowelle werden die Chemikalien in Ihre Lebensmittel übergehen), und halten Sie Ausschau nach den Kennzahlen 2, 4 und/oder 5 auf der Behälterunterseite, da die Kunststoffe mit diesen Codes sicherer sind. Vermeiden Sie 3, 6 und 7 vollständig für die Lagerung von Lebensmitteln oder Getränken. Recyceln Sie Kunststoffe, wann immer das möglich ist.

*tausch*

Es gibt heutzutage so viele Alternativen zu Kunststoff. Einige einfache Alternativen sind Milchpackungen aus Papier oder Glas, lustige Papier- oder Metallstrohhalme anstelle von Plastik sowie abwaschbare Papier- oder Wachspapiervarianten von Sandwich- oder Snackverpackungen.

Wenn Sie bisher Plastikfolie verwenden, um sämtliche Lebensmittel frisch zu halten, überlegen Sie es sich, zu einer Alternative wie Bee's Wrap zu wechseln.[8] Das ist Baumwolle (waschbar und wiederverwendbar), die mit Bienenwachs, Bio-Jojobaöl und Baumharz beschichtet wurde. Weitere Alternativen für Abdeckungen von Schüsseln bestehen aus Stoff oder Wachstuch; Sie können sie online und sogar auf Etsy bestellen, oder Sie können nach einer Version zum Selbermachen suchen und Ihre eigenen herstellen.

Allein wenn Sie nach wiederverwendbaren Wasserflaschen suchen, werden Sie auf Hunderte von Möglichkeiten stoßen – und besser noch: Die sind so stylisch, dass sie zu einem modischen Statement geworden sind. Während ich dieses Buch geschrieben habe, habe ich unsere BPA-freien Kunststoff-Wasserflaschen gegen Edelstahl ausgetauscht. Mein Favorit ist die Yeti-Tasse für Smoothies – mein Mann und ich haben jeweils eine und ich habe einen Vorrat an S'ip-by-S'well-Wasserflaschen für die Kinder. Sie mögen es, dass ihr Wasser den ganzen Tag kalt bleibt, und ich mag es, dass kein Gift in ihr Wasser sickert, während es in ihrer Lunchbox auf sie wartet.

Es gibt auch viele praktische, stylische Optionen für wiederverwendbare Einkaufstaschen. Kaufen Sie sich ein paar davon, dann verstauen Sie sie in Ihrer Handtasche und Ihrem Auto, damit Sie immer eine griffbereit haben, wenn Sie in letzter Minute einen Ausflug in den Laden machen. Holen Sie sich Beutel, die gewaschen werden können – wenn Sie rohes Fleisch damit transportieren, selbst wenn es verpackt ist, werden Sie diesen Beutel später waschen wollen! Ich verwende kleine, faltbare Einkaufstaschen, die in eine kleine Tasche oder in meine Handtasche passen – sonst würde ich sie zu Hause wahrscheinlich vergessen. Außerdem sind wiederverwendbare Netzbeutel perfekt für Obst und Gemüse und sie helfen Ihnen, diese dünnen Plastiktüten zu vermeiden (die fünf Minuten zum Öffnen benötigen). Praktische Features sind farbkodierte Laschen für verschiedene Arten von Produkten und ein einfach zu bedienender Kordelzug.

Entscheiden Sie sich für Holz oder natürliches Spielzeug für Kinder. Diese Spielzeuge halten nicht nur länger, auch die Kinder lieben sie.

Suchen Sie wo möglich nach natürlichen Aufbewahrungslösungen für Ihr Zuhause, wie zum Beispiel Körbe aus Stoff oder Weide oder Draht anstelle von Kunststoff oder Acryl.

7. **Behältnisse zur Lagerung von Lebensmitteln.** Hier möchte ich Sie dazu ermutigen, vollständig auf plastikfreie Alternativen umzusteigen. Auch wenn es inzwischen viele Warnungen vor BPA in Kunststoffen gibt und man kaum noch Produkte aus BPA findet (da es 2012 in Babyflaschen und Trinkbechern verbo-

ten wurde[9]), ist Kunststoff immer noch nicht das beste Material für die Lagerung von Lebensmitteln, insbesondere für langfristige Lagerung. Es enthält immer noch Phthalate, die Sie vermeiden sollten, und andere Chemikalien, wie zum Beispiel andere Bisphenole. Konserven können zum Beispiel noch immer BPA enthalten, also wählen Sie Konserven, die als BPA-frei gekennzeichnet sind.

*tausch*

Für das Mittagessen und zum Mitnehmen empfehle ich Produkte aus 100 Prozent Edelstahl. Die halten eine Ewigkeit und sind völlig unzerbrechlich. Für die Aufbewahrung von Resten zu Hause sind Glasbehälter eine gute Wahl. Besonders gerne verwende ich Einmachgläser, um Lebensmittel und/oder Salate zu lagern. (Ich gebe den Kindern kein Glas mit in die Schule.)

Der Markt bietet Möglichkeiten in jeder Größe und Konfiguration. Machen Sie eine kurze Suche im Internet, und Sie werden Hunderttausende von Optionen finden.

8. **Lufterfrischer** – zumindest die konventionellen – sind giftig, da Phenole, Benzol und Formaldehyd im Duft enthalten sind. Lufterfrischer können Atemwegs-probleme verursachen und wurden mit neurologischen Problemen und Krebs in Verbindung gebracht. Außerdem bergen sie viele weitere potenzielle Gefahren, von denen Asthma und Allergien die geringsten sind.[10]

*tausch*

Verwenden Sie Diffusoren mit reinen ätherischen Ölen anstelle von Duftpatronen. Lavendel kann eine beruhigende Wirkung haben, während Teebaumöl reinigend wirkt.

Wenn Sie einen Bereich im Haus haben, der feucht oder muffig riecht, gehen Sie der Ursache auf den Grund. Dann holen Sie einen Luftentfeuchter oder stellen Sie eine Schachtel Backpulver auf, um die Gerüche aufzunehmen. Haben Sie einen Geruch in der Küche, der nicht verschwinden will? Stellen Sie eine kleine Schüssel mit klarem Essig in die Nähe der Geruchsquelle und lassen Sie ihn zwölf bis vierundzwanzig Stunden lang stehen; er wird den Geruch absorbieren. Wenn Sie etwas klaren Essig in Ihre Spüle geben, wird diese von den natürlichen desinfizierenden Eigenschaften des Essigs profitieren.

9. **Spülmaschinentabs** reinigen Ihr Geschirr, waschen aber Ihre Teller und Ihr Besteck mit einer ganzen Reihe von Chemikalien, darunter Bleichmittel, Duftstoffe, Natriumhypochlorit, Antischaummittel und Phosphate. Ja, eigentlich sollten diese Stoffe gründlich weggespült werden, aber sie gelangen immer noch in das Wassersystem, und es ist nicht unwahrscheinlich, dass einige Rückstände auf dem Geschirr zurückbleiben.

*tausch* Suchen Sie nach einem Spülmaschinenmittel ohne die Zutaten, die ich gerade aufgelistet habe, und außerdem sollte es parfümfrei sein. Ihre eigenen Tabletten können Sie mit meinem Rezept auf Seite 110 herstellen. Geschirrspülmittel selbst herzustellen ist aus mehreren Gründen schwierig – jede Geschirrspülmaschine funktioniert anders, jede hat unterschiedliche Warmwassertemperaturen und dann gibt es noch hartes Wasser und weiches Wasser; manche verwenden außerdem Wasserenthärter und andere nicht. All dies zusammengenommen macht es etwas vertrackt, Geschirrspüler-Tabletten selber herzustellen. Aber experimentieren Sie ruhig etwas mit diesem Rezept und sehen Sie, was bei Ihnen funktioniert. Die Verwendung einer Do-it-yourself-(DIY)-Version wird Ihnen auf jeden Fall die Gewissheit geben, dass Sie Ihr Abendessen ohne Bedenken genießen können.

10. **Handseife und Spülmittel** können knifflig sein. Vorhin habe ich Ihnen gesagt, dass ich während meiner Recherchen meine Handseife und mein Spülmittel gewechselt habe. Ich dachte, ich hätte mir gute und sichere Alternativen ausgesucht, aber ich bin in die Falle gegangen, Produkte zu kaufen, von denen der Hersteller behauptet, sie seien „natürlich". Als ich auf EWG.org sah, dass sie Inhaltsstoffe enthalten, die Hautirritationen und Allergien verursachen können und künstliche Duftstoffe enthalten, habe ich sie weggeworfen und nach besseren Alternativen gesucht.

*tausch* Leider sind sichere Alternativen im Bereich Seifen und Spülmittel schwer zu finden. Die beste Alternative, die ich gefunden habe, ist jedoch, meine eigene zu machen. So steigen Sie ganz einfach auf sichere Seife um: Holen Sie sich einen Seifenspender mit einer Schaumpumpe – eine kurze Suche im Internet wird Ihnen einige Optionen aufzeigen (wenn Sie einen Kunststoffspender wollen, stellen Sie sicher, dass er BPA-frei ist) –, füllen Sie ihn mit Wasser, fügen Sie einen Spritzer Castile-Seife hinzu, schütteln Sie ihn, und Sie haben eine sichere Schaumseife, die wahrscheinlich so etwa zwei Cent pro Füllung kostet. Weitere Rezepte finden Sie auf den Seiten 109 und 135. Probieren Sie alle möglichen Kombinationen aus ätherischen Ölen aus, die Sie mögen, um den Seifen interessante und giftfreie Düfte zu verleihen.

**Ein kurzes Blitzlicht.** Wie fühlen Sie sich mit diesen ganzen Informationen? Frustriert, verwirrt, überrollt oder überfordert? Da kann ich Sie verstehen. Und ich? Ich fühle mich hoffnungsvoll. Wir haben gerade die wichtigsten Problemfaktoren identifiziert und einfache Ideen für bessere Reinigungslösungen gefunden. Lassen Sie uns weiterhin den Täuschungen der Produktversprechen auf den Grund gehen und noch weitere Veränderungsmöglichkeiten finden, die Sie sofort umsetzen können. Dann gehen wir noch einen Schritt weiter und finden echte Alternativen für jeden einzelnen Bereich Ihres Hauses.

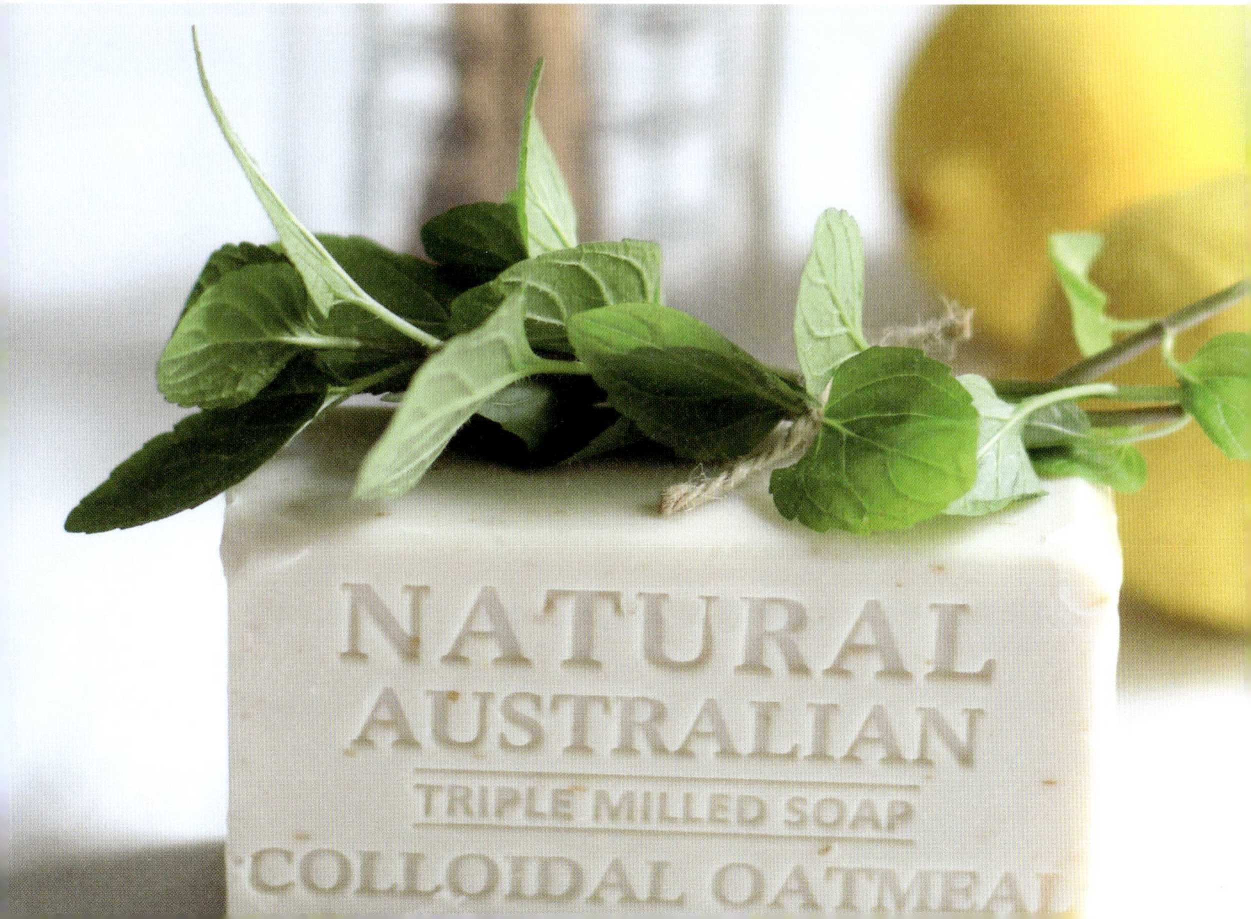

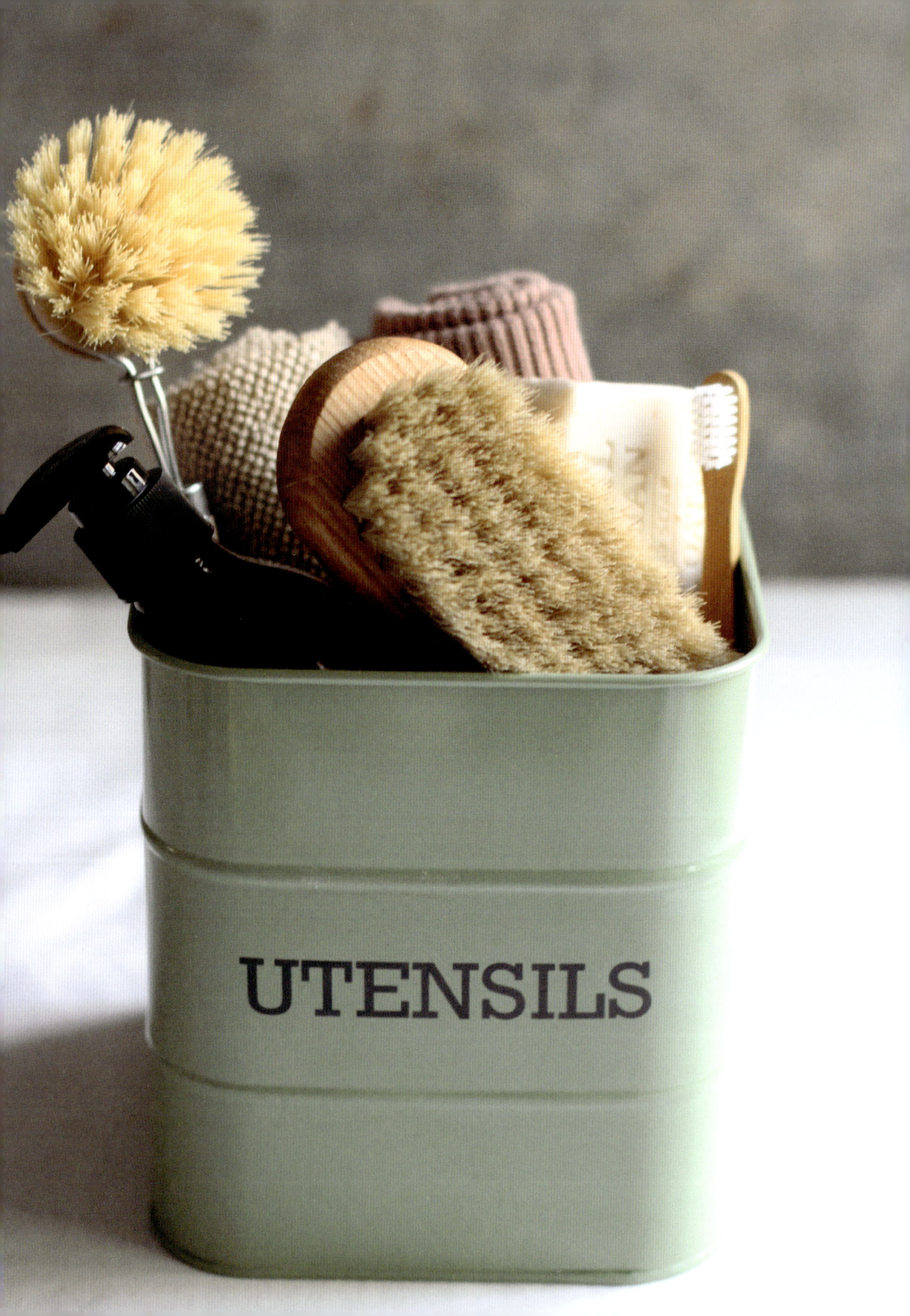
UTENSILS

## Kapitel 4

# So steigen Sie auf Bio um, ohne ein Vermögen auszugeben

In den letzten Kapiteln haben wir uns ausgiebig damit beschäftigt, warum so viele der Produkte, die wir in unser Haus bringen, gefährlich und giftig sind. Jetzt, wo Sie wissen, wo das Problem liegt, stellen Sie sich die Frage: Was können Sie tun, um es zu beheben? Ich bin froh, dass Sie das gefragt haben, denn genauso wichtig wie die Beseitigung schlechter Produkte ist es, gute Produkte nach Hause zu bringen. Der Kauf eines sicheren Reinigungssprays und die Wahl einer formaldehydfreien Matratze machen Ihr Zuhause sicherer. Solche nachhaltigen Veränderungen und Gewohnheiten sind es, die wirklich einen Unterschied machen.

Eine dauerhafte Veränderung, die Sie vornehmen können, ist die Umstellung auf den Kauf von Bioprodukten. Ich weiß, Bio kann teuer sein. Jeder, der in einem Geschäft einkauft, das hauptsächlich Bio-Lebensmittel verkauft, weiß, wovon ich spreche. Alles sieht so frisch und gesund aus und im nächsten Moment wird Ihnen bewusst, dass Sie Ihr komplettes Gehalt für diesen Einkaufswagen voll Essen ausgegeben haben! Das werden wir mit unseren Haushaltspflegeprodukten anders machen. Ich zeige Ihnen, wie Sie mit der Umstellung auf biologische, natürliche Produkte tatsächlich Geld sparen können. Anstatt eines Schranks, der vor verschiedenen Reinigungsprodukten aus allen Nähten platzt, haben Sie eine ausgewählte Handvoll Produkte, die vielfach einsetzbar und preiswert sind. Durch die Wahl von

Mehrzweckprodukten sparen Sie Extras und entwickeln eigene „Konzentrate“ und Reinigungslösungen. Und wenn Ihnen die Herstellung Ihrer eigenen Reinigungs- und Pflegeprodukte einen Schritt zu weit geht, ist das auch kein Problem. Ich werde in den späteren Kapiteln auch weiterhin sichere Produkte empfehlen.

Beginnen wir mit den Grundlagen. Worin besteht das Geheimnis, auf Bio umzustellen, ohne ein Vermögen auszugeben? Konzentrieren Sie sich auf die einfachen Dinge! Pflanzliche, chemikalienfreie, parfümfreie, natürliche und organische Lösungen befinden sich wahrscheinlich bereits bei Ihnen im Haus. Besser noch, diese Sachen können Bakterien und Keime abtöten, Staub und Schmutz beseitigen und Ihr Zuhause sicher halten. Um Ihr ganzes Haus organisch zu reinigen, brauchen Sie eigentlich nur etwas, das reinigt (Seife und/oder Essig), etwas, das schrubbt, also ein Scheuermittel (Natron/Backpulver) und etwas, das desinfiziert (Wasserstoffperoxid). Alle drei Zutaten zusammen bekommen Sie für etwa fünfzehn Euro und Sie haben monatelang davon. So viel zum Thema teuer!

Wir werden später im Buch auf weitere Zutaten, Anwendungen und wunderbar wirksame Rezepte eingehen, aber aus mehreren Gründen ist es hilfreich, mit den Grundlagen anzufangen – am wichtigsten ist es zu sehen, wie viel man mit wenig putzen kann. Müssen Sie 100 Prozent zertifiziertes Bio-Backpulver kaufen, um Ihre Spüle sicher zu reinigen? Nein. Natron ist eine organische, natürlich vorkommende Verbindung. Ob Sie es in der orangen Box kaufen oder in einer anderen, ist nicht entscheidend. Es gibt viele zertifizierte Bio-Essige, aber wenn man die nicht-biologischen Sorten verwendet (ich zum Beispiel!), reinigt man immer noch „ökologisch“ – es ist dann einfach nicht „zertifiziert ökologisch“.

Wie können Sie also Ihr ganzes Haus auf natürliche Weise reinigen? Einfach mit diesen vier Produkten: Seife, Essig, Natron und Wasserstoffperoxid.

Ich hoffe, die Kurzübersicht auf der folgenden Seite zeigt, dass Sie nicht für jede einzelne Oberfläche Ihres Hauses ein neues Produkt benötigen. Ein separater Badreiniger für Dusche, WC, Theke und Boden ist einfach nicht notwendig, da Oberflächen eben keine speziellen Chemikalien oder Lösungen benötigen. Jedes Mittel kann möglicherweise Ihrer Familie schaden. Und jede Plastikflasche ist auf Langlebigkeit ausgelegt und wird auf unbestimmte Zeit auf einer Mülldeponie herumliegen. Außerdem geben die Amerikaner jeden Monat etwa fünfzig Dollar für Haushalts- und Reinigungsmittel aus – das ist viel Geld![1] Investieren wir also lieber in Produkte, die uns nicht schaden, und finden wir heraus, wie wir den Prozess einfach und nachhaltig gestalten können.

Die Begrenzung auf wenige Mittel wird Sie aufatmen lassen, wörtlich und metaphorisch. Und erleichtert das Putzen. Wenn Sie eine Arbeitsplatte reinigen wollen, nehmen Sie einfach eine leere Sprühflasche, füllen Sie sie mit Wasser und geben Sie ein oder zwei Tropfen Spülmittel dazu. Schütteln Sie, sprühen Sie das Gemisch großzügig auf die Platte und wischen Sie es sauber ab. Wenn Sie nicht so der Selbermacher sind, kann ich Ihnen aber auch einige andere Optionen zeigen. Der Markt bietet Möglichkeiten, die Zahl der Produkte auf ein Minimum zu begrenzen und bei Unternehmen zu kaufen, für die Ihre Gesundheit und Ihr Wohlbefinden an oberster Stelle stehen.

| |
|---|
| **Auf dieser Tabelle sehen Sie, wie Sie mit den einfachsten Mittel putzen können. In Kapitel 8 bis 15 finden Sie Rezepte und Mengenangaben.** |
| Arbeitsflächen – Essig und Wasser oder Seife und Wasser (keinen Essig auf Marmor oder Granit verwenden!) |
| Toiletten – Essig und Wasser für Oberflächen und Natron und Seife für die Schüssel |
| Geräte – Essig und Wasser |
| Wasserstoffperoxid – zur Desinfektion fester Oberflächen |
| Böden – Seife und Wasser |
| Wände und Bodenleisten – Seife und Wasser |
| Teppich – Essig und Wasser |
| Staub – Staubwedel, Tücher, Staubsauger |

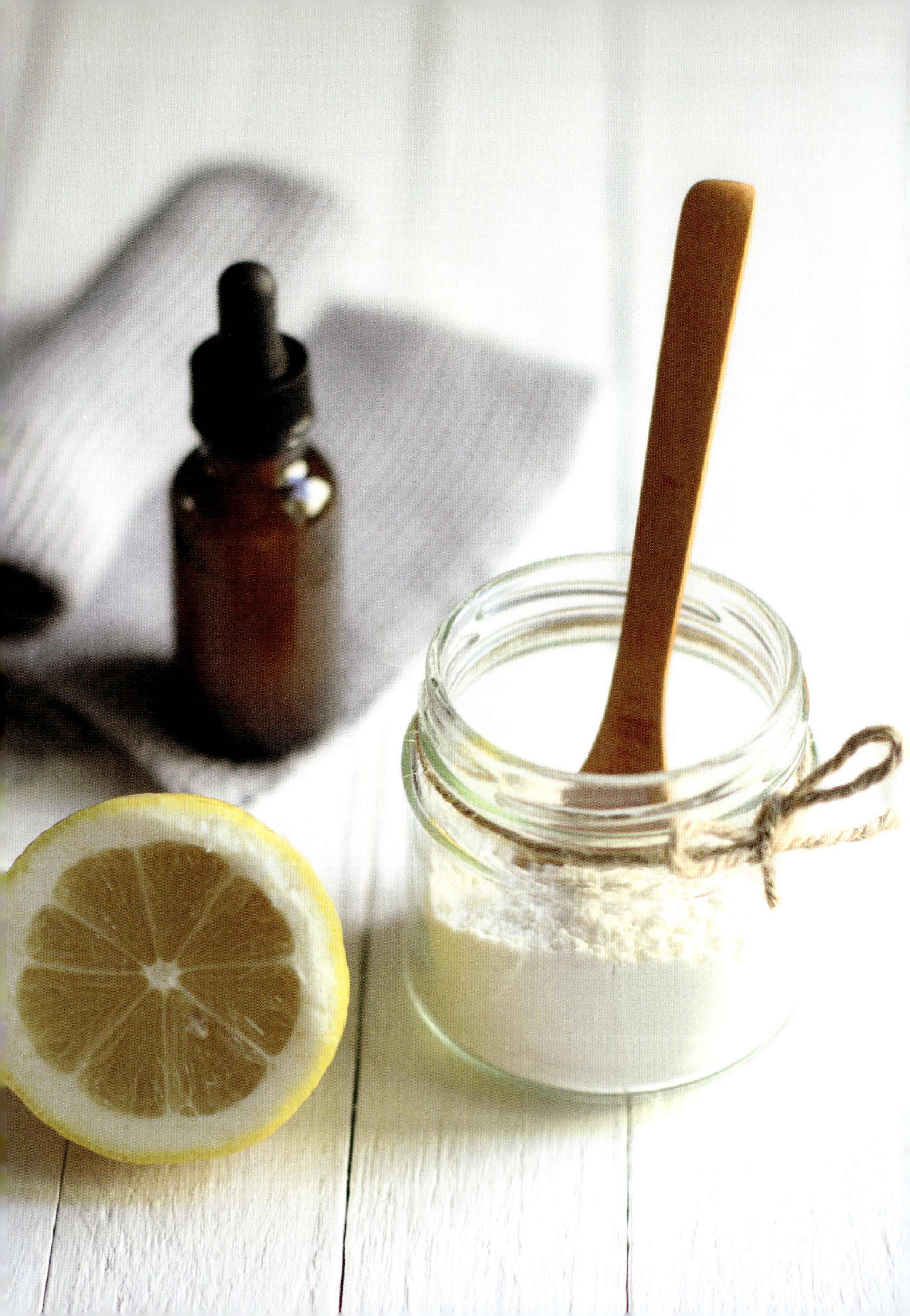

Kapitel 5

# Giftfreie Putzmittel für das ganze Haus

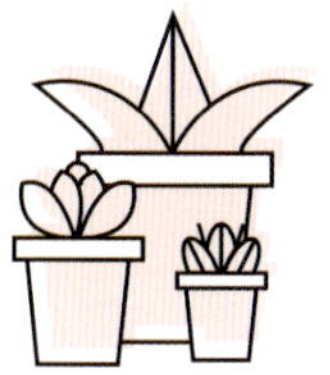

Am einfachsten fangen wir mit dem natürlichen Putzen an, indem wir einen auf Sie zugeschnittenen giftfreien Putzmittelvorrat für das ganze Haus anlegen. Ich werde Ihnen sagen, welche Dinge Sie anschaffen sollten, und Ihnen die besten Werkzeuge an die Hand geben, damit das Putzen für Sie zum Kinderspiel wird. Diese Dinge werden Sie durch den gesamten Entgiftungsprozess begleiten. Ich werde Ihnen alles genau vorstellen, damit Sie auch wissen, was es ist und wie man es benutzt. Ich hoffe, dass ich Sie dafür begeistern kann, diese Produkte selbst zu verwenden. Zu wissen, was sie können, wird Ihnen dabei helfen, effektiv zu arbeiten und gleichzeitig Ihren Aufwand zu minimieren. So funktioniert Einfachheit!

## DAS WICHTIGSTE ZUERST: SCHAFFEN SIE PLATZ!

Im nächsten Abschnitt finden Sie eine Liste mit zwölf Zutaten, aus denen Ihr neuer Putzvorrat bestehen wird. Alle diese Inhaltsstoffe können zusammen für unter dreißig Euro gekauft werden und werden höchstwahrscheinlich zwei bis drei Monate halten, vielleicht auch länger. Danach zeige ich Ihnen die sieben besten Reinigungstools, die Sie mit in Ihren Putzvorrat packen können, damit Sie immer voll einsatzbereit sind!

Suchen Sie sich zunächst einen Platz, an dem Sie die Sachen aufbewahren können. Ich schlage vor, dafür etwas zu nehmen, das Sie bereits haben – einen Korb, einen Behälter oder ein leeres Regal. Um die Sache einfacher zu machen, sollte alles an einem Ort und leicht zugänglich sein. Und indem Sie sich mit Produkten ausstatten, die Ihr Zuhause sicher und wirksam sauber machen, werden Sie wahrscheinlich nicht mehr zu dem alten Reiniger greifen, von dem Sie wissen, dass er schlecht für Ihre Gesundheit ist.

## DIE ESSENTIALS FÜR IHRE GIFTFREIEN PUTZMITTEL

*1. Wasserstoffperoxid.* Wasserstoffperoxid ist instabil, wenn es mit Licht in Berührung kommt, daher müssen Sie es in seiner ursprünglichen braunen Flasche aufbewahren. Wenn es auf farbige Kleidung, Teppiche, Handtücher usw. gelangt, bleicht es die Fasern aus. Es ist auch eine schwache Säure, also verwenden Sie es *nicht* auf Stein (Granit, Marmor etc.), da es die Oberfläche mit der Zeit beschädigt.

*ANWENDUNG VON WASSERSTOFFPEROXID:*

- Direkt aus der Flasche können Sie es zur Vorbehandlung von Flecken verwenden (auf weißer Kleidung). Wenn es sich um einen winzigen, winzigen Fleck handelt, verwenden Sie ein Wattestäbchen, um den Fleck zu entfernen.
- Um eine Reinigungspaste herzustellen, mischen Sie etwa 1 Teelöffel Wasserstoffperoxid mit 1 Esslöffel Natron, schrubben Sie damit die Oberfläche und spülen Sie die Paste ab. Das funktioniert gut bei verdreckten Fugen und Spülbecken, insbesondere für die gründliche Reinigung der Küchenspüle sowie für Mülleimer. Wenn Sie eine Fläche reinigen wollen (wie einen gefliesten Duschboden), können Sie die Oberfläche mit Natron bestäuben, gründlich

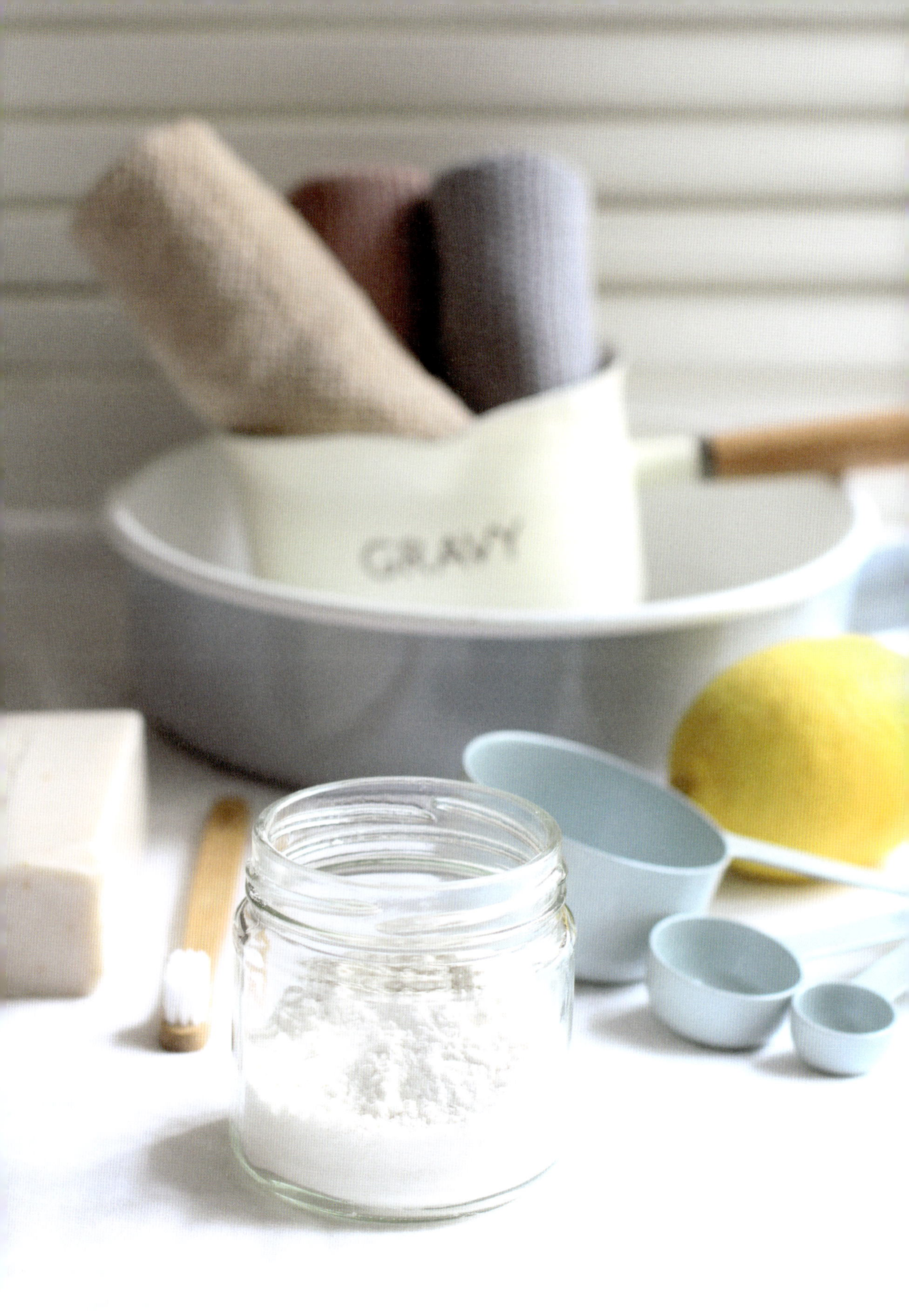
GRAVY

mit Wasserstoffperoxid besprühen und dann mit einer Bürste schrubben und schrubben, um Flecken und Schmutz zu entfernen.

- Meine Lieblingsmethode? Schrauben Sie einfach einen Sprühkopf auf die braune Flasche und sprühen Sie das Wasserstoffperoxid direkt auf eine zu desinfizierende Oberfläche, lassen Sie es einwirken und spülen Sie es dann gründlich ab. Wenn Sie Keimen mit einem Doppelschlag den Rest geben wollen, besprühen Sie eine Oberfläche mit Wasserstoffperoxid und anschließend mit weißem Essig aus einer separaten Flasche. Einwirken lassen, abspülen, fertig. Das ist eine sehr wirksame Kombination. Die beiden Flüssigkeiten sollten *niemals* zusammen in einen Behälter gefüllt werden – halten Sie sie immer getrennt!

**2. Seife.** Mein Favorit ist Castile-Seife (auch: Kastilische Seife), ein natürliches, pflanzliches Produkt, das hauptsächlich aus Kokos- und Olivenöl besteht. Castile-Seife ist einfach eine Seife, die aus natürlich hergestellten und gewonnenen Inhaltsstoffen besteht. Die Marke Dr. Bronner's ist weit verbreitet und wird in einer Vielzahl von Düften wie Mandel, Zitrus und Teebaum sowie in einer unparfümierten Version für Babys angeboten. Nebenbei erwähnt enthält die feste Seife (nicht die flüssige Babyseife) vor der Verseifung Natriumhydroxid (ein Bestandteil, vor dessen Verwendung ich warne), im fertigen Produkt ist das Natriumhydroxid aber nicht mehr vorhanden. Castile-Seife ist günstig, hochkonzentriert, natürlich und sanft und sie reinigt ganz wunderbar! Als Vielzweckreiniger ist sie ein wahres Kraftpaket, und sie ist so sicher, dass Sie die Seife sogar zum Reinigen von Obst und Gemüse und zum Zähneputzen verwenden können. Ein Wort der Warnung: Castile-Seife und Essig vertragen sich nicht. Die Säure im Essig macht aus der Seife Brei. Die Kombination wäre zwar immer noch effektiv, sieht aber hässlich aus.

Statt Castile-Seife oder ergänzend dazu können Sie ein Spülmittel auf pflanzlicher Basis verwenden (nicht auf Erdölbasis). Stellen Sie sicher, dass es nicht „antibakteriell“ oder „antimikrobiell“ ist. Checken Sie auch die Inhaltsstoffe auf „Triclosan“ oder „Triclocarban“, um sicherzustellen, dass Sie ein sicheres Produkt in den Händen haben. Beim Spülmittelkauf sollten Sie eine Variante ohne Duft nehmen. Ätherische Öle gehen in Ordnung, aber synthetische Duftstoffe sind ein No-Go.

**3. Klarer Essig.** Sie können klaren (nicht unfiltrierten oder trüben) Weißweinessig, Apfelessig, Branntweinessig oder Essigessenz verwenden. Letztere sollten Sie etwa im Verhältnis eins zu vier mit Wasser verdünnen, da es sich um ein Konzentrat mit viel höherem Säuregehalt handelt. Beim Discounter bekommen Sie einen Liter billigen Essig für etwa 50 Cent. Sie können sogar Bio-Essig kaufen, wenn Sie wollen. Essig ist ein wunderbarer, vielseitiger Reiniger. Ich benutze ihn in der Waschküche als Weichspüler und zum Neutralisieren von Gerüchen, aber er funktioniert ebenso gut als Reiniger und Desinfektionsmittel.

Aber was ist mit dem Geruch nach eingemachten Gurken?! Ich singe dem Essig ja wirklich ein Loblied, aber im Ernst: Ich habe mich jahrelang davor gedrückt, ihn einzusetzen, weil ich diesen Geruch hasse. Und ich weiß, dass es vielen Menschen genauso geht. Kombiniert mit den richtigen ätherischen Ölen und viel Wasser ist es nicht so schlimm, und der Geruch verschwindet vollständig, sobald es wieder trocken ist. Ja, wirklich!

**4. Natron.** Die kleine Packung Backpulver in Ihrer Speisekammer oder beim Backzubehör ist ein Kraftpaket. Sie können Natron verwenden, um hartnäckige Flecken zu entfernen und Ihre Waschbecken, Duschen und Wannen zum Glänzen zu bringen. Sie können es auch verwenden, um Gerüche wegzubekommen oder alles aufzufrischen, vom Kühlschrank über die Matratze bis hin zum Teppich. Sie sollten immer eine Packung Natron in Ihrem Putzvorrat haben. Ich habe gern ein Einmachglas mit einer Mischung aus Natron und 20 bis 30 Tropfen eines ätherischen Öls zur Hand, um es zu benutzen, wann immer es an der Zeit für eine kleine Schrubb-Aktion oder eine Geruchsneutralisation ist.

**5. Ätherische Öle.** Wenn Sie wie ich ein Geruchsmensch sind, assoziieren Sie „sauber“ mit einem bestimmten Duft. Wenn Sie in einen Raum gehen und diesen „sauberen“ Geruch riechen, ist er sauber. Wenn Sie ihn nicht riechen, ist er auch nicht sauber. Richtig? Falsch! Hoffentlich haben Sie inzwischen herausgefunden, dass das nicht stimmt. Wenn Sie aber trotzdem möchten, dass Ihre Putzarbeiten von einem Duft begleitet werden, sollten Sie ätherische Öle verwenden. Achten Sie darauf, reine ätherische Öle zu bekommen, keine Duftöle oder ätherische Öle mit zugesetzten Füllstoffen. Ein oder zwei Tropfen Zitrone und/oder Pfefferminze in Ihrer Essig-Wasser-Mischung heben das Putzen auf die nächste Stufe und Sie werden diesen alten „sauberen" Duft vergessen können.

Wie bei allem anderen gibt es auch bei ätherischen Ölen Vorsichtsmaßnahmen. Ich empfehle Ihnen, sie nicht zu essen oder anderweitig einzunehmen; sie werden in unserem Haus nur zum Beduften von Räumen und zum Putzen verwendet. Seien Sie vorsichtig im Umgang mit Kindern und Haustieren. In ihrer reinen Form sind sie extrem konzentriert, also verwende ich sie stark verdünnt und empfehle Ihnen ebenfalls, sie stark zu verdünnen, wie in jedem Rezept in diesem Buch. Als Faustregel gilt, dass bei Babys keine ätherischen Öle verwendet werden sollten. Für Kinder im Alter von zwei bis zehn Jahren müssen ätherische Öle verdünnt werden. Wenn Sie Bedenken haben, kaufen Sie Öle, die für Kleinkinder geeignet sind.[1] Sie sind bereits verdünnt und für Zwei- bis Zehnjährige hergestellt. Wenn Sie Haustiere haben, halten Sie Ihren Zerstäuber von ihnen fern und außerhalb ihrer Reichweite (dasselbe gilt für Kinder), und verteilen Sie keine Öle in der Nähe Ihrer gefiederten Freunde.[2] Falls Sie sich unsicher sind, sprechen Sie mit Ihrem Tierarzt.

Auf der nächsten Seite finden Sie ein paar meiner Lieblings-Duftkombinationen zum Reinigen und Zerstäuben (siehe Seite 150 für weitere Ideen). Spielen Sie mit den Mengenverhältnissen und Kombinationen herum. Für die Reinigung verwende ich typischerweise 5 bis 10 Tropfen auf einen halben Liter Flüssigkeit. Bei Zerstäubern kommt es auf deren Größe an, aber normalerweise verwende ich etwa 5 bis 10 Tropfen pro Ladung.

**6. Bittersalz.** Bittersalz ist ein natürlicher Stoff zum Entgiften. Ich kaufe es in 5-Pfund-Beuteln. Wenn Sie gern baden, geben Sie eine Tasse Bittersalz in ein warmes Bad und ein paar Tropfen ätherisches Lavendelöl dazu, legen Sie sich hinein und schnappen Sie sich ein Buch. Warum Sie das tun sollten? Salze entziehen Giftstoffe, entspannen die Muskeln, lindern Schmerzen und können Ihre Abwehrkräfte stärken. Wenn jemand in meinem Haus krank ist oder unter dem Wetter leidet, bekommt er ein Bittersalzbad und fühlt sich danach stets besser. Ich benutze Bittersalz auch, um geruchsbindende Würfel, Badebomben (super lustig für Kinder und außerdem billig) und Toilettenbomben (Seite 134) herzustellen. Auch wenn Sie es noch nie ausprobiert haben, werden Sie es sicher gut gebrauchen können!

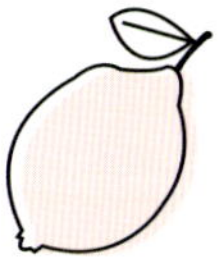

### *Zitrone + Nelke*

Das ist meine absolute Lieblingskombination und mein Signature-Duft: Heimelig, warm und einladend. Ich verwende 7 Tropfen Zitrone und 3 Tropfen Nelke.

### *Zitrone + Pfefferminz + Lavendel*

Diese Kombination riecht sauber und erfrischend. Ich lege den Schwerpunkt auf Zitrone und Lavendel – jeweils 4 Tropfen – mit nur 1 oder 2 Tropfen Pfefferminze.

### *Eukalyptus + Lavendel*

Wenn Sie den Geruch eines Spas mögen, probieren Sie das hier. Es ist wahrscheinlich die Kombination, die sie dort versprühen. Ich benutze Eukalyptus und Lavendel in gleichen Mengen.

### *Teebaum (Melaleuca) + Zitrone + Orange*

Melaleuca, oder Teebaumöl, ist ein natürliches Desinfektionsmittel, aber es hat einen sehr starken Duft. Ich frische ihn gern durch ein wenig Zitrus aus. Dafür benutze ich 4 Tropfen Teebaum und je 3 Tropfen Zitrone und Orange.

### *Zitrone + Zypresse*

Ich liebe diese Kombination zum Wischen von Parkettböden. Der holzige Duft von Zypresse und Zitrone wirkt sauber und erfrischend. Ich verwende 7 Tropfen Zitrone und 3 Tropfen Zypresse.

### *Rosmarin + Nelke + Orange*

Wenn Sie den perfekten Küchenduft suchen, dann ist das hier genau das Richtige. Der pflanzliche Rosmarin passt sehr gut zu Nelke und Orange. Ich verwende 4 Tropfen Rosmarin, 3 Tropfen Nelke und 3 Tropfen Orange.

### *Zimt + Teebaum (Melaleuca)*

Zimt ist gut darin, Melaleuca abzumildern. Ich verwende zu gleichen Teilen Zimt und Teebaum für einen würzigen, sauberen Duft.

*7. Grobes Speisesalz.* Ich verwende grobes Salz zum Kochen ganzer Hühner und zum Würzen größerer Fleischstücke, aber etwas davon zweige ich auch zum Putzen ab. Schrubben Sie damit Ihre gusseisernen Pfannen oder tauchen Sie eine Zitronenhälfte hinein, um damit Ihre Schneidebretter natürlich zu reinigen. Salz ist ein in Küche und Haushalt vielfach einsetzbares Mittel, das Sie immer vorrätig haben sollten.

*8. Öl.* Ich habe Oliven-, Kokos- und Mandelöl in meiner Speisekammer. Wenn Sie Flecken auf Edelstahl haben, die Sie nicht wegbekommen, geben Sie einen Tropfen Olivenöl auf ein Papiertuch oder einen sauberen Lappen und polieren Sie die Flecken weg. Für Holzreiniger und Möbelpolitur mischen Sie Olivenöl mit etwas Zitronensaft. Für eine zarte Haut mische ich Mandel- und Kokosöl in meine Handseifen und Körperpflegeprodukte.

*9. Sauerstoffbleiche.* Dieses Pulver finden Sie in der Waschmittelabteilung und es eignet sich hervorragend für alles, was weiß ist. Suchen Sie nach einer Marke, die nur einen oder zwei Inhaltsstoffe hat – Natriumpercarbonat (das nur aus Wasserstoffperoxid und Salz besteht) ist immer drin, obwohl es auch Natriumcarbonat (ein super Waschmittel) beinhalten kann. Dieses Pulver wird anstelle von Bleichmittel und chlorfreiem Bleichmittel verwendet. Es kann die Wäsche sicher reinigen, als Paste zum Fugen schrubben benutzt, als Weißmacher in Toiletten gestreut und zum Aufhellen von schmutzigen Teppichen verwendet werden. Wenn Sie sich Sorgen um die Farbechtheit eines Stoffes oder Teppichs machen, testen Sie Sauerstoffbleiche zunächst an einer unauffälligen Stelle. Ich empfehle meinen Clean Mama Home Oxygen Whitener.

*10. Reinigungsalkohol.* Geben Sie ein wenig Reinigungsalkohol auf ein Wattepad, um Fernbedienungen und Türgriffe abzuwischen. Der Alkohol reinigt effektiv und tötet Keime ab. Ich benutze ihn in meinem Granit- und Marmorreiniger sowie im Fenster- und Spiegelreiniger, weil er auf den Oberflächen schnell trocknet und gleichzeitig eine reinigende und desinfizierende Wirkung hat. Reinigungsalkohol gibt es in verschiedenen Stärken – ich verwende ihn in 70-prozentiger Konzentration und finde, dass er in dieser Form effektiv wirkt.

*11. Wodka.* Ich weiß, was Sie jetzt denken: Der Wodka ist zum Trinken da, nicht zum Putzen! Aber ich habe festgestellt, dass der hohe Alkoholgehalt in Verbindung mit seiner Geruchs- und Farblosigkeit ihn zu einem ausgezeichneten Desinfektionsmittel macht. Sie können auch Reinigungsalkohol nehmen, aber wenn Sie welchen dahaben und benutzen, werden Sie ihn lieben lernen. Besorgen Sie sich auf jeden Fall eine Flasche, wenn Sie das nächste Mal beim Discounter sind, und verwenden Sie ihn zum Reinigen und Desinfizieren.

*12. Borax.* Borax ist ein natürlich vorkommendes Mineral, das dort zu finden ist, wo Salzwasserseen verdunstet sind. Es gibt einige Kontroversen über seine Gefährlichkeit, vor allem, weil es oft mit Borsäure verwechselt wird, die aber kein Mineral ist und manchmal als Insektizid verwendet wird. Vermieden werden sollten Einnahme, Einatmen und Augenkontakt. Achten Sie vorsorglich darauf, Borax in Pulverform nicht einzuatmen und von Kindern fernzuhalten. Dieser Stoff kann in selbst gemachtem Waschmittel, als Waschkraftverstärker und mit heißem Wasser gemischt verwendet werden, um hartnäckige Seifenreste loszuwerden. Seien Sie vorsichtig beim Mischen und bei der Anwendung.

## BESSERE HAUSHALTS-TOOLS

Für die Einrichtung Ihres giftfreien Putzvorrats benötigen Sie auch einige effektive Multifunktions-Werkzeuge. Wahrscheinlich besitzen Sie viele dieser Geräte bereits – es geht also mehr darum, sie einzusammeln und an einem Ort zu platzieren, an dem Sie leicht auf sie zugreifen können und sie zur Hand haben, egal ob es sich bei diesem Ort tatsächlich um einen Schrank, eine Kiste oder ein Regal handelt. Ich suche immer nach Werkzeugen, die aus nachhaltig hergestellten Materialien bestehen, keine Abfälle produzieren (wie das Papier- und Reinigungstücher tun) und/oder mehrfach gewaschen und wiederverwendet werden können.

*1. Glas-Sprühflaschen.* Sie benötigen diese für die DIY-Rezepte, die Sie später im Buch finden, also halten Sie ein paar davon bereit. Ich liebe Glas-Sprühflaschen aus vielen Gründen – Glas ist nachhaltig (es ist zu 100 Prozent recycelbar), langlebig, ist im Gegensatz zu Plastik gut zum Aufbewahren von Putzmitteln geeignet und liegt beim Putzen einfach gut in der Hand. Wenn Sie es ernst meinen, besorgen Sie sich Glas! Für Ihre Flüssigkeiten und Handseifen sollten Sie sich außerdem Flaschen mit Sprüh- und Schäumaufsatz besorgen. Ich wasche meine Glasflaschen einfach von Hand oder gebe sie in den Geschirrspüler.

**2. Staubsauger (vorzugsweise mit HEPA-Filter und Beutelsystem).** Dieses ist ein Werkzeug, bei dem ich ein bisschen heikel bin, denn wenn Sie versuchen, Giftstoffe aus Ihrem Haus zu bekommen, und die Luft, die Sie atmen, so gesund wie möglich sein soll, dann brauchen Sie einen Staubsauger, der nicht nur den groben Schmutz aufsaugt, sondern auch die mikroskopisch kleinen Giftpartikel aufnimmt, die Sie gar nicht sehen können. Wenn Sie sich einen neuen Sauger besorgen, stellen Sie sicher, dass er über einige Aufsätze verfügt, sodass Sie während der Verwendung leicht switchen können. Ich mag Bodenstaubsauger, habe aber auch einen Handsauger. Die Menge an Staub und Schmutz, die sie speichern können, ist erstaunlich, und ich fühle mich wohl dabei zu wissen, dass das üble Zeug im HEPA-Filter hängen bleibt. Ein beutelloser Sauger kommt mir nicht mehr ins Haus.

**3. Staubwedel.** Suchen Sie nach einem Wedel, den Sie wiederverwenden können. Ich bevorzuge Mikrofaser oder Schafwolle gegenüber einem Federwisch, wählen Sie aber einfach ein Modell, das für Sie funktioniert und das Sie leicht reinigen können. Ich mag den abnehmbaren und waschbaren Mikrofaser-Staubwedel von Full Circle. Er hat einen Holzgriff und der Mikrofaser-Staubwedel kann bei Bedarf in die Wäsche geworfen werden.

**4. Küchen-Frottiertücher.** Sie sind am besten für Reinigungsaufgaben geeignet, bei denen Sie keine Mikrofaser verwenden möchten oder wenn Sie 100 Prozent Baumwolle gegenüber Mikrofaser aus einer Polyestermischung bevorzugen. Ich benutze sie täglich in der Küche. Sie sind saugfähig und Schmutz lässt sich damit effektiv wegwischen.

*5. Geschirrtücher.* Geschirrtücher eignen sich hervorragend zur Reinigung von großen Flächen und Fenstern sowie zum Abwischen von Arbeitsflächen. Sie sind aus dünner Baumwolle, trocknen schnell und sind fusselfrei. Halten Sie einen Stapel für den Frühjahrsputz bereit!

*6. Mikrofasertücher.* Für Oberflächen und Fenster sind diese Tücher perfekt – keine Fussel, keine Streifen, hervorragende Reinigung. Der Hauptgrund, aus dem ich sie liebe? Die mikroskopischen Fasern nehmen mehr Schmutz und Keime auf als Baumwolle! Jedes Mikrofasertuch kann mehr als dreihundert Mal verwendet werden, was sie zu einer umweltfreundlichen Wahl macht. Mikrofasertücher können gespült und ausgewrungen werden, während Sie sie benutzen, gewaschen werden sollten sie allerdings nur zusammen mit anderen Mikrofasertüchern. Ich habe einen Eimer auf unserer Waschmaschine und werfe schmutzige Exemplare da hinein. Sie könnten einen Korb oder Eimer in Ihrer Waschküche platzieren oder unter einem Waschbecken, wenn das besser passt. Dann wasche ich sie wöchentlich alle zusammen (kein Weichspüler, nur weißer Essig) im Desinfektionsprogramm der Waschmaschine, um sicherzustellen, dass ich alle Keime abgetötet habe. Das hält die Waschmaschine sauber und Keime auf den Tüchern davon ab, auf unsere Kleidung überzugehen. Einige Mikrofaser-Reinigungstücher sollten ohne Trockner getrocknet werden, während andere ins Schonprogramm dürfen.

*7. Scheuerbürsten.* Wenn Sie Fensterbänke oder Fugen schrubben, benötigen Sie eine oder zwei ordentliche Bürsten. Ich benutze gerne welche mit Holzgriffen und habe verschiedene für unterschiedliche Aufgaben. Waschen Sie sie zwischen den Anwendungen mit etwas warmem Wasser und Seife und lassen Sie sie trocknen.

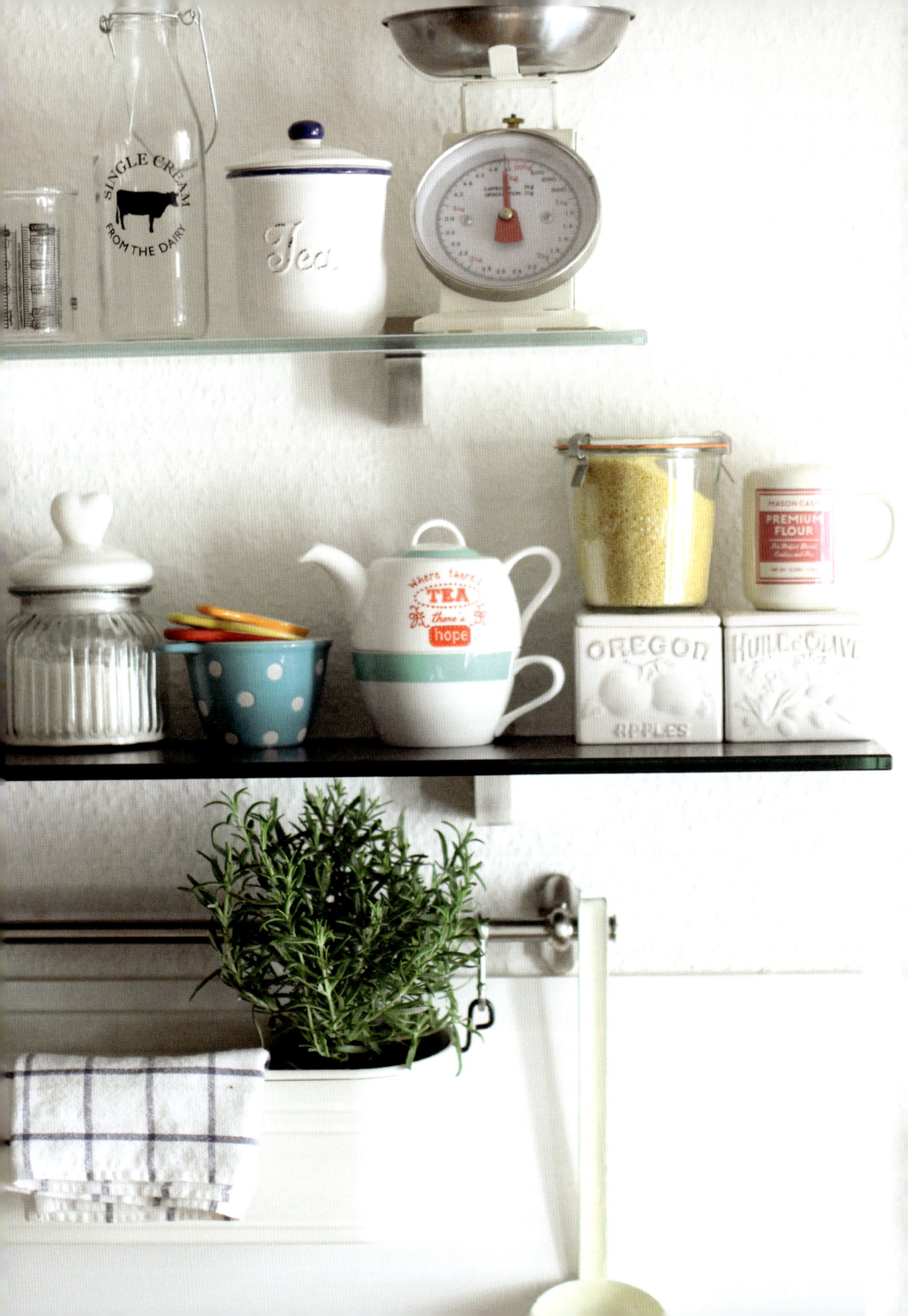
SINGLE CREAM
FROM THE DAIRY
Tea
Where there's
TEA
there's
hope
MASON CASH
PREMIUM FLOUR
OREGON
APPLES

# TEIL II

## Das Detox-Wochenende für Ihr Zuhause

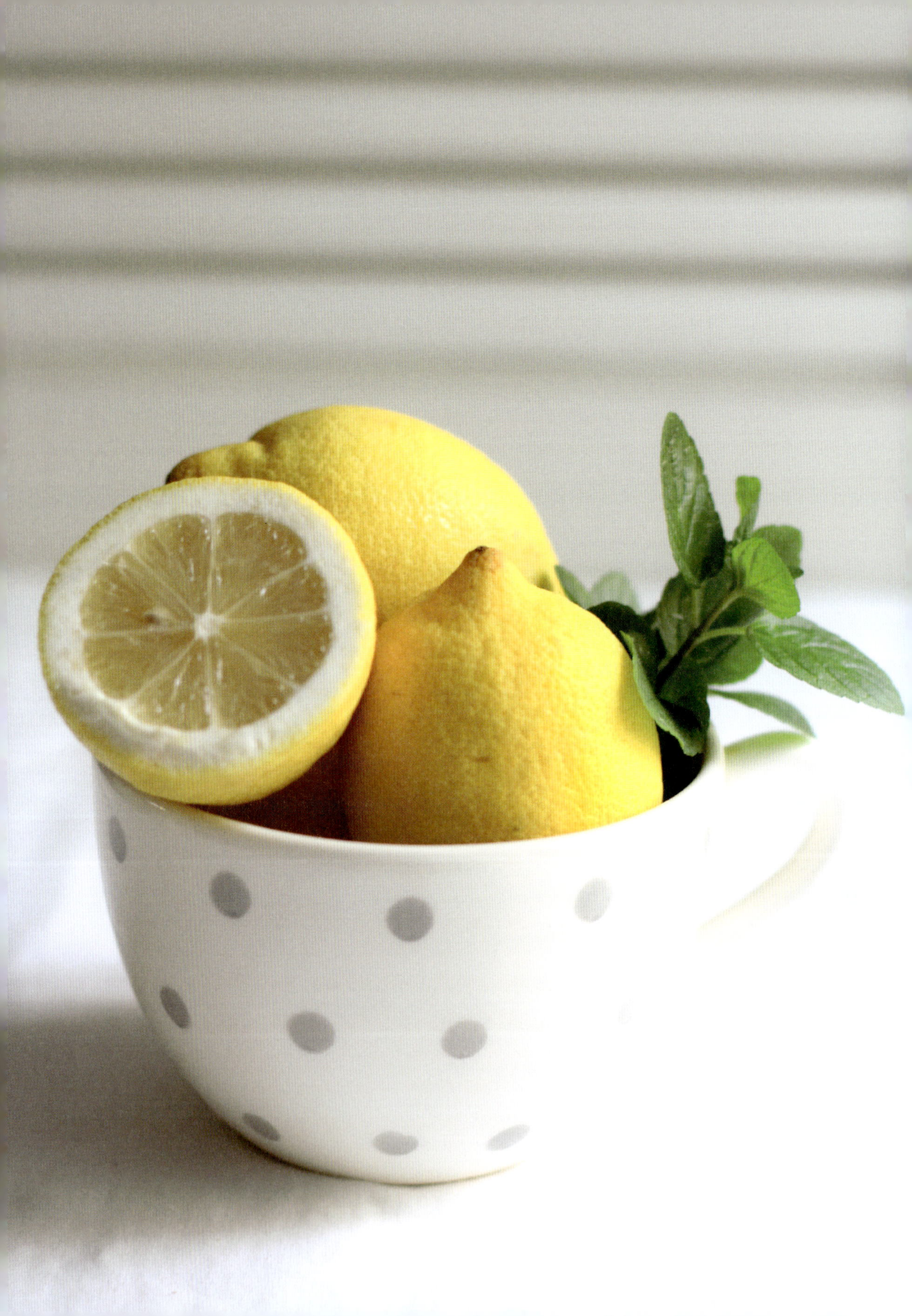

## Kapitel 6

# Das Detox-Wochenende für Ihr Zuhause

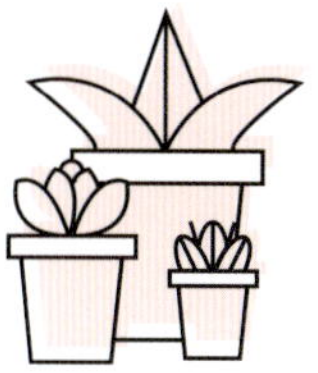

Wir haben die Giftstoffe identifiziert, die in Ihrem Haus lauern und erkannt, warum sie ein Risiko für die Gesundheit Ihrer Familie (und oft auch unseres Planeten) darstellen. Wir haben einige bessere Alternativen zum Putzen kennengelernt und wissen, wie man biologisch arbeitet, ohne gleich ein Vermögen auszugeben. Ich hoffe, Sie haben schon damit angefangen, Ihre giftfreien Putzsachen zusammenzustellen!

Gehen wir nun an die Arbeit. Damit Sie sehen, dass das alles machbar ist, werden Sie gleich zu Anfang einen Riesenschritt in Richtung toxinfreies Leben machen: mit dem Detox-Wochenende für Ihr Zuhause. Wie bei einer Entgiftungsdiät fühlt es sich anfangs vielleicht nicht gut an, aber in ein oder zwei Tagen werden Sie bereits tolle Ergebnisse haben. Und diese Ergebnisse sind auf Dauer angelegt.

Ich habe dieses Programm möglichst einfach gemacht und in drei Schritte unterteilt, durch die ich Sie führen werde. Zuerst werden Sie schnell Ihr Zuhause durchsuchen, um die schädlichsten Produkte loszuwerden. Zweitens mischen Sie einen schnellen, einfachen und effektiven DIY-Reiniger, der Ihnen hilft, Ihr Zuhause sauber zu halten, bis Sie Zeit dafür finden, jedes einzelne Produkt, das Sie weggeworfen haben, zu ersetzen. Drittens werden Sie alle Produkte in Ihrem Haus durchgehen, die Duftstoffe enthalten und die Übeltäter entsorgen.

Folgen Sie mir in Ihrem eigenen Tempo. Sie können es auch total langsam angehen und erst einmal nur einen einzigen Reiniger ersetzen, aber ich rate Ihnen wirklich, von Anfang an All-in zu gehen. Sie werden das Ganze eher durchziehen, wenn Sie sich voll darauf einlassen. So werden Sie auch sofort Ergebnisse sehen und nicht nur langsam und im Laufe der Zeit.

Bereit? Los geht's!

## DETOX-WOCHENENDE SCHRITT 1

### Werden Sie das Gift los!

Holen Sie eine Kiste oder einen Müllbeutel und atmen Sie tief durch (aber nicht allzu tief – Ihr Zuhause ist ja noch nicht giftfrei). Gehen Sie durch Ihre Wohnung und sammeln Sie sämtliche Reinigungsprodukte ein.

Ich schlage vor, Raum für Raum vorzugehen. Beginnen Sie in der Küche und arbeiten Sie sich in dieser Reihenfolge vor:

1. **Küche**
   Suchen Sie nach Spülmittel, Spülmaschinentabs oder -pulver, Handseife und Scheuermittel.
2. **Bad**
   Suchen Sie nach Desinfektionsmittel, Anti-Schimmel-Mittel, Toiletten- und Duschreiniger.
3. **Waschküche**
   Suchen Sie nach Waschmittel, Bleichmittel, Fleckentferner, Weichspüler und Trocknertüchern.
4. **Keller/Garage**
   Suchen Sie nach Insektensprays, Rasenpflegeprodukten und Abflussreinigern.
5. **Wohnbereiche**
   Suchen Sie nach Möbelsprays und -polituren, Lufterfrischer sowie Glas- und Fenstersprays.

Bewegen Sie sich rasch durch die Räume. Der Schlüssel zum Erfolg besteht darin, nicht zu viel darüber nachzudenken! Wenn Sie sich jetzt bereit machen, diese ganzen Produkte loszuwerden, wird Ihnen wahrscheinlich das ganze Geld durch den Kopf gehen, das Sie für sie ausgegeben haben. Während es wichtig ist, wirtschaftlich zu denken und nicht verschwenderisch zu sein, glaube ich doch, dass Ihre Gesundheit und die Gesundheit Ihrer Familie noch wichtiger sind. Ganz zu schweigen davon, dass das Reinigungskonzept, das Sie einführen werden, langfristig viel Geld spart.

Sobald Sie durch jeden Raum gegangen sind und alle Reinigungsmittel auf einem Haufen haben, werfen Sie einen Blick auf die Produkt-Etiketten und suchen Sie nach solchen Warnhinweisen:

- Verwenden Sie Handschuhe!
- Nicht in der Nähe von Kindern anwenden!
- Warnung, Vorsicht, Gefahr!
- Gesundheitsschädlich beim Verschlucken!
- Reizt die Haut und die Augen!
- Nicht mit anderen Reinigungsmitteln mischen!
- Vermeiden Sie den Kontakt mit Haut und Kleidung.
- Verwenden Sie das Produkt nur in gut belüfteten Bereichen!
- Bei Berührung oder versehentlichem Verschlucken rufen Sie den Giftnotruf an!
- Tragen Sie eine Maske!
- Giftig!
- Hochentzündlich!

Dies sind nur einige der vielen Warnhinweise auf gängigen Haushaltsprodukten. Sie machen es wirklich einfach zu erkennen, was gesund ist und was nicht. Ich schätze, dass Sie sich bereits ein paar der eingesammelten Behälter angesehen haben und über die eine oder andere Warnung schockiert sind.

Wenn Sie eine oder mehrere dieser Warnungen auf einem Produkt sehen, kommt das Produkt in die Kiste. Denken Sie über diese Entscheidung von nun an nicht mehr nach – Sie haben sich bewusst dazu entschieden, Ihr Zuhause zu verbessern und es auf eine ganz neue Art und Weise sauber zu halten. Vergessen sie nicht: Sie werden jedes dieser Produkte durch eine bessere Alternative ersetzen.

Sobald Sie die Produkte in die Kiste gepackt oder eingetütet haben, stellen Sie sie in Ihre Garage oder in den Keller und bringen Sie sie so schnell wie möglich zu einer Schadstoffsammelstelle in Ihrer Nähe. Jetzt können Sie sich ordentlich auf die Schulter klopfen! Allein durch das Entfernen dieser Produkte sind Sie bereits auf dem direkten Weg zu einer besseren Raumluftqualität und einem weniger giftigen Wohnumfeld. Auch wenn Sie die Chemikalien in ihren versiegelten Behältern nicht riechen, erinnern Sie sich an den Geruch aus der Putzmittelabteilung in Ihrem Lebensmittelgeschäft? Die Toxine werden selbst dann noch freigesetzt, wenn die Flaschen und Kartons verschlossen sind. Wenn Sie oder ein Familienmitglied eine unbekannte oder nicht diagnostizierte Empfindlichkeit gegenüber Chemikalien haben, könnten Sie oder dieses Familienmitglied sich innerhalb von Tagen nach dem Entfernen der Produkte bereits besser fühlen.

Jetzt ist es an der Zeit, sich mit einem neuen Reiniger auszurüsten, während Sie ein völlig neues Konzept in Ihr Zuhause einführen. Denken Sie daran, sich selbst einen ermutigenden Impuls zu geben – Sie haben gerade eine enorme Verbesserung in Ihrer Lebens- und Wohnqualität umgesetzt. Machen Sie weiter so!

## DETOX-WOCHENENDE SCHRITT 2

### Stellen Sie einen ungiftigen Allzweckreiniger her

Meine größten Bedenken beim Wechsel zu sicheren Produkten kreisten um Krankheiten. Ich dachte: *Was ist, wenn sich jemand übergibt? Oder jemand bekommt eine Grippe? Wie kann ich dann das Haus ohne mein Desinfektionsmittel putzen? Was passiert, wenn ein Keim irgendwo auf der Lauer liegt – oder zehn Millionen? Wie kann ich dann richtig sauber machen?*

Wenn Sie diese Ängste teilen, kann es helfen, mit der Überprüfung Ihrer Sichtweise anzufangen. Ihr Zuhause ist nämlich gar nicht als völlig keimfreie Umgebung gedacht. Wenn Sie dort nicht gerade Operationen durchführen, sind ein paar gewöhnliche Haushaltskeime in Ordnung und helfen, Ihr Immunsystem fit zu halten. Denken Sie immer daran, dass Sie Ihr Zuhause nur sauber halten müssen, nicht steril.

Die beiden Allzweckreiniger-Varianten, die ich Ihnen gleich vorstellen werde, reduzieren Keime, vor allem solche, die Krankheiten verursachen können – wie zum Beispiel, wenn jemand in Ihrem Haus die Grippe bekommt oder wenn Sie rohes Hühnchen auf Ihrer Arbeitsplatte haben. Diese Keime können mit einem dieser beiden Sprays genauso effektiv behandelt werden wie mit allem, was Sie zuvor benutzt haben. Beide können Sie vormischen für alle Putzaktionen, die Sie am Wochenende und in der nächsten Woche durchführen wollen. Wenn Sie ein wenig Scheuermittel benötigen, geben Sie zusätzlich einen Spritzer Natron auf die Oberfläche, nachdem Sie einen der Reiniger aufgesprüht haben, und schrubben Sie los. Vielleicht verwenden Sie sie auch so gerne, dass Sie sie dauerhaft als Allzwecklösung in Ihrem Putzmittelvorrat unterbringen wollen. Später im Buch werde ich Ihnen zeigen, wie Sie größere Mengen dieser Reiniger herstellen können, die länger halten.

### Einfacher Universal-Essigreiniger

Diese Formel ist perfekt für die Reinigung der meisten Oberflächen und wirkt durch den Essig gegen Keime. Achtung: Nicht auf Marmor, Granit oder anderen Steinoberflächen verwenden, da Essig eine Säure ist und den Stein langsam angreifen kann. Sie sollten das Rezept auf Seite 106 für diese Oberflächen verwenden. Dies ist mein Grundrezept für Essigreiniger; es wird Ihnen mit leichten Variationen im ganzen Buch begegnen.

- 180 ml Wasser
- 180 ml klarer Essig
- Optional: 10 Tropfen ätherisches Öl (Zitrone und Lavendel ist eine meiner Lieblingskombinationen, um den Essiggeruch zu überdecken; ich mag auch Zitrone und Nelke, oder eben einfach nur Zitrone.)

Alle Zutaten in eine Glas-Sprühflasche geben und schütteln. Sprühen Sie es auf die Oberfläche auf und wischen Sie es mit Ihrem bevorzugten Wischtuch ab.

### Einfacher Seifenreiniger

Diese Zubereitung ist perfekt für die Reinigung aller Oberflächen und kann auch auf Stein sicher verwendet werden. Dies ist mein Grundreiniger auf Seifenbasis; auch ihm werden Sie in diesem Buch in verschiedenen Varianten immer wieder begegnen.

- 325 ml Wasser
- 1 bis 2 Teelöffel flüssige Castile-Seife
- Optional: 10 Tropfen ätherisches Öl (Wenn Sie duftende Castile-Seife verwenden, können Sie den Duft mit ätherischen Ölen weiter verfeinern; Zitrusdüfte wie Zitrone, Bergamotte und Grapefruit eignen sich hervorragend.)

Geben Sie die Zutaten in eine Glas-Sprühflasche und schütteln Sie alles gut durch. Sprühen Sie die Mischung auf die gewünschte Oberfläche auf und wischen Sie sie mit Ihrem bevorzugten Wischtuch ab.

## DETOX-WOCHENENDE SCHRITT 3

### Überprüfen Sie Ihre Wohnung auf Duftstoffe!

Wie wir bereits gesehen haben, ist es im Umgang mit Düften *jeglicher* Art wichtig, Vorsicht walten zu lassen. Die letzte Aufgabe für Ihr Detox-Wochenende besteht darin, Ihr Zuhause auch über die Putzmittel hinaus nach versteckten Duftstoffen zu durchsuchen. Gehen Sie wieder von Raum zu Raum, suchen Sie nach den folgenden Gegenständen und tun Sie sie in den Karton oder den Sack, in den Sie schon die Putzmittel gepackt haben:

- Lufterfrischer
- Duftpatronen
- Raumsprays
- Deko-Kerzen
- Duftkerzen
- Parfüms
- Körperpflegeprodukte
- Haarpflegeprodukte
- Lufterfrischer für das Auto

Sehen Sie sich jedes Etikett an und packen Sie alles, was „Duft", „Fragrance" oder „Parfüm" enthält, in die Kiste. Wir werden uns später weitere Produkte ansehen – Sie sind noch nicht völlig sicher.

Für heute haben Sie es aber geschafft! Nehmen Sie sich einen Augenblick Zeit, um in sich hineinzuhorchen. Wie fühlen Sie sich, nachdem Sie dieses Zeug los sind? Wie gesagt kann es ein paar Tage dauern, bis man sich mit den großen Änderungen, die Sie gerade vorgenommen haben, wohlfühlt. Wenn Sie aber dem eingeschlagenen Weg vertrauen, bin ich mir sicher, dass Sie diese Produkte in ein paar Wochen nicht einmal vermissen werden!

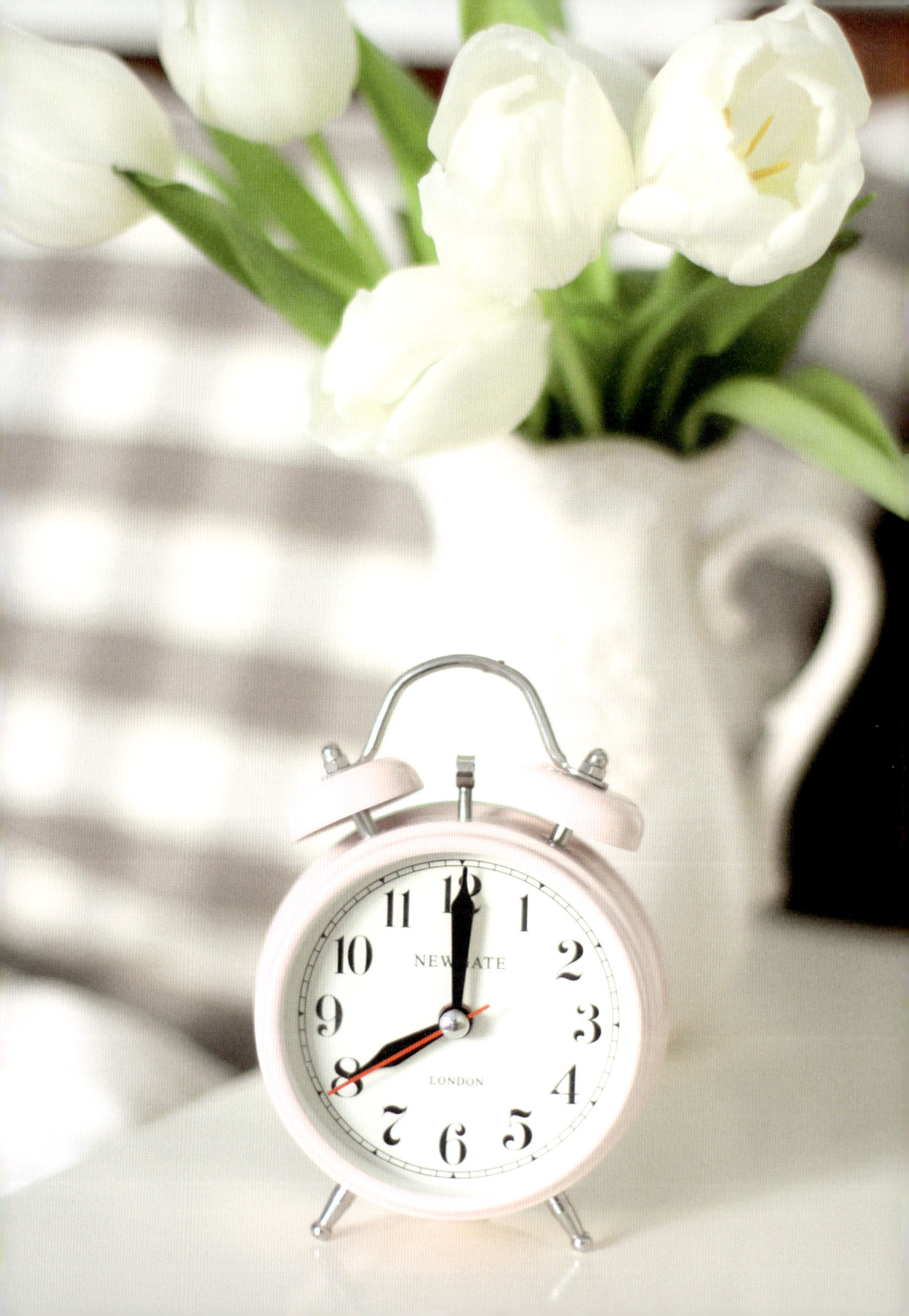
LONDON

Kapitel 7

# Fünf-Minuten-Tricks mit großer Wirkung

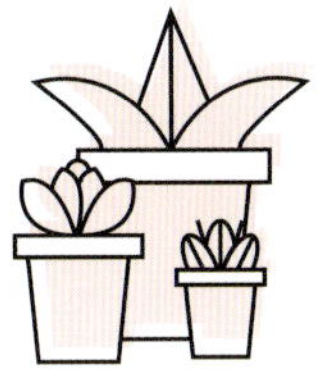

Bevor wir zur Entgiftung der einzelnen Räume kommen, lassen Sie uns darüber sprechen, wie Sie Ihr Haus am effektivsten vor Giftstoffen schützen. Der gesunde Menschenverstand sagt: Lassen Sie sie erst gar nicht rein! Ich zeige Ihnen zehn einfache Tricks, für die Sie nur fünf Minuten brauchen, mit denen Sie aber die Sicherheit und Gesundheit Ihres Hauses radikal verbessern können. Fünf Minuten klingen zu einfach, nicht wahr? Das ist es ja: Wenn Sie sich Ihre Gewohnheiten und Routinen anschauen, werden Sie feststellen, dass es nicht lange dauert, etwas zu verändern. Wenn Sie aber nichts ändern, werden Ihre Gewohnheiten sich ein Leben lang auf Sie auswirken.

Auch wenn Sie im Buch hierher gesprungen sind und Sie erst mal ein bisschen was machen wollen, bevor Sie All-in gehen, ist das genau Ihr Kapitel! Beginnen Sie hier und sobald Sie sehen, wie einfach es ist, diese Kleinigkeiten zu ändern und welchen Unterschied sie in Ihrem Leben machen, hoffe ich, dass Sie den nächsten Schritt machen.

## 1 *Ziehen Sie im Haus Ihre Schuhe aus!*

Wussten Sie, dass Sie mit Ihren Schuhen nicht nur Dreck hineinbringen? Das belegen zahlreiche Studien, aber eine Studie von Dr. Charles Gerba, Mikrobiologe und Professor an der University of Arizona, in Zusammenarbeit mit der Firma Rockport, hat ergeben, dass sich auf Schuhsohlen bis zu 400.000 Bakterien tummeln und in den Schuhen immerhin fast 3.000.[1] Die Forscher fanden *E. coli*, Meningitis, Durchfallerkrankungen, *Klebsiella*-Pneumonie, eine Quelle für Infektionen von Wunden und der Blutbahn sowie Lungenentzündung, und *Serratia ficaria.* (Igitt!) Wenn Ihnen sage, dass Schuhsohlen schmutziger sind als eine Klobrille, dann sollte Sie das dazu ermutigen, Ihre Schuhe an der Haustür stehen zu lassen. Die gute Nachricht ist, dass dieser Schmutz leicht zu entfernen ist – einfaches Saugen und/oder Nasswischen entfernt die Keime von Ihren Böden und Sie können sicher sein, dass Sie nicht mehr auf einer Klobrille herumspazieren.

## 2 Wischen Sie die Pfoten der Haustiere ab, wenn sie hineinkommen!

Wir alle lieben unsere Haustiere. Aber wenn sie nach draußen gehen und dann ins Haus zurückkehren, bringen sie alle möglichen Arten von Schmutz, Fäkalien, Pestiziden aus Parks und eben alles andere mit nach drinnen, was Sie hoffen, an der Tür zu lassen, indem Sie im Haus Ihre Schuhe ausziehen. Die einfachste Lösung besteht nicht darin, Ihre Haustiere dazu zu bringen, Schuhe zu tragen; wischen Sie ihnen einfach die Pfoten ab, bevor sie reindürfen. Im Winter und Frühling, wenn ständig Schlamm und Dreck hereinkommt, könnte das dort, wo Sie wohnen, sowieso notwendig sein, aber den Straßendreck draußen zu halten, ist nicht so schwierig und wird sich für Sie und Ihre Haustiere auszahlen. (Sie wollen nicht wirklich, dass sie diesen Dreck ablecken, oder?)

Ich weiß, dass das umständlich klingt, aber hier ist eine schnelle und einfache Möglichkeit, das mit einem einfachen Handgriff zu erledigen: Halten Sie ein Mikrofasertuch an der Haustür bereit, feuchten Sie es an und wischen Sie damit die Pfoten des Haustieres ab. Wechseln Sie das Tuch täglich oder nach Bedarf. Sie können auch das Rezept für Haustierpflege-Tücher auf Seite 192 verwenden und wenn Sie sich nicht mit Pfoten-Reinigungstüchern beschäftigen wollen, verwenden Sie einfach natürliche Babytücher oder Papiertücher.

## 3 Waschen Sie Ihre Hände regelmäßig!

Hoffentlich tun Sie das bereits, aber man sollte daran denken, Kindern beizubringen, sich die Hände den ganzen Tag über häufig zu waschen. Unseren Kindern habe ich das von klein auf beigebracht. Jedes Mal, wenn sie durch die Hintertür kommen, wissen sie, dass sie ihre Schuhe ausziehen und sich die Hände waschen müssen. Das kann immer gemacht werden, wenn draußen gespielt wurde, man mit dem Bus gefahren ist oder vom Einkaufen, von einem Freund oder nach der Arbeit nach Hause kommt. Befeuchten Sie die Hände mit warmem Wasser, fügen Sie etwas Seife hinzu und schrubben Sie die Handflächen und den Handrücken bis zu den Handgelenken hoch. Das ist nicht nur das Beste, was Sie tun können, um nicht krank zu werden; es ist auch der beste Weg, Keime und Toxine aus dem Haus zu halten: Spülen Sie sie einfach den Abfluss hinunter!

### 4 Stellen Sie ein paar Zimmerpflanzen auf!

Wussten Sie, dass Zimmerpflanzen natürliche Luftreiniger sind?[2] Dies ist eine ganz einfache Möglichkeit, ein wenig Leben in einen Raum zu bringen und gleichzeitig die Luft zu reinigen. Beginnen Sie mit einer oder zwei Pflanzen in einem Bereich Ihrer Wohnung und wenn Sie eine Pflanze gefunden haben, die bei Ihnen gut gedeiht, fügen Sie eine weitere hinzu, so lange, bis Sie offiziell zu einem dieser „Pflanzentypen" geworden sind. NASA-Wissenschaftler haben festgestellt, dass Pflanzen tatsächlich giftige Chemikalien wie Formaldehyd, Pestizide, biologische Schadstoffe und Radon absorbieren können, um nur einige wenige zu nennen. In den 1960er-Jahren führte Dr. B. C. Wolverton Pflanzenstudien mit der NASA durch und bewertete mehr als 50 Pflanzen im Hinblick auf ihre Fähigkeit, die Luft zu filtern und zu reinigen.[3]

Einige Arten, die einfach in der Pflege und effektiv sind:

- Areca-Palme
- Steckenpalme
- Gummibaum
- Rhododendron

Wenn Sie das nächste Mal im Baumarkt sind, nehmen Sie einfach mal eine Pflanze mit. Geben Sie ihr ein wenig Liebe und sie wird sich im Gegenzug um Sie kümmern!

### 5 Verwenden Sie einen Luftreiniger!

Das ist nicht wirklich ein Fünf-Minuten-Trick, aber es ist eine Änderung, die in fünf Minuten auf den Weg gebracht werden kann. Wenn Sie wollen, dass die Luft in Ihrem Haus gut ist, dann ist das sehr wichtig.

Effektive Luftreiniger reinigen die Luft von Allergenen und Staubpartikeln sowie von gefährlicheren Substanzen wie Schimmelpilzen, Asbest, Gasen aus belasteten Möbeln und Farben (VOCs) und anderen Schadstoffen. Es gibt viele verschiedene Arten von Luftreinigern; einige gibt es bereits für unter hundert Euro, andere kosten mehrere Tausend. Wir haben einen Luftreiniger für das ganze Haus und ich kann Ihnen sagen, dass es für die Luftqualität in unserem Haus einen großen Unterschied macht. Was ich besonders mag, ist, dass ich ändern kann, wie die Luft gefiltert wird. Unser Luftreiniger wird über den Heizungsthermostat gesteuert und ich kann ihn so einstellen, dass er rund um die Uhr läuft, einmal alle drei Stunden oder einmal in der Stunde. Wenn jemand krank ist, lasse ich ihn 24 Stunden am Tag schuften, sieben Tage die Woche. Wenn ich gerade Staub gewischt oder gesaugt habe, lasse ich ihn ein paar Stunden lang kontinuierlich laufen und setze ihn dann zurück auf alle drei Stunden. Er hat einen HEPA-Filter, sodass er mikroskopische Partikel, Staub, Haustierhaare und in der Luft enthaltene Toxine einfängt, die die Raumluft stärker belasten als die Außenluft. Da wir bis zu 90 Prozent unserer Zeit in Innenräumen verbringen, kann dies ein echtes Problem sein.[4]

Wenn Sie nicht bereit sind, in ein System zu investieren, das das ganze Haus abdeckt, oder Sie vielleicht zur Miete wohnen, steht Ihnen eine Vielzahl von kleinen und effektiven Luftreinigern zur Verfügung. Da wir so viel Zeit unseres Lebens mit Schlafen verbringen, schlage ich vor, dass Sie sich zuerst einmal einen für das Schlafzimmer besorgen.

Wenn Sie oder jemand in Ihrem Haus unter Asthma, Allergien oder anderen Überempfindlichkeiten leidet, rate ich dringend zu wenigstens einem kleinen Luftreiniger für das Schlafzimmer. Wenn Sie noch nicht bereit sind, einen Luftreiniger zu kaufen, stellen Sie sicher, dass Sie die Luftfilter Ihrer Heizung regelmäßig wechseln; Sie werden feststellen, dass es so weniger Hausstaub gibt und diese winzigen toxischen Partikel herausgefiltert werden.

### 6 Wechseln Sie Ihre Heizungsfilter regelmäßig!

Heizungsfilter leisten gute Arbeit bei der Beseitigung von Luftpartikeln und Schmutz, aber sie funktionieren nur, wenn sie diesen Schmutz auch aufnehmen können. Einige Filter müssen monatlich gewechselt werden, während andere vierteljährlich oder halbjährlich gewechselt werden müssen. Finden Sie heraus, wie das bei Ihnen ist und notieren Sie den Termin, zu dem der alte Filter ausgetauscht werden muss, im Kalender oder in Ihrem Planer, damit Sie ihn nicht vergessen. Kaufen Sie ein paar zusätzliche Filter und wechseln Sie sie regelmäßig.

## 7 *Filtern Sie Ihr Wasser!*

Diese Anschaffung betrifft eher Ihre gesamte körperliche Gesundheit als nur das Haus, aber ein Wasserfilter kann bis zu 99,9 Prozent der Verunreinigungen und Schadstoffe aus Ihrem Leitungswasser filtern, einschließlich Blei und Chlor. Es gibt viele Wasserfilter-Systeme zur Auswahl und herauszufinden, was in Ihrem Wasser ist, ist ein sinnvoller erster Schritt. Wählen Sie ein Filtersystem, das zu Ihrem Budget passt, und stellen Sie sicher, dass Sie den Filter rechtzeitig wechseln, damit Sie die gesundheitlichen Vorteile voll ausschöpfen können. Einige Optionen sind ein Krug- oder Karaffenfilter, ein Kühlschranksystem, eine Einrichtung unter der Spüle oder am Wasserhahn; es gibt einfache Osmosefilter oder Systeme für das komplette Haus.

## 8 *Verwenden Sie Farbe ohne VOCs!*

VOC steht für *Volatile Organic Compound* (flüchtige organische Verbindungen), und VOCs finden sich in Farben und einer ganzen Reihe anderer Dinge, die wir im Haus verwenden. Im Grunde inhalieren Sie sie mit dem Geruch eines neuen Autos oder neuer Möbel, Teppiche, neuer Farbe, Kleidung usw. Wir werden später mehr über VOCs sprechen, aber zuerst sollten Sie zum Streichen Ihrer vier Wände alternative Farben auswählen. Wenn Sie das nächste Mal einen Raum streichen, nehmen Sie die Variante „VOC-frei“ anstelle der normalen Farbe.

Wussten Sie, dass herkömmliche Farben jahrelang Gase freisetzen? Und was sind das überhaupt für Gase? Eine ganze Reihe an Chemikalien, zum Beispiel Xylol, Ethylacetat, Formaldehyd, Methylenchlorid und noch einiges mehr. Sie können VOC-freie Farbe in jedem Baumarkt oder Malergeschäft und von den meisten Marken finden, sodass der Wechsel ein Kinderspiel ist. Sie können einen Raum tagsüber streichen und schon in dieser Nacht sicher dort schlafen – der Geruch ist unbedeutend im Vergleich zu dem, was Sie sonst gewohnt sind. Sie werden keinen Unterschied in der Qualität und Deckkraft feststellen und diese kleine Änderung wird keine Anstrengung erfordern. Ich benutze VOC-freie Farben, seit wir 2009 in unser Haus eingezogen sind, und ich kann Ihnen sagen, dass es keinen Unterschied in Bezug auf Verschleiß oder Ergiebigkeit gibt. Und ich schlafe nachts gut, weil ich weiß, dass aus der Farbe keine gefährlichen Gase ausdünsten.

### 9 Verzichten Sie auf Pestizide!

Was sind die gefährlichsten Chemikalien in Ihrem Haus oder Ihrer Garage? Der Unkrautvernichter, die Ameisenfalle, der Vernebler, das Insektenspray – all die Chemikalien, die entwickelt wurden, um „gruselige Insekten“ fernzuhalten. Ich bin die erste, die jetzt ruft: „Aber was ist mit diesen Wespen und diesem Wespennest?“ oder „Ich habe Angst vor Spinnen!“. Es ist mir egal, wie sie aus meinem Haus herausgehalten werden – Hauptsache, sie bleiben draußen! Chemikalien, die unsere Rasenflächen üppig und grün halten, sollten ebenfalls auf ihre Sicherheit hin überprüft werden. Es ist an der Zeit, alle Ihre Schädlingsbekämpfungssprays und -lösungen wegzuwerfen.

Wie kann das eine fünfminütige Aufgabe sein? Wenn Sie sie nicht bereits bei Ihrem Detox-Wochenende eingesammelt haben, laufen Sie los und suchen Sie jedes Insekten- und Schädlingsbekämpfungsmittel und werfen Sie es weg. Gleiches gilt für Ihre Rasenpflege- und Unkrautvertilgungsmittel. Wenn Sie sich besonders motiviert fühlen, wechseln Sie zu einem Rasenservice, der natürliche Alternativen verwendet, und/oder reduzieren Sie die Frequenz der Behandlungen.

Gegen Ungeziefer habe ich einige natürliche Lösungen und Produktempfehlungen in Teil IV, aber eine der besten Lösungen, die ich gefunden habe, ist ein elektrischer Insektenvernichter. Er ist groß, wird an die Steckdose angeschlossen und zieht mit UV-Licht fast jedes erdenkliche Insekt an – vor allem Stechmücken. Wir haben ihn auf der Terrasse und zusammen mit Zitronella-Kerzen, die eine schöne Stimmung verbreiten, hält er die Blutsauger fern. Natürliche Schädlingsbekämpfungsmittel gibt es in unterschiedlichster Form, vom Anti-Schaben-Spray über Lockfallen bis hin zu universellem Insektenspray, Ameisenspray und Fliegenfallen.

### 10 Öffnen Sie die Fenster!

Das ist so eine kleine, einfache Sache und es dauert zwei Sekunden, aber es ist eine der besten Methoden, Ihr Haus zu lüften und die Innenluft mit etwas Außenluft aufzufrischen. Häuser sind mit ihren versiegelten Fenstern und Türen heute luftdichter denn je und oft bleibt die Klimaanlage oder die Heizung das ganze Jahr über an. Wissen Sie, was sich in Ihrer Raumluft so alles anreichern kann? Radon, Schimmelpilzsporen, Formaldehyd, VOCs, Kohlenmonoxid, um nur ein paar zu nennen. Machen Sie es sich zur Aufgabe, täglich mindestens einmal ein Fenster oder eine Tür zu öffnen, damit Frischluft im Haus zirkulieren kann. Wenn es Winter ist, hilft es auch schon, ein Fenster zu kippen. Die frische Luft wird sich gut anfühlen und Ihre Raumluft ganz ohne Lufterfrischer auf natürliche Weise verbessern.

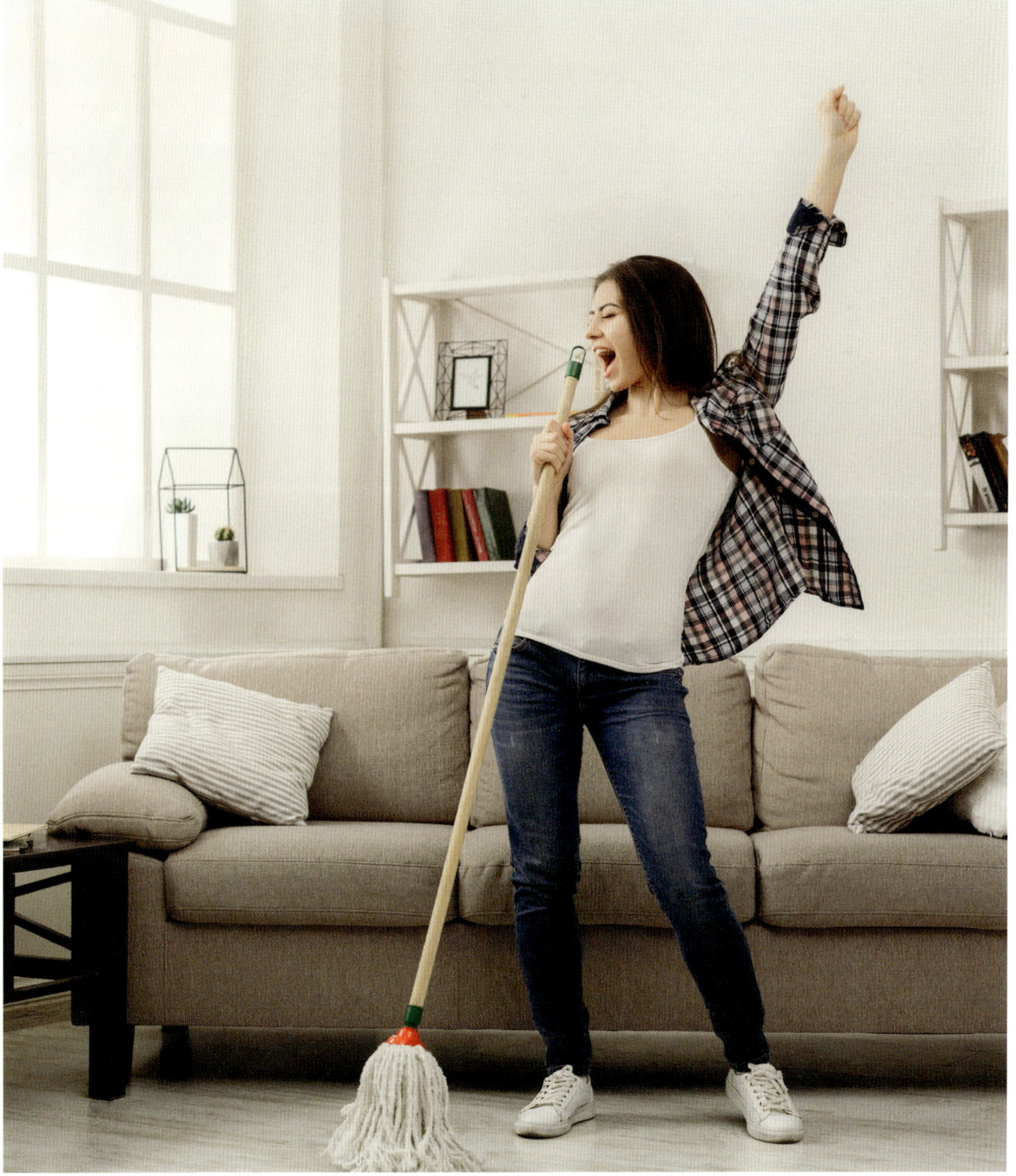

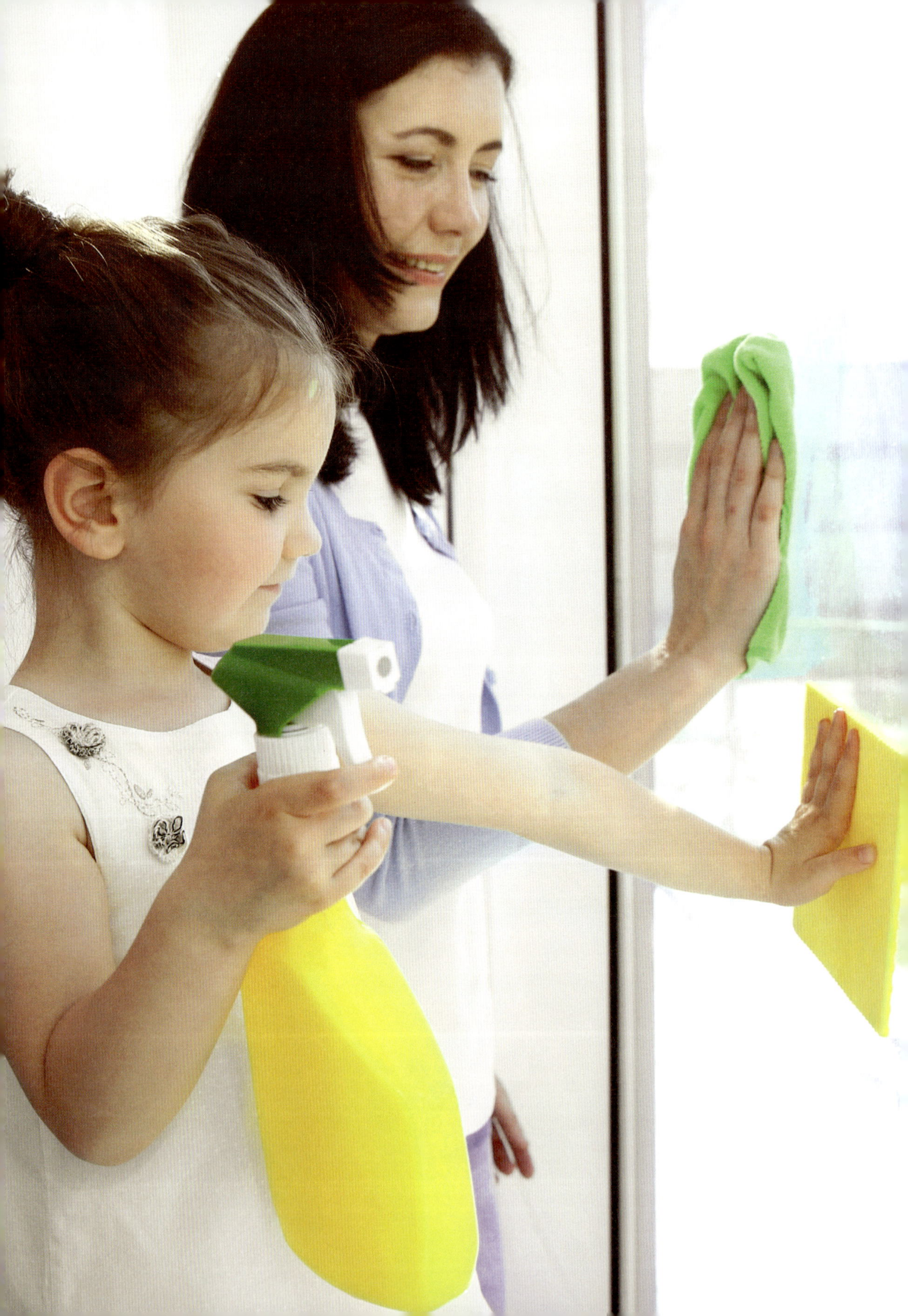

# TEIL III:

## Die Raum-für-Raum-Entgiftung für das ganze Haus

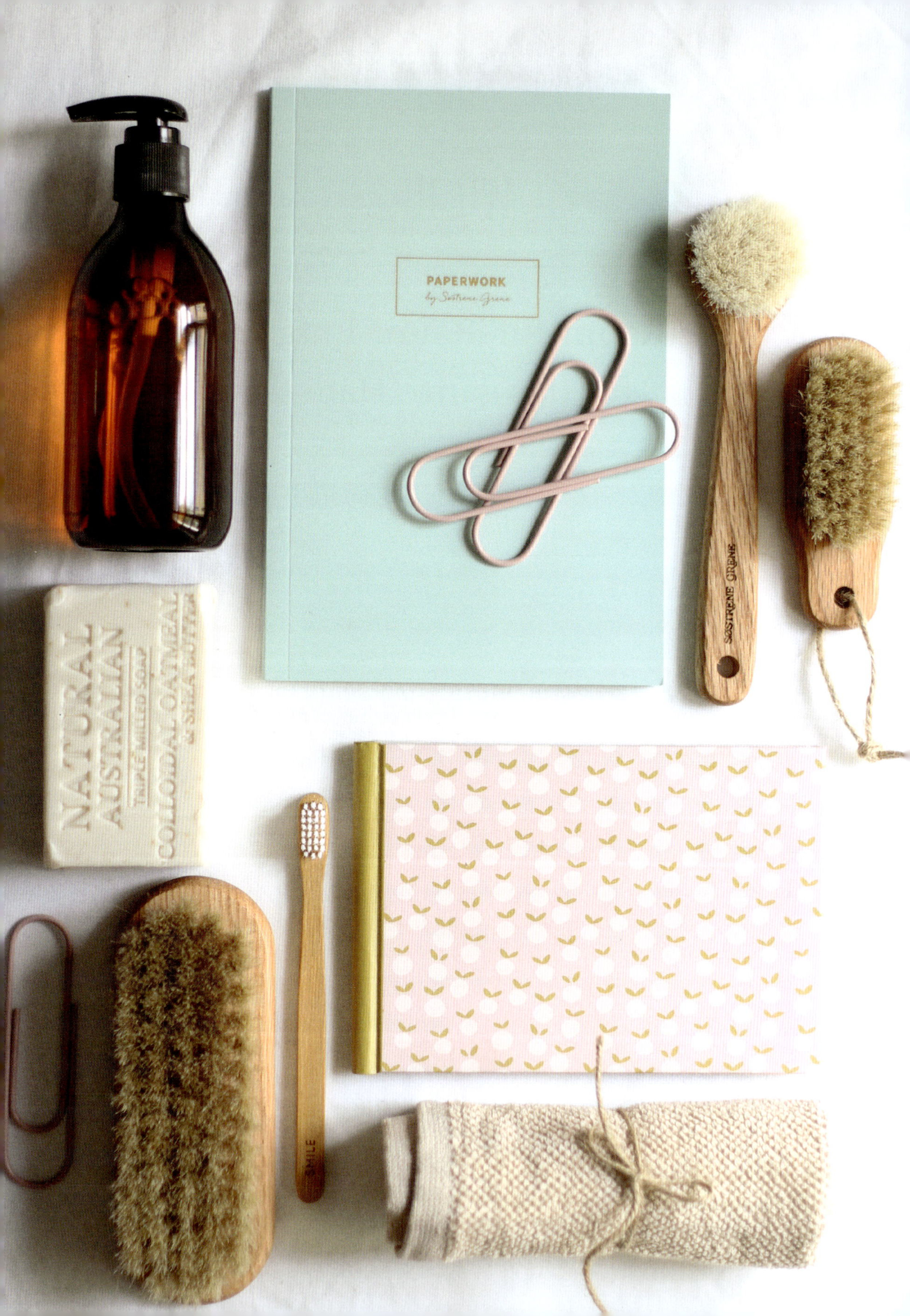
PAPERWORK
by Søstrene Grene
NATURAL
AUSTRALIAN
TRIPLE MILLED SOAP
COLLOIDAL OATMEAL
SØSTRENE GRENE
SMILE

## Kapitel 8

# So entgiften Sie Raum für Raum Ihr Zuhause

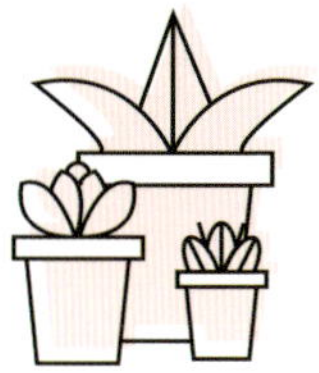

Der erste Schritt bei der Entgiftung Ihres Hauses war der wichtigste: die toxischen Reinigungsmittel loszuwerden. Wie gut, dass Sie sie entsorgt haben! Vielleicht haben Sie auch schon angefangen, ein paar Sachen auszutauschen, ein paar der Fünf-Minuten-Tricks anzuwenden oder einfach Ihre Oberflächen mit dem praktischen Universalreiniger zu reinigen, den Sie selbst hergestellt haben.

Jetzt ist es an der Zeit, alles in Ihrem Haus wirklich gründlich zu untersuchen und zu hinterfragen. Anstelle genereller Aussagen und Erklärungen darüber, was gut und was schlecht ist, werde ich Ihnen helfen, Ihr Zuhause in eine durch und durch sichere Umgebung zu verwandeln. Ich zeige Ihnen die Fakten auf und gebe einige Empfehlungen, dann können Sie selbst entscheiden, was für Sie in diesem Augenblick funktioniert, was vielleicht später interessant ist und was Sie lieber komplett übergehen. Hier geht es darum, diejenigen Veränderungen direkt umzusetzen, die einfach sind und spielerisch funktionieren. Um den Rest brauchen Sie sich erst einmal keine Gedanken machen. Das Ziel besteht darin, dauerhafte Gewohnheiten aufzubauen, sich darüber im Klaren zu sein, warum eine Änderung vorgenommen wird, sich Zeit zu nehmen, neue Produkte und Vorgehensweisen auszuprobieren und auszuwählen, was für Ihre Bedürfnisse gerade richtig ist.

Und weil man in der Hausarbeit zu gar nichts kommt, wenn man sich seine Zeit und Energie nicht gut einteilt, werden wir auch ein wenig putzen und entrümpeln, wenn wir schon dabei sind. Mit am besten an dieser Entgiftungskur (abgesehen davon, dass Sie einfach die Giftstoffe in Ihrem Haus loswerden) ist, wie viel weniger Kram Sie am Ende in Ihrem Haus haben werden. Klingt nicht schlecht, oder? Toxine aus dem Haus und ein paar heimliche Entrümpelungen inbegriffen.

Wir gehen Zimmer für Zimmer in Ihrem eigenen Tempo durch. Arbeiten Sie so schnell oder so methodisch, wie es für Sie richtig ist. Wir werden diesmal mit etwas mehr Sorgfalt durch jeden Raum gehen, um herauszufinden, was in den Schränken und Schubladen lauert (oder auch nicht). Jeder Abschnitt enthält Unterabschnitte, durch die ich Sie leiten werde. Das können Sie erwarten:

### *Worauf Sie achten sollten*

Hier finden Sie eine schnelle Übersicht über die Produkte, die Sie entsorgen sollten, wenn Sie das nicht bereits getan haben.

### *Einfache Alternativen*

Wie in Kapitel 3 bekommen Sie hier bewährte Alternativen für die giftigen oder schädlichen Produkte, die Sie zuvor verwendet haben. Ich werde Ihnen an dieser Stelle meine Lieblingsprodukte nennen – ob selbstgemacht oder zum Kaufen.

### *Entrümpeln und putzen*

Hier finden Sie eine Schritt-für-Schritt-Anleitung, wie Sie Ihre Räume entrümpeln, aufräumen und putzen können.

### *Rezepte*

Am Ende jedes Abschnitts finden Sie Rezepte zum Selbermachen, wenn Sie einige Ersatzprodukte selbst herstellen möchten – probieren Sie alle aus oder entscheiden Sie selbst, was Sie gern hätten und was nicht! Um ehrlich zu sein, kommt es mir bei manchen von ihnen lächerlich vor, sie „Rezepte" zu nennen.

Sie können Sie vielleicht eher als „Reinigungsmethoden" und „Mischungen" betrachten. Das hier ist eine ganz neue Welt des Putzens und wenn ein Rezept sagt, dass es für die Küche bestimmt ist, Sie aber denken, dass es in Ihrem Badezimmer gut funktionieren würde, dann stellen Sie die Dinge bitte einfach auf den Kopf! Finden Sie eine Lösung, die für Sie gut funktioniert und lassen Sie sich nicht von einem Namen aufhalten.

### *Kurze Tipps*

Hier finden Sie Dinge, die Sie heute noch tun können, um einen Bereich oder ein Zimmer Ihres Hauses sicher zu machen.

### *Darüber können Sie noch nachdenken*

Sie werden sich wahrscheinlich nicht sofort um alles kümmern können. In diesem Abschnitt gebe ich Ihnen einige Gedanken zu dem spezifischen Raum mit und dazu, was Sie tun können, um ihn sicherer zu machen – vielleicht heute noch, etwa wenn Sie ein altes Produkt verbrauchen, oder auch erst irgendwann später.

Wir beginnen in der Küche und bewegen uns dann methodisch durch Ihr Zuhause, um sicherzustellen, dass Sie Ihr Zuhause wirklich tiefenwirksam entgiften, und währenddessen misten wir aus. Wenn es einen Raum oder Bereich gibt, um den Sie sich jetzt nicht kümmern wollen, überspringen Sie ihn einfach und gehen Sie zum nächsten Abschnitt über. Betrachten Sie diesen Teil des Buches als Gesundheits-Checkliste für Ihr Zuhause.

Noch eine letzte Sache, bevor wir loslegen: Ich habe festgestellt, dass es hilfreich ist, bei der Entgiftung ein paar Grundsätze zu befolgen. Daher habe ich einen kleinen Detox-Leitfaden zusammengestellt, der Sie bei allem, was nun kommt, unterstützen wird. Wenn Sie sich irgendwie unsicher sind, sollten Sie auf diese sechs Punkte zurückgreifen, und sie werden Sie in die richtige Richtung weisen.

Ich freue mich, dass Sie Fortschritte machen und bereits jetzt echte Fortschritte sehen können. Sind Sie bereit für mehr?

## RICHTLINIEN ZUR ENTGIFTUNG IHRES ZUHAUSES

1. Alle Produkte mit toxischen Inhaltsstoffen entfernen. Werden Sie zum Superdetektiv, wenn es um die Entschlüsselung von Inhaltsstoffen geht.
2. Benutzen und verbrauchen Sie weniger. Kaufen Sie Dinge mit weniger Inhaltsstoffen und verwenden Sie Produkte, die vielseitig einsetzbar sind.
3. Wenn Sie etwas nicht mögen oder nicht mehr brauchen – weg damit!
4. Wenn Sie etwas Neues kaufen, dann kaufen Sie ein Qualitätsprodukt, das die Zeit überdauert. Hören Sie auf, Kunststoffprodukte zu kaufen – konzentrieren Sie sich auf natürliche Materialien wie Glas und Holz.
5. Richten Sie sich tägliche und wöchentliche Routinen ein, um mit der Unordnung und dem Schmutz Schritt zu halten. Dadurch bleibt Ihr Haus länger sauber, und Sie werden feststellen, dass Sie diese giftigen Reinigungsmittel sowieso nie wirklich gebraucht haben.
6. Kümmern Sie sich liebevoll um Ihr Zuhause und richten Sie es mit dem, was Sie heute haben, so bequem und sicher ein wie möglich. Machen Sie sich keine Sorgen über Dinge, die Sie sich nicht leisten können - nehmen Sie jetzt die Änderungen vor, die Sie können. Und sobald Sie in der Lage dazu sind, ändern Sie weitere Dinge. Denken Sie daran: dies wird nicht über Nacht geschehen!

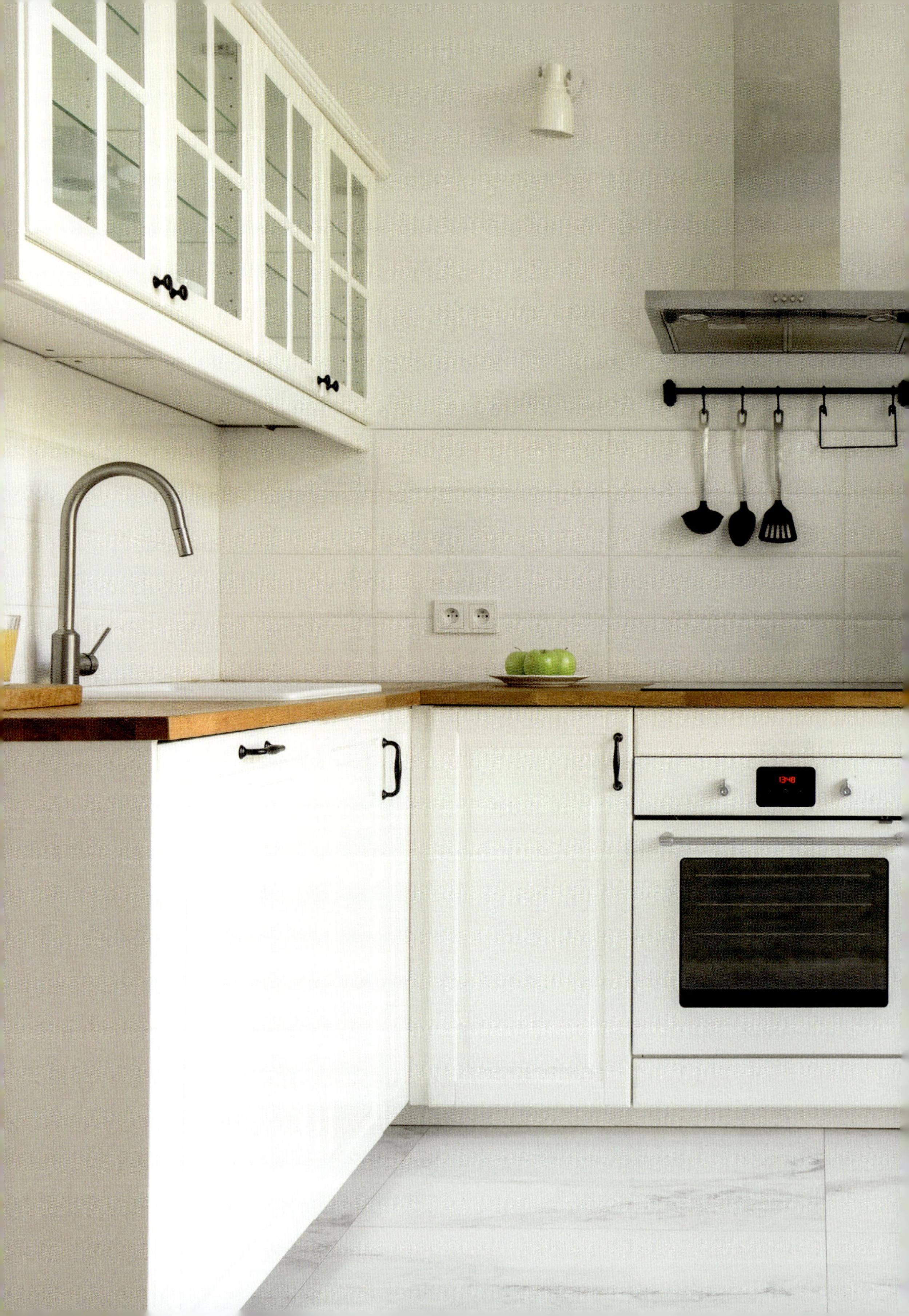

## Kapitel 9

# Küche

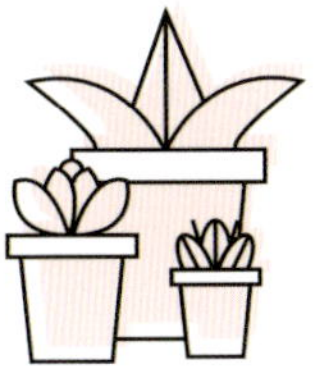

Die Küche ist ein so wichtiger Teil des Hauses. Hier sorgen wir für das Wohl unserer Familie und hier kommen wir alle zusammen. Aber es gibt auch sehr viele potenzielle Problembereiche. Vom Schrank unter der Spüle über Ihre Vorratsbehälter, Töpfe und Pfannen bis hin zu den Schwämmen, Bürsten, den Pulvern, Seifen, Sprays, Aerosolen und anderen Putzmitteln kann sie ein ziemliches Durcheinander von Giftstoffen beherbergen. Wir werden alle Bösewichte loswerden und sie durch bessere Alternativen ersetzen, sodass Sie sich während all der Zeit, die Sie in der Küche verbringen, wohlfühlen können.

Wenn Sie auch Ihre Essgewohnheiten ändern wollen, können Sie das zum größten Teil über den Inhalt Ihres Kühlschranks steuern, aber ich möchte noch einen Schritt weiter gehen und sage: Ändern Sie nicht nur Ihre Nahrungsmittel, sondern *alles*, was in Ihre Küche kommt. Entgiften Sie Ihre Küche, um gesund zu sein und eine nachhaltige Veränderung einzuleiten!

## WORAUF SIE ACHTEN SOLLTEN

Beginnen wir mit einem Blick auf die schädlichsten Produkte in der Küche:

- Handseife
- Spülmittel und Spülmaschinenmittel
- Desinfektionsreiniger

Wenn Sie diese Produkte bereits während des Detox-Wochenendes beseitigt haben, gute Arbeit! Vielleicht haben Sie sich hier auch zurückgehalten, weil sie gar nicht so schlimm ausgesehen haben – schließlich sind sie für den Einsatz an unseren Händen und in der Nähe von Essen gemacht, oder etwa nicht? So habe ich auch gedacht. Aber nachdem ich erfahren hatte, dass diese Produkte gewöhnlich voller Duftstoffe und anderer giftiger Chemikalien sind, wurde mir klar, dass es sicherer ist, einen harten Cut zu machen.

Wenn diese Gegenstände noch in Ihrer Küche sind, schauen Sie sich die Etiketten noch einmal an. Wenn etwas „Duft“ auf der Liste hat, holen Sie einen Müllsack oder eine Kiste heraus und werfen Sie es hinein. Ein paar andere übliche Inhaltsstoffe, nach denen man suchen sollte, sind Phthalate, Triclosan, Ammoniak und Natriumhydroxid. Wenn Sie die sehen, sollten Sie das Zeug besser wegwerfen.

Was ist mit Produkten, in denen ätherische Öle als Duftstoffe aufgeführt sind? Sind die in Ordnung? Achten Sie auf „reines ätherisches Öl“ oder „biologisches ätherisches Öl“ als Zutaten sowie auf den Hinweis „frei von synthetischen Duftstoffen“.

Im nächsten Abschnitt finden Sie einige Alternativen, was Sie stattdessen verwenden können. Wenn Sie gerade keine Zeit haben, ins Geschäft zu laufen, um die Sachen zu ersetzen oder eine selbst gemachte Version herzustellen, mischen Sie schnell eine Portion des Allzweckreinigers auf Essigbasis (Seite 71) an, um sofort losputzen zu können.

## EINFACHE ALTERNATIVEN

**Handseife und Spülmittel.** Stellen Sie sie selbst her (siehe Seiten 109–110 und 135) oder suchen Sie nach einer Sorte auf pflanzlicher Basis, die keine künstlichen Duftstoffe und keine Parabene enthält. Einige Hersteller setzen sich dafür ein, dass nur gute Inhaltsstoffe verwendet werden.

**Spülmaschinenmittel.** Suchen Sie nach einem Produkt, das weder Bleichmittel noch Duftstoffe, Natriumhypochlorit, Entschäumer oder Phosphate enthält. Leider gibt es davon nicht viele auf dem Markt. Selbst die meisten, die behaupten, umweltfreundlich zu sein, sind es eigentlich gar nicht. Ich wähle nur diejenigen Produkte aus, die meinen Anforderungen an Sicherheit und Komfort entsprechen. Oder ich stelle meine eigenen her (siehe Seite 110).

**Desinfektionsreiniger.** Schmeißen Sie diesen jetzt gleich in den Müll! Er sollte weder in Ihrer Nähe sein noch in der Ihrer Nahrung. Mischen Sie Ihren eigenen einfachen, ungiftigen Allzweck-Desinfektionsreiniger (siehe Seite 105) oder verwenden Sie nur Wasserstoffperoxid mit einem Sprühkopf, und das großzügig.

**Bürsten und Schwämme.** Achten Sie auf Produkte aus natürlichen Materialien. Ich mag besonders gern Schwämme auf pflanzlicher Basis mit einer Schrubber-Seite aus Luffa. Bürsten mit Holzgriffen, die entfernt und in der Spülmaschine gewaschen und desinfiziert werden können, sind am besten.

Ich empfehle, die Bürstenköpfe und Schwämme jeden Abend durch die Geschirrspülmaschine laufen zu lassen. Es ist eine super einfache Sache, wenn Sie eine Spülmaschine haben, und es hält Bakterien von Ihren Oberflächen fern.

Wenn Sie keine Geschirrspülmaschine haben, legen Sie Ihren Schwamm für ein bis zwei Minuten in eine Wasserpfanne in die Mikrowelle. Abkühlen lassen, auswringen und trocknen lassen.

**Küchenrolle und Küchen-Frottiertücher.** Das klingt jetzt vielleicht drastisch, aber ich empfehle, Küchenrolle und Papiertücher gegen wiederverwendbare Wisch- und

Handtücher auszutauschen, was dabei hilft, Abfall zu reduzieren und Geld zu sparen. Ich verwende Küchen-Frottiertücher für die alltägliche Reinigung der Küchenzeile. Wenn Sie nicht wissen, was das ist: Küchen-Frottiertücher sind sehr saugstarke, meist weiße Frottiertücher. Verwenden Sie sie mit einem Sprühreiniger oder tauchen Sie sie in eine kleine Schüssel mit warmem Wasser und flüssiger Castile-Seife für eine gründlichere Reinigung.

Um die Verwendung von Stoffhandtüchern so einfach wie die von Papierhandtüchern zu machen, stellen Sie einen Glasbehälter mit Deckel auf die Theke, dort wo normalerweise die Küchenrolle ist. Ich rolle die Tücher auf, um sie leicht einzeln entnehmen zu können. Nehmen Sie einfach einen kleinen Korb oder einen offenen Behälter, um darin Ihre Tücher aufzubewahren.

Befestigen Sie ihn an der Innenseite der Tür des Schranks unter Ihrer Spüle, um feuchte Tücher während des Trocknens aufzuhängen. Wenn sie trocken sind, legen Sie sie in einen Korb, bis Sie eine Ladung Küchentücher zum Waschen haben. Keine stinkenden Küchentücher mehr!

Bevorzugen Sie einen Schwamm? Probieren Sie Schwammtücher aus, die aus einem dünnen, schwammartigen Material bestehen, aber größer als ein Schwamm sind. Sie können weiterhin Ihre alten Schwämme gegen Naturschwämme austauschen oder es so halten wie ich und beide Optionen benutzen.

## ENTRÜMPELN UND PUTZEN

Eine saubere Küche ist wichtig für die Gesundheit, aber es ist auch viel angenehmer, in einem Raum zu kochen und sich zu unterhalten, der effizient und strukturiert organisiert ist. Folgen Sie diesen einfachen Schritten, um Ihre gesamte Küche sauber und organisiert zu machen. Verwenden Sie die folgende Checkliste als Leitfaden für Ihre gesamte Entrümpelungs- und Putzaktion in der Küche. Ich empfehle, die Aufgaben in dieser Reihenfolge anzugehen, da sie die Küche logisch aufteilen, sodass man im Laufe einer Woche ein oder zwei Punkte pro Tag abarbeiten kann. Oder haken Sie sie an einem Samstag alle auf einmal ab.

Lesen Sie weiter für Tipps und spezifische Anweisungen, wie Sie Ihre Küche effektiv entrümpeln und putzen können. Die einzelnen Punkte sind:

| CHECKLISTE | |
|---|---|
| | ✔ |
| ARBEITSPLATTEN, OBERFLÄCHEN UND KLEINGERÄTE | |
| KÜHL- UND GEFRIERSCHRANK | |
| SPEISEKAMMER UND LAGERUNG VON LEBENSMITTELN | |
| UNTER DER KÜCHENSPÜLE | |
| SCHRÄNKE UND SCHUBLADEN | |
| HAND- UND WISCHTÜCHER | |
| HERD UND SPÜLBECKEN | |
| DIE AM MEISTEN ANGEFASSTEN BEREICHE | |
| BÖDEN | |
| ORDNUNG HALTEN | |
| LAGERUNG UND KENNZEICHNUNG | |
| PLANUNG UND VORBEREITUNG | |

## Arbeitsflächen, Oberflächen und Kleingeräte

- Zuerst müssen Sie Ihre Arbeitsflächen vollständig abräumen. Halten Sie einen Korb oder eine Tasche bereit, um Dinge hineinzutun, die Sie später verschenken, spenden oder verkaufen möchten.
- Stellen Sie nun die Kleingeräte und alles andere, was Sie so auf den Arbeitsflächen stehen haben, auf den Küchentisch. Es ist an der Zeit, das Inventar zu überarbeiten! Denken Sie an Nummer drei unserer Richtlinien: „Wenn Sie es nicht brauchen oder mögen, dann weg damit!" Stellen Sie sich Fragen wie: Wie oft benutze ich das wirklich? Macht es mir Spaß, es zu benutzen? Wie alt ist es und funktioniert es noch, wie es soll? Kann dieser Gegenstand in einem Schrank untergebracht werden?

  Wenn Sie das Element nicht jeden Tag brauchen, hat es wahrscheinlich auch nichts auf den Arbeitsflächen zu suchen. (Es kann Ausnahmen geben – zum Beispiel schwere, unhandliche und hübsch anzusehende Küchengeräte wie den KitchenAid-Mixer.) Wenn Sie etwas nicht täglich, aber doch regelmäßig verwenden, bewahren Sie es in einem Schrank auf. Wenn Sie merken, dass es Ihnen nicht einmal wirklich nützlich ist, legen Sie es in den Korb oder die Tasche zum Weggeben (wenn es noch in gutem Zustand ist).

- Sie sollten jetzt Ihre Küchengerätschaften schnell sauber machen. Wenn Sie etwas doppelt haben, etwas, das nicht in einem Top-Zustand ist oder das Sie schon eine ganze Weile nicht benutzt haben, tun Sie es in Ihre Verschenk- oder Verkaufsbox. Und werfen Sie alles weg, was zerbrochen, unansehnlich oder auseinandergefallen ist. Wenn Sie Sachen aus Plastik haben, sollten Sie wo möglich eine Aufrüstung auf Edelstahl und/oder Holz in Betracht ziehen.
- Wenn jetzt Ihre Arbeitsflächen abgeräumt sind, füllen Sie einen kleinen Behälter mit warmem Seifenwasser, nehmen Sie ein Frottiertuch oder einen Schwamm und wischen Sie sie sauber.
- Lassen Sie sie trocknen und stellen Sie dann nur die Sachen zurück, die Sie immer brauchen.
- Jetzt, da die Arbeitsflächen frei, aufgeräumt und gereinigt sind, spülen Sie Ihr Tuch aus, füllen Sie Ihren kleinen Behälter mit warmem, seifigem Wasser auf und wischen Sie schnell die Küchenschränke und Schubladenfronten ab.

## Kühl- und Gefrierschrank

- Als Nächstes entrümpeln und putzen wir den Kühl- und Gefrierschrank. Beginnen Sie mit dem Kühlschrank. Nehmen Sie alles heraus, wischen Sie jeden Gegenstand sauber und trocknen Sie ihn bei Bedarf ab.
- Entsorgen Sie abgelaufene Lebensmittel und notieren Sie sich alle Kunststoffbehälter, die Sie bei Gelegenheit durch Glas ersetzen möchten. Gehen Sie dabei zügig vor und stellen Sie alles wieder zurück – aber sinnvoller geordnet als vorher.
- Sobald Sie mit dem Kühlschrank fertig sind, gehen Sie zum Gefrierschrank oder -fach über. Leeren Sie die Gefrierfächer, wischen Sie alles sauber und

trocknen Sie sie ab. Notieren Sie sich auch hier alle Kunststoffbehälter, die Sie gegen Glas austauschen möchten.

- Entsorgen Sie alle alten Lebensmittel, die nicht mehr gegessen werden. Machen Sie eine Liste von dem, was Sie in nächster Zeit verwenden wollen. Wenn Sie nicht mehr wissen, was Sie in Ihrem Gefrierfach haben, ist dies ein guter Zeitpunkt, um ein Inventar anzulegen. Besorgen Sie dafür eine kleine Tafel mit abwisch- oder waschbaren Kreidestiften. Wenn Sie einen eigenständigen Gefrierschrank haben, können Sie das Inventar direkt an seine Tür heften. Falls Sie nur eine Kühl- und Gefrierschrank-Kombination haben, können Sie es auch irgendwo anders in der Küche aufhängen. Das Führen eines Inventars wird Sie davor bewahren, endlose Stunden in den Abgrund des Gefrierschranks zu starren!
- Sortieren Sie alles sinnvoll wieder ein. Legen Sie ähnliche Produkte zusammen, damit Sie alles möglichst leicht finden. Lagern Sie die gefrorenen Früchte und das Gemüse zusammen. Das rohe Fleisch bekommt ebenfalls einen Platz. Und auch die vorgekochten, fertigen Mahlzeiten. Sie werden erstaunt sein, wie viel Zeit Sie sparen werden, wenn Sie Ihren Gefrierschrank so organisieren (ganz zu schweigen davon, dass Sie sich die Kopfschmerzen sparen!).

## Speisekammer und die Lagerung von Lebensmitteln

- Räumen Sie Ihre gesamte Speisekammer oder Ihr komplettes Vorratslager aus. Wischen Sie währenddessen jeden Gegenstand sauber und trocknen Sie ihn ab.
- Entsorgen Sie abgelaufene Lebensmittel. Wenn Sie etwas finden, das noch nicht abgelaufen ist, Sie aber nicht mehr essen werden, tun Sie es in einen Beutel, um es an Ihre lokale Suppenküche zu spenden. Misten Sie aus und behalten Sie nur das, was Sie auch verwenden. Haben ein paar der Sachen Sie zu Kochideen inspiriert? Setzen Sie sie auf die Speisekarte für die kommende Woche. Überlegen Sie es sich, ob Sie vielleicht weniger verarbeitete Lebens-

mittel verwenden wollen, und suchen Sie stattdessen nach Vollwertartikeln und -rezepten, wenn das zu Ihrer Vorstellung einer gesunden Lebensweise gehört.

- Notieren Sie sich, welche Artikel Sie in Glasbehältern lagern möchten. Ich verwende in meiner Speisekammer sehr gern große Einmachgläser. Ein Beutel Reis, getrocknete Bohnen oder Quinoa passen normalerweise in ein Literglas. Sie können den Inhalt sehen, und die Lebensmittel werden sicher in Glas und nicht in Kunststoff gelagert.
- Stellen Sie alles so zurück, wie es Sinn macht. Zum Beispiel die Backwaren zusammen und Sachen zum Kochen in einer anderen Gruppe. Ich habe ein paar große drehbare Servierteller in der Speisekammer, um meine Back- und Kochutensilien zu organisieren. Dadurch entsteht mehr Platz und alles ist leicht zu erreichen. Stellen Sie Ihre Cerealien in ein Regal und die Snacks in ein anderes. Immer, wenn ich meine Speisekammer vollständig entrümple, finde ich, dass es am einfachsten geht, wenn man erst alles auf den Küchentisch oder eine Arbeitsplatte stellt, sich dann alles anschaut und es nachher wieder zurückräumt. Ich beschrifte die Regalflächen sogar mit Notizzetteln, damit ich sehen kann, wo die Sachen hingehören und ob das so überhaupt Sinn macht, bevor ich alles zurückstelle.

## Unter der Küchenspüle

- Räumen Sie den Schrank unter der Spüle leer und wischen Sie ihn aus. Hoffentlich haben Sie bereits alle bedenklichen Reinigungsmittel rausgeworfen, aber wenn nicht, ist es jetzt an der Zeit, sie durchzugehen und zu entfernen.
- Überlegen Sie, wie Sie Ihre Reinigungsmittel unter der Spüle aufbewahren. Ich habe auch unter der Küchenspüle ein großes Drehtablett für Seifen und Reinigungsmittel und ich habe hier so wenig Zeug wie möglich:
    - Wasserstoffperoxid mit Sprühkopf (zur Desinfektion)
    - Reinigungsalkohol (zur Verwendung auf Marmor und Granit)

- Reinigungsspray (Seite 106)
- Waschbecken-Scheuerpulver (Seite 105)
- Fruit and Veggie Clean (ein Allzweckreiniger von Rebel Green)
- Castile-Seife
- Bon Ami (Reinigungspulver, die altmodische Zwei-Komponenten-Version)
- eine Bürste, um die Spüle auszuschrubben
- einen kleinen Vorrat an Schwämmen
- feuchte Tücher, die zum Trocknen da hängen, bevor ich sie in die Wäsche gebe.

- Bewahren Sie Gegenstände für den ständigen Gebrauch neben dem Waschbecken auf. Ich habe ein kleines dekoratives Tablett neben der Küchenspüle (man kann eine Schüssel oder einen kleinen Kuchenständer benutzen), um Handseife, Spülmittel und das Reinigungsspray für die Arbeitsplatten darin aufzubewahren. Diese Sachen verwenden wir täglich, also ist es wichtig, sie immer griffbereit zu haben.

## Schränke und Schubladen

- Wenn Sie Zeit haben, können Sie alles aus Ihren Schränken und Schubladen herausnehmen, um eine Bestandsaufnahme zu machen. Beseitigen Sie doppelte Gegenstände und solche, die Sie seit Monaten oder Jahren nicht mehr benutzt haben. Haben Sie ein Waffeleisen, aber es erst einmal benutzt? Überlegen Sie, ob Sie es weggeben, oder noch besser: Machen Sie den Sonntagmorgen zum Waffelmorgen!
- Wenn ein kompletter Durchgang mehr Zeit benötigt, als Sie haben oder einsetzen wollen, ist das kein Problem. Suchen Sie stattdessen einfach nach diesen Gegenständen:

**Lebensmittel-Behälter aus Kunststoff.** Behälter für Lebensmittel bestehen in der Regel aus Plastik, und selbst, wenn die Lebensmittel den Kunststoffen oft nur kurz ausgesetzt sind, kann sich die Belastung aufsummieren. Eine Begrenzung der Kunststoffbelastung ist besonders wichtig für Kinder und Schwangere. Die Amerikanische Akademie für Kinderheilkunde hat kürzlich Richtlinien veröffentlicht, die darauf beruhen, dass es einen „wachsenden Bestand an wissenschaftlichen Erkenntnissen darüber gibt, wie bestimmte Chemikalien die natürlichen Hormone des Körpers in einer Weise stören, die das langfristige Wachstum und die Entwicklung von Kindern beeinträchtigen können."[1] Insbesondere empfahl die Organisation, die Verwendung von Kunststoff- und Plastikbehältern für Lebensmittel einzuschränken. Fangen Sie damit an, Ihre Kunststoffbehälter loszuwerden und ersetzen Sie sie durch Glas, Edelstahl (ich mag unterteilte Lunchboxen für meine Kinder) und/oder andere Materialien, die für den Transport von Lebensmitteln und die Lagerung von Resten geeignet sind.

**Frischhaltefolie.** Wenn Ihnen das nächste Mal die Frischhaltefolie ausgeht, suchen Sie nach einer besseren Alternative. Lebensmittelverpackungen aus Bienenwachs sind eine gute Option, wie ich bereits in der Toxic-Ten-Liste (Seite 38) erwähnt habe. Besonders gut gefallen mir ungebleichte Kaffeefilter oder Brotbeutel aus Wachspapier.

**Brotbeutel aus Plastik.** Wie Plastikdosen versuche ich auch Plastik-Brotbeutel zu vermeiden. Stattdessen verwende ich recycelbare/verschließbare Papiertaschen und waschbare, wiederverwendbare Silikon-Lebensmittelbehälter, die in lustigen Farben und verschiedenen Größen erhältlich sind.

**Antihaftpfannen.** Wenn Sie das nächste Mal einen neuen Topf oder eine neue Pfanne benötigen, entscheiden Sie sich für Edelstahl, Gusseisen und/oder sichere Antihaftoptionen. Viele Antihaftbeschichtungen enthalten Chemikalien, die beim Erhitzen oder Überhitzen in Ihre Lebensmittel übergehen können. Diese Chemikalien, Polytetrafluorethylen (PTFE), Perfluoroctansäuren (PFOA), Polychlorfluorkohlenwasserstoffe und Fluorpolymere, sind nicht ungefährlich und können bei hohen Temperaturen sogar krebserregend und giftig wirken.[2] Ich möchte lieber kein Risiko eingehen und halte deshalb alle Teflonprodukte von meinem Haus fern. Ich stehe auf Antihaft-Kochzubehör aus Keramik.

Wenn Sie noch keine gusseiserne Pfanne haben, kaufen Sie sich so bald wie möglich eine. Sie sind preiswert und halten über Generationen. Sie haben vielleicht gehört, dass durch die Verwendung von Gusseisen eine kleine Menge Eisen in Ihre Nahrung gelangt, wenn Sie damit kochen. Das ist richtig. Allerdings ist es eine sehr kleine Menge und Eisen ist eigentlich eher gut für Sie. Vorausgesetzt, Sie sind nicht einer der wenigen Menschen, die zu Hämochromatose neigen, besteht kein Grund zur Sorge, dass sich das Eisen negativ auf Sie auswirkt.

**Wiederverwendbare Einkaufstaschen.** Ich bin froh, dass so viele Leute sie bereits verwenden! Es ist sowohl bei den Haushaltsartikeln als auch bei den Lebensmitteln wichtig, Ihren Kontakt mit Plastik zu minimieren. Halten Sie ein paar wiederverwendbare, waschbare Einkaufstaschen in Ihrem Kofferraum oder Ihrer Handtasche bereit, und Sie werden ohne viel Aufwand eine weitere deutliche Verbesserung erreichen. (Siehe für weitere Empfehlungen die Liste der Toxic Ten, Seite 38.)

**Müllsäcke.** Suchen Sie nach einer umweltfreundlichen, kompostierbaren Sorte.

## Hand- und Wischtücher

- Nehmen Sie alle Ihre Küchentücher und -lappen heraus und legen Sie sie auf den Tisch. Gehen Sie sie durch. Wie bei Küchenutensilien ist dies eine Gelegenheit, Ihre Sammlung anzupassen. Gibt es irgendwelche, die zerrupft aussehen, einen Haufen Löcher haben oder bis zur Unkenntlichkeit verschmutzt sind? In den Müll damit. Gibt es irgendwelche, die Sie nicht gerne benutzen (vielleicht Geschenke, die Sie nicht weggeben wollten, weil Sie ein schlechtes Gewissen hatten)? Verschenken Sie diese, und wenn Ihre Schwiegermutter fragt, wo denn das schöne Handtuch ist, können Sie mir die Schuld geben.

- Falten Sie Ihre Handtücher und Tücher ordentlich und legen Sie sie so ab, wie es am besten zu Ihren Arbeitsabläufen passt. Ich falte meine Handtücher auch gerne in Dritteln vertikal und dann horizontal und lagere sie aufrecht, um den Raum zu minimieren, den sie in der Schublade einnehmen.
- Wenn Sie es noch nicht getan haben, sollten Sie in ein paar Küchen-Frottiertücher oder Geschirrtücher investieren, um die umweltfreundliche Küchenreinigung ein wenig zu erleichtern.

## Herd und Spülbecken

- Nehmen Sie sich nun den Herd vor. Wenn er schon bessere Tage gesehen hat, habe ich eine super einfache, aber effektive Methode zur Tiefenreinigung. Wenn Ihr Herd über eine Selbstreinigungsfunktion verfügt, habe ich nichts dagegen, aber machen Sie auf jeden Fall die Fenster auf und lassen Sie den Dunstabzug laufen, um die Dämpfe, die durch die hohe Hitze freigesetzt werden, rauszubekommen.

  Verwenden Sie meinen selbst gemachten rauchfreien Ofenreiniger (Seite 113). Mischen Sie die Paste mit einem Löffel an, dann entfernen Sie die Backbleche und tragen die Paste mit einem feuchten Schwamm auf die Ofenwände auf. Achten Sie darauf, dass Sie Dichtungen, Löcher und Risse aussparen. Lassen Sie die Mischung fünfzehn bis dreißig Minuten einwirken und schrubben Sie dann vorsichtig mit der rauen Seite eines feuchten Schwamms. Spülen und wischen Sie so lange, bis Sie die Paste entfernt haben und der Ofen sauber ist.
- Gönnen Sie auch Ihrer Spüle eine ordentliche Schrubb-Aktion. Befeuchten Sie sie, streuen Sie etwas Natron oder mein Waschbecken-Scheuerpulver (Seite 105) hinein und schrubben Sie die Oberfläche mit einem Schwamm oder einer Bürste. Fügen Sie einen Spritzer Spülmittel oder flüssige Castile-Seife hinzu, schrubben Sie noch ein bisschen weiter und spülen Sie alles gründlich ab. Sprühen Sie Ihren Wasserhahn ein, wischen Sie ihn ab und trocknen Sie die Spüle. Natron ist ein sanftes und dennoch wirksames Scheuermittel und kann für alle Spülen verwendet werden.

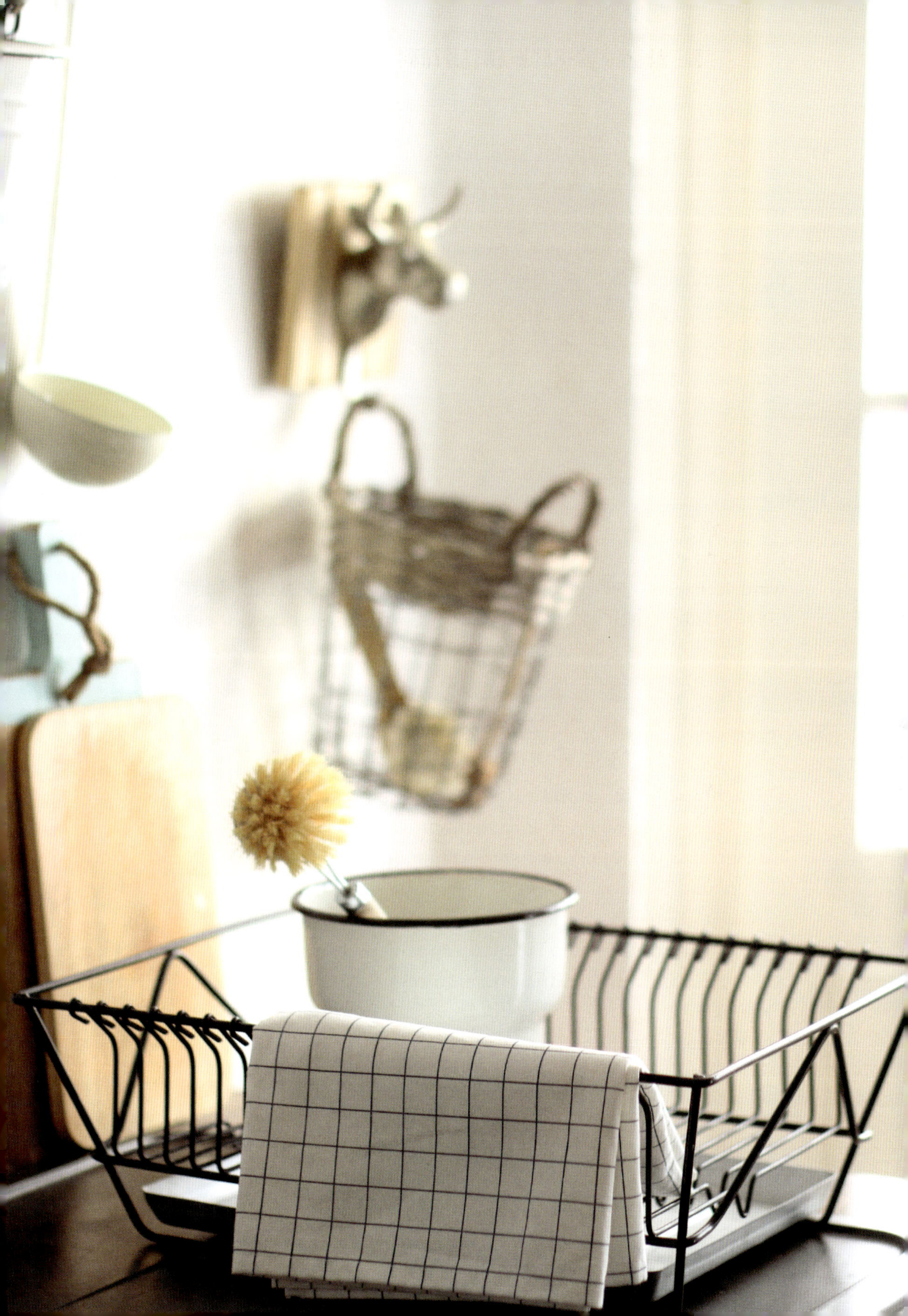

### Die am meisten angefassten Bereiche

- Wischen Sie Knöpfe, Türen und Griffe ab. Verwenden Sie ein wenig Reinigungsalkohol, der auf ein weiches Tuch oder Wattepad aufgetragen wird, und desinfizieren Sie so diese Bereiche.
- Reinigen und wischen Sie die Vorderseiten Ihrer Geräte. Verwenden Sie ein Mikrofasertuch mit ein paar Spritzern Essig – das säubert schnell und funktioniert auf jeder Oberfläche.

### Böden

- Bei all der Arbeit ist es gut möglich, dass Ihre Böden ein bisschen schmutzig werden! Fegen oder saugen Sie den Schmutz und die Krümel auf und gehen Sie bei Bedarf rasch mit einem Wischmopp über die Böden (Seiten 154–57).

### Sortieren

- Der Schlüssel dazu, in Ihrer Küche Ordnung zu halten, besteht darin, ähnliche Dinge zusammen aufzubewahren. Überlegen Sie, ob Sie Schubladen-Einlagen aus Bambus verwenden wollen, um die Gegenstände getrennt und an Ort und Stelle zu halten. Verlieren Sie sich nicht allzu sehr darin, alles perfekt sortieren zu wollen – hier geht es um eine Grundordnung für das richtige Leben. Kümmern Sie sich darum, dass Sie eine bessere Lösung finden als die, die Sie vorher hatten, damit Sie Ihre Räume sauber und ordentlich halten können. Denken Sie auch daran, dass es umso einfacher ist, die Dinge in Ordnung zu halten, je weniger unnötigen Kram Sie anhäufen!
- Müssen Sie das Layout Ihrer Küche verändern, um Ihre Arbeit effektiver zu gestalten? Dies könnte der Zeitpunkt sein, um Ihr Geschirr in einen Schrank neben der Spülmaschine umzuräumen, damit Sie dort stehen und gleich alles wegräumen können. Sind Ihre Kaffeevorräte direkt neben der

Kaffeemaschine? Nehmen Sie solche Änderungen jetzt vor, während Sie für Ordnung sorgen.

- Wenn Sie viel zum Entrümpeln haben und/oder es viele Schubladen und Schränke in Ihrer Küche gibt, überlegen Sie, ob Sie diesen Schritt vielleicht auf ein paar Tage aufteilen möchten – machen Sie an einem Tag die Schubladen und am nächsten dann die Schränke. Ich habe festgestellt, dass es am besten ist, den Prozess einerseits nicht zu sehr in die Länge zu ziehen (der Verlust des richtigen Schwungs ist das Schlimmste, was Ihnen passieren kann), aber auch realistisch zu bleiben bei der Einschätzung, wie lange es dauern wird, und sich selbst genug Pausen zu gönnen.

## Lagerung und Kennzeichnung

- Sobald Sie in Ihrer Küche Ordnung geschaffen haben, wollen Sie vielleicht auch die Art und Weise anpassen, wie Sie Dinge lagern. Wenn Sie Behälter verwenden, die gut funktionieren und schön aussehen, werden Sie es noch mehr genießen, sich in der Küche aufzuhalten.
- Es kann hilfreich sein, Ihre Schubladen oder Glaslagerbehälter zu kennzeichnen, um alles leichter zu finden. Um auf Glas zu schreiben, können Sie einen Permanent-Marker verwenden (Sie können ihn online kaufen oder in einem Bastelladen oder einem Geschäft für Künstlerbedarf), oder Sie verwenden Etiketten, um die Behälter zu kennzeichnen. Das wird die Funktionalität Ihres Lagers verbessern und durch die Labels wird auch der Raum optisch vereinheitlicht und aufgewertet. Wenn Sie das Etikett zu einem späteren Zeitpunkt entfernen oder wechseln möchten, benutzen Sie Reinigungsalkohol oder ätherisches Zitronenöl und waschen Sie damit die Oberfläche ab.

## Ordnung halten

- Planen Sie im Voraus und halten Sie umweltfreundliche Küchenutensilien wie Backpapier, wiederverwendbare (Papier-)Tüten, Frottiertücher, Geschirrtücher und Schwämme auf Pflanzenbasis vorrätig. Nehmen Sie sich die Zeit, die besten Produkte für Ihr Zuhause und Ihre Familie auszuwählen, und bestellen Sie umweltfreundliche und sichere Alternativen, solange Sie noch alles im Kopf haben.

- Warten Sie, bis Vorratsbehälter aus Glas gerade im Angebot sind und stellen Sie dann um.
- Wie schon gesagt: Verwenden Sie in der Mikrowelle keine Plastikbehälter – das Plastik könnte in Ihre Lebensmittel eindringen. Nehmen Sie sich lieber zehn Sekunden Zeit, um das Essen in einen Glasbehälter umzufüllen. Möchten Sie noch einen Schritt weiter gehen? Erwärmen Sie Gegenstände besser gleich auf dem Herd oder im Ofen, wenn Sie können. Besorgen Sie sich einen Wasserkocher, anstatt Wasser in der Mikrowelle zu erhitzen. Auch übrig gebliebene Pizza können Sie im Backofen erhitzen statt in der Mikrowelle. So können Sie eine Belastung durch elektromagnetische Strahlung vermeiden, und Sie werden feststellen, dass Ihre Lebensmittel so oft auch besser schmecken.[3]

## REZEPTE ZUM SELBERMACHEN FÜR DIE KÜCHE

### Universal-Essigreiniger

Dieser Reiniger funktioniert perfekt auf fast jeder Oberfläche, die Sie sich vorstellen können – mit Ausnahme von Marmor, Granit oder Stein, da der Säuregehalt die Oberfläche von Stein angreifen kann. Sie werden feststellen, dass das fast derselbe Reiniger ist, den ich in Kapitel 6 vorgestellt habe. Dieses Rezept enthält aber einen höheren Wasseranteil.

- 300 ml Wasser
- 120 ml klarer Essig
- 10 Tropfen ätherisches Öl Ihrer Wahl

Geben Sie alle Zutaten in eine Glas-Sprühflasche und schütteln Sie die Mischung. Einfach auftragen und mit einem Wischtuch Ihrer Wahl abwischen.

## Desinfektionsreiniger

Sie können ihn überall verwenden, wo Sie ihn brauchen – für Ihre Küchenspüle, Ihre Arbeitsplatten (keine Steinplatten!), im Kühlschrank – und verwenden Sie ihn ruhig großzügig! Denken Sie immer daran, dass Sie einen Reiniger auf Essigbasis nicht auf Marmor, Granit oder Stein verwenden sollten.

- 300 ml Wasser
- 60 ml klarer Essig
- 60 ml Wodka oder Reinigungsalkohol (ich bevorzuge Wodka aufgrund seiner Geruchlosigkeit – greifen Sie zu dem billigen Zeug!)
- 15 Tropfen ätherisches Öl Ihrer Wahl (ich mag Zitrusdüfte in der Küche, deshalb verwende ich normalerweise 10 Tropfen Zitrone plus 5 Tropfen Nelke oder Orange)

Alle Zutaten in eine Glas-Sprühflasche geben und schütteln. Aufsprühen und 10 Minuten einwirken lassen, dann abwischen.

## Waschbecken-Scheuerpulver

Dies ist eines meiner Lieblingsrezepte und ich benutze es jeden Tag. Sobald die Küche nach dem Abendessen sauber ist, schrubbe ich noch die Küchenspüle. So ist sie jeden Tag wie neu. Ich liebe Zitrone und Nelke für ihren subtilen, frischen, heimeligen Duft; Sie können sich aber auch Ihren eigenen Duft herstellen oder die ätherischen Öle ganz weglassen. Das Scheuerpulver können Sie auch für Waschbecken verwenden!

- 560 g Natron
- 20 Tropfen ätherische Öle

  (Ich empfehle Zitrone und Nelke und verwende normalerweise 15 Tropfen Zitrone und 5 Tropfen Nelke)
- 1-2 Spritzer Castile-Seife oder Spülmittel auf pflanzlicher Basis

Geben Sie das Natron und die ätherischen Öle in einen Behälter mit Deckel oder Schraubverschluss – ein Einmachglas ist perfekt dafür. Rühren Sie so lange, bis alles gut vermischt ist (die Seife oder das Spülmittel noch nicht hinzufügen). Verschließen Sie den Behälter. Am Abend, wenn Ihr Geschirr abgeräumt und die Spülmaschine beladen ist, befeuchten Sie das Becken und bestreuen Sie es großzügig mit dieser Mischung. Fügen Sie jetzt einen oder zwei Spritzer Castile-Seife oder Spülmittel hinzu und schrubben Sie die Spüle mit einer geeigneten Bürste gut durch. (Sie könnten unter der Spüle in einem Einmachglas eine Bürste aufbewahren, die Sie nur dafür benutzen. So werden Sie sich auf das allabendliche Ritual freuen.) Nun spülen Sie das Becken gründlich ab.

**VARIATION.** Dieses Scheuerpulver ist nicht nur für Spül- und Waschbecken geeignet. Sie können es überall dort einsetzen, wo es etwas zum Scheuern gibt. Fügen Sie etwas Wasser, Reinigungskonzentrat, Reinigungsspray oder Spülmittel hinzu und los geht's. Streuen Sie es als Auffrischer auf Matratzen oder Teppiche, lassen Sie es eine Zeit lang einwirken, um Gerüche aufzunehmen, und saugen Sie es dann weg.

### *Reinigungsspray für Marmor- und Steinoberflächen*

Ich schätze, dass Sie mehr als nur Marmor oder Granit damit reinigen wollen, wenn Sie dieses Rezept einmal ausprobiert haben – es ist fantastisch! Beachten Sie, dass der Universal-Seifenreiniger, den ich Ihnen bereits früher im Buch (Seite 72) vorgestellt habe, auch auf Steinoberflächen gut funktioniert, aber dieses Spray hier ist definitiv einer meiner Favoriten. Ich verwende es auf Kleingeräten und sprühe es sogar auf die Gartentür, um das Glas von den Abdrücken schlammiger Hundenasen- und -pfoten zu reinigen.

- 360 ml Wasser
- 3 Esslöffel Reinigungsalkohol
- 1 Teelöffel Castile-Seife oder Spülmittel auf pflanzlicher Basis (letzteres, wenn Sie wollen, dass Ihr Spray nach dem Spülmittel riecht)

Alle Zutaten in eine Glas-Sprühflasche geben und die Mischung schütteln. Aufsprühen und abwischen.

### Mülleimerreiniger

Verwenden Sie das hier, um Ihre Müllbehälter sauber zu bekommen oder für Ihre Spüle – immer dann, wenn es ein bisschen zu stinken beginnt.

- 60 g Natron
- 60 ml Zitronensaft oder klarer Essig

In einer Glasschale das Natron und den Zitronensaft oder Essig zu einer dicken Flüssigkeit verrühren. Die Flüssigkeit beginnt zu sprudeln – gießen Sie sie rasch in die Spüle oder den zu reinigenden Behälter. Mindestens 5 Minuten einwirken lassen und dann mit reichlich kaltem Wasser nachspülen.

### Edelstahlreiniger

Wir lieben den Look von Edelstahl – bis es Zeit wird, ihn zu reinigen. Dies ist der einfachste Weg, um den Schmutz abzubekommen. Alternativ können Sie es auch einfach mit Sprudelwasser probieren.

- Klarer Essig

Sprühen Sie den Essig direkt auf ein Mikrofasertuch und wischen Sie mit dem Tuch in Bürstungsrichtung über die Oberfläche, bis Sie alle Fingerabdrücke und Flecken entfernt haben.

### Edelstahlpolitur

Wenn Ihr Edelstahl sauber ist, braucht er vielleicht etwas Glanz. Mit Olivenöl können Sie den Stahl zum Glänzen bringen und Mineralablagerungen in der Umgebung von Wasserhähnen entfernen.

- Ein paar Tropfen Olivenöl

Tragen Sie ein oder zwei Tropfen Olivenöl auf ein Papiertuch oder ein altes, aber sauberes T-Shirt auf. Wischen Sie in Richtung der Stahlbürstung und polieren Sie die Oberfläche, bis sie glänzt.

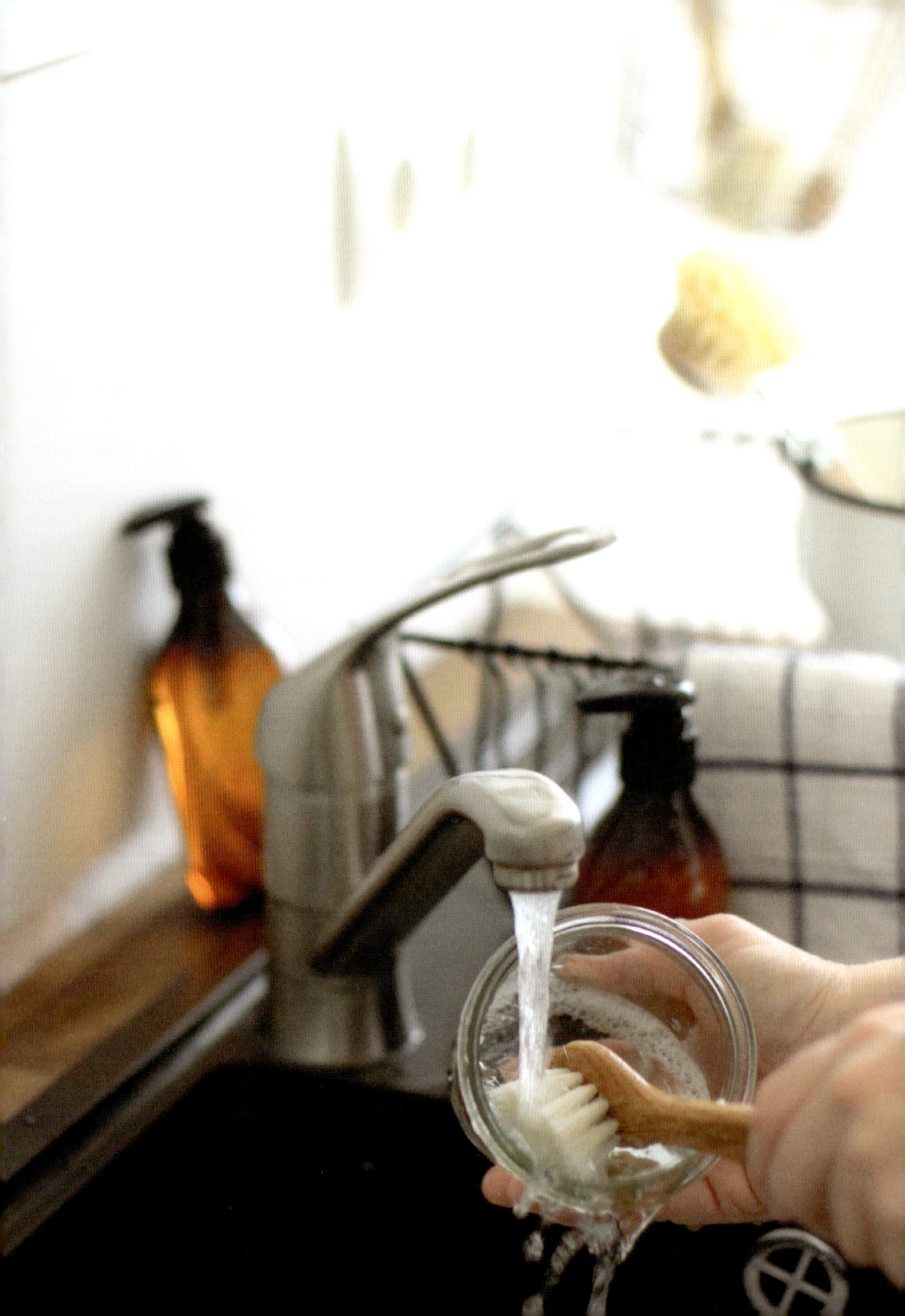

## Seife für weiche Hände

Häufiges Händewaschen und Geschirrspülen kann zu trockener Haut führen. Wenn Sie weiche Hände haben wollen, die natürlich gereinigt wurden, probieren Sie dieses einfache Rezept aus. Das Wasser ist dabei optional (abhängig von der gewünschten Konsistenz der Seife). Wenn Sie eine preiswerte Version herstellen wollen, verwenden Sie einfach zu gleichen Teilen Wasser und Castile-Seife. Verwenden Sie einen kleineren Spender, um sicherzustellen, dass die Mischung frisch bleibt.

- Flüssige Castille-Seife (genug, um Ihren Behälter zu drei Vierteln zu füllen)
- 1 Teelöffel Mandelöl und/oder Vitamin-E-Öl
- Ätherische Öle (4 Tropfen Rosmarin, 3 Tropfen Nelke und 3 Tropfen Orange; oder 10 bis 20 Tropfen Ihres eigenen Lieblingsdufts)
- Optional: gefiltertes oder destilliertes Wasser

Füllen Sie flüssige Castile-Seife in den Seifenspender Ihrer Wahl, bis er zu drei Vierteln gefüllt ist. Fügen Sie das Mandel- oder Vitamin-E-Öl und die ätherischen Öle hinzu. Wenn Sie eine dünnflüssigere Seife herstellen wollen, fügen Sie Wasser hinzu. Dann schütteln Sie die Mischung so lange, bis alles gut vermischt ist, und waschen Sie sich die Hände!

## Schäumende Zitrus-Handseife

Seife an der Spüle ist ein Muss! Die Verwendung von Zitrone oder anderen Zitrusfrüchten beseitigt Knoblauch- und Zwiebelgerüche und passt gut zu anderen Lebensmittelgerüchen. Was ich an schäumender Handseife besonders mag (außer, dass meine Kinder es lieben, ihre Hände damit zu waschen), ist, wie billig sie herzustellen ist. Und sobald Sie sie einmal hergestellt haben, haben Sie alles, was Sie brauchen, um mehr davon zu machen. Für dieses Rezept benötigen Sie einen Seifenspender mit einer Schaumpumpe.

- Wasser
- 1 bis 2 Esslöffel flüssige Castile-Seife
- 10 bis 20 Tropfen ätherische Öle (ich benutze 10 Tropfen Zitrone, 5 Tropfen Orange und 5 Tropfen Grapefruit)

Geben Sie Wasser in den Spender, bis er fast voll ist. Dann fügen Sie die Castile-Seife und die ätherischen Öle hinzu. Schütteln Sie gut, bis alles gut vermischt ist, waschen Sie sich die Hände!

### Spülmittel

Wenn Sie selbst ein Spülmittel herstellen wollen, damit Sie genau wissen, was drin ist, verwenden Sie ein geeignetes Reinigungskonzentrat als Basis. Das passende Spülmittelrezept finden Sie direkt auf der Verpackung oder der Website des Herstellers – fügen Sie einfach Wasser hinzu!

- Wasser nach Rezept
- Reinigungskonzentrat

Mischen Sie das Wasser und das Reinigungskonzentrat in einem Seifenspender oder einer Sprühflasche aus Glas (je nachdem, wie Sie die Seife auf Ihrem Geschirr verteilen möchten) gemäß Rezept der Marke. Schütteln Sie die Mischung gut durch und los geht's mit dem Abwasch!

### Rückstandsfreie Spülmaschinentabs

Gibt es ein sicheres Mittel für die Spülmaschine, das keine pulverförmigen Rückstände oder Lebensmittelreste zurücklässt? Wenn Sie abenteuerlustig sind, probieren Sie dieses Tab-Rezept aus. Es enthält die gleichen Inhaltsstoffe, die Sie in vielen Öko-Marken finden. Ich habe es so ausgelegt, dass es sowohl mit hartem als auch mit weichem Wasser zu anwendbar ist, obwohl ich nicht versprechen kann, dass es in Ihrem Haus funktioniert. Aber ich weiß, dass es sicher ist! Wenn Sie Eiswürfelformen aus Silikon haben, werden sie für dieses Rezept sehr gut geeignet sein. Das Rezept ergibt etwa 30 bis 32 Tabletten.

- 560 g Natron
- 330 g Borax
- Optional, für hartes Wasser: bis zu 115 g Bittersalz oder grobes Speisesalz
- etwa 120 ml klarer Essig (Sie brauchen vielleicht nicht ganz so viel)
- 20 bis 30 Tropfen ätherisches Zitronenöl

Geben Sie Natron, Borax und gegebenenfalls Bittersalz oder grobes Speisesalz in eine Glasschale. Geben Sie langsam Essig hinzu, bis die Mischung eine dicke und fast bröckelige Konsistenz hat. (Dass es sprudelt, ist normal.) Fügen Sie die ätherischen Öle hinzu und vermengen Sie alles gut.

Pressen Sie die Mischung in Eiswürfelformen und lassen Sie sie mindestens 24 Stunden lang gründlich trocknen – draußen in der Sonne funktioniert das am besten. Wenn die Würfel oder Tabs gründlich getrocknet sind (sie sollten hart, aber krümelig sein), nehmen Sie sie aus der Form und lagern sie in einem Glasgefäß mit einem fest verschließbaren Deckel.

Wenn Sie pulverförmige Ränder auf Ihren Gläsern bemerken, benötigen Sie möglicherweise einen Klarspüler (geben Sie einfach etwas Essig in das Fach für Klarspüler und füllen Sie bei Bedarf nach).

---

### Mülleimer-Erfrischer mit Zitronen- und Thymianduft

Jeder Mülleimer stinkt ab und zu ein wenig. Dieser Erfrischer ist einfach hergestellt. Es handelt sich um einen harten Würfel, der auf dem Boden des Mülleimers liegt und Gerüche ganz natürlich herausfiltert. Eiswürfelformen aus Silikon sind für das Rezept sehr gut geeignet.

- 560 g Natron
- 230 g Bittersalz
- etwa 60 ml Wasser (Sie benötigen vielleicht weniger)
- 10 Tropfen ätherisches Zitronenöl
- 5 Tropfen Thymian-, Rosmarin- oder Lavendelöl
- Optional: 1 Teelöffel getrocknete Kräuter, wenn Sie das Produkt hübscher machen wollen (verwenden Sie das Kraut, von dem Sie auch das ätherische Öl verwenden)

Geben Sie das Natron und das Bittersalz in eine Glasschale und rühren Sie alles gut durch. Geben Sie ganz langsam Wasser hinzu (es ist normal, wenn es sprudelt), bis die Mischung eine dicke und fast bröckelige Paste geworden ist. Fügen Sie die ätherischen Öle und optional getrocknete Kräuter hinzu und vermengen Sie alles miteinander.

Pressen Sie die Mischung in Eiswürfelformen und lassen Sie sie mindestens 24 Stunden lang gründlich trocknen – draußen in der Sonne funktioniert es am besten. Wenn die Würfel vollständig trocken sind (sie sollten richtig hart sein), nehmen Sie sie aus der Form und lagern sie in einem Glasgefäß mit fest verschließbarem Deckel. Verwenden Sie sie nach Bedarf in Mülleimern oder an jedem Ort, der ein wenig frischer sein könnte. Der Erfrischer absorbiert und neutralisiert unerwünschte Gerüche.

---

### *Geruchsneutralisierer für den Kühlschrank*

Wollen Sie sich etwas Hübscheres als eine Packung Backpulver in den Kühlschrank stellen? Bekämpfen Sie Kühlschrankgeruch mit dieser einfachen Alternative!

- 560 g Natron

Kippen Sie das Natron in ein Einmachglas und schrauben Sie den Deckel eines Shakers drauf. Oder schneiden Sie ein kleines, rundes Stück Stoff aus, decken Sie damit das Glas ab und befestigen Sie es mit einem Gummiband. Stellen Sie das Glas auf die Rückseite Ihres Kühlschranks, damit das Natron alle unerwünschten Gerüche aufnehmen kann. Ersetzen Sie nach einiger Zeit das Natron. (Wenn Ihr Kühl- oder Gefrierschrank besonders stinkt und Sie den Übeltäter nicht kennen, entfernen Sie den gesamten Inhalt und wischen Sie alles gründlich ab.)

---

### *Kühl- und Gefrierschrankreiniger*

Bin ich die Einzige, die manchmal damit überfordert ist, all diese Lebensmittel nach Hause zu bringen und dann alles ordentlich wegzuräumen? Wischen Sie Ihren Kühlschrank aus, bevor Sie einkaufen gehen. Bei Ihrer Rückkehr werden Sie froh darüber sein und können alles direkt und problemlos einräumen. Dieser Reiniger ist gedacht für Zeiten, zu denen mal wieder eine Tiefenreinigung fällig ist. Leeren Sie den Kühlschrank, legen Sie die Schubladen zum Einweichen in die Spüle und wischen Sie Kühl- und Gefrierschrank gründlich aus.

- 1 l warmes Wasser
- 1 Teelöffel flüssige Castile-Seife
- 1 Teelöffel Natron

In einer Glasschale alle Zutaten vermengen. Wischen Sie die Regale und Wände leicht feucht mit einem mit dieser Reinigungslösung getränkten Mikrofaser- oder Geschirrtuch ab. Bei Bedarf können Sie anschließend trocken reiben.

### Rauchfreier Ofenreiniger

Ein Wort der Warnung vorweg: Es kann schmutzig werden. Folgen Sie genau den Anweisungen und wischen Sie immer wieder alles ab. Ich empfehle, die Glastür des Ofens separat zu reinigen.

- 125 ml warmes Wasser
- 60–125 g Natron – genug, um eine Paste herzustellen
- 1 Esslöffel flüssige Castile-Seife

In einer Glasschale alle Zutaten mit einem Löffel vermengen und gerade so viel Natron hinzufügen, dass eine Paste entsteht. Es wird sich ein wenig im Volumen ausdehnen. Befolgen Sie dann die Reinigungshinweise auf Seite 100 im Abschnitt „Herd und Spülbecken".

### Lebensmittelechter Grillreiniger

Erhitzen Sie nach jedem Grillen den Grill und lassen Sie die Speisereste abbrennen. Schaben Sie die Einsätze mit einer Grillbürste ab und lassen Sie den Grill abkühlen. Wenn Ihr Grill eine ordentliche Tiefenreinigung benötigt, versuchen Sie es mit dieser Methode:

- 250 ml warmes Wasser
- 60–125 g Natron
- klarer Essig

Verrühren Sie in einer Glasschale das warme Wasser und das Natron zu einer Paste. Entfernen Sie die Grilleinsätze und tragen Sie diese Mischung darauf auf. Schrubben Sie sie mit einer Bürste über einem Becken oder einer Wanne.
Weichen Sie ein Reinigungstuch mit Essig ein und wischen Sie den Grill ab. Alles abspülen und bei Bedarf wiederholen. Gründlich abtrocknen.

## *Kurze Tipps*

Wenn Sie Ihre Lebensmittel und Ihr Putzzubehör in Glasbehälter umfüllen, wird Ihre Exposition gegenüber Kunststoffen reduziert und Sie können leichter sehen, was da ist. Es kann einige Zeit dauern, bis Sie alles auf diese Weise eingerichtet haben, aber vielleicht haben Sie auch noch eine Sammlung von Einmachgläsern, die von einem früheren Projekt übrig geblieben sind. Füllen Sie sie mit Reis, Hafermehl und Quinoa, mit Backpulver, Zucker und Getreide.

## *Darüber können Sie noch nachdenken*

Wir arbeiten hart daran, unsere Familien vor schädlichen Chemikalien zu schützen und bessere Alternativen zu finden. Dies gilt auch für die Nahrung, die wir in unseren Körper aufnehmen, sodass es sich lohnt, uns eine Minute Zeit zu nehmen, um das, was wir gelernt haben, auf unsere Essgewohnheiten anzuwenden.

Laut Michael Pollan, Autor von *Lebens-Mittel. Eine Verteidigung gegen die industrielle Nahrung und den Diätenwahn*, können vier der Krankheiten, die für die meisten Todesfälle verantwortlich sind (Erkrankungen der Herzkranzgefäße, Diabetes, Schlaganfälle und Krebs), „direkt auf die Industrialisierung unserer Lebensmittel zurückgeführt werden."[4] Dies allein sollte uns dazu bringen, innezuhalten und darüber nachzudenken, was wir auf unsere Tische und in unsere Mägen lassen.

Auf Zucker achten schon viele Menschen, aber auch andere Inhaltsstoffe wie Mononatriumglutamat, Maissirup, Pestizide und GVO sind gesundheitlich bedenklich.

Wenn Sie bereits darauf achten, dann herzlichen Glückwunsch! Wenn Sie noch nie über Vollwertkost nachgedacht haben – mit vollwertigen oder „echten" Lebensmitteln, die nicht verarbeitet wurden, wie Obst, Gemüse, mageres Fleisch und Fisch, brauner Reis, Vollkorn usw. – gibt es viele Quellen mit einer Fülle von Infos, Rezepten und Vorschlägen. Ein paar, die ich sehr empfehlen kann: Lisa Leakes 100 days of real food – ich liebe diese Website (100DaysOfRealFood.com) sowie ihre Bücher. Danielle Walker von Against All Grain (AgainstAllGrain.com) bietet hilfreiche Informationen für alle, die sich mit Immunstörungen beschäftigen, aber ihre Rezepte, Kochbücher und Einsichten funktionieren für alle. Melissa Hartwigs Whole30-Diät (Whole30.com)finde ich großartig, weil ich damit meine Geschmacksnerven und meinen Stoffwechsel zurück auf Start gesetzt habe.

Ich habe festgestellt, dass die beste Faustregel darin besteht, alle Inhaltsangaben auf jeder Packung zu lesen und Produkte mit fünf oder weniger Zutaten zu suchen. Das bedeutet, dass unsere Familie sich von Limonaden und zuckerhaltigen Getränken fernhält. Wir wählen nach Möglichkeit biologische Produkte. (Bauernmärkte, Hofverkauf, Gemüsekisten oder die Beteiligung an einer Initiative für solidarische Landwirtschaft (Solawi) sind gute Möglichkeiten, um saisonale Produkte zu erhalten.) Wir verwenden nur natürliche Süßstoffe wie Ahornsirup und Honig und ich mache das meiste, was wir essen, selbst.

Diese Herangehensweise mag zeitaufwendiger sein, aber es ist eine Veränderung, die besser für unsere Gesundheit ist, denn je weniger stark verarbeitet unsere Lebensmittel sind, desto gesünder sind wir letztendlich. Auch wenn äußerlich der einzige Unterschied darin besteht, dass wir uns besser fühlen, reicht mir das völlig aus!

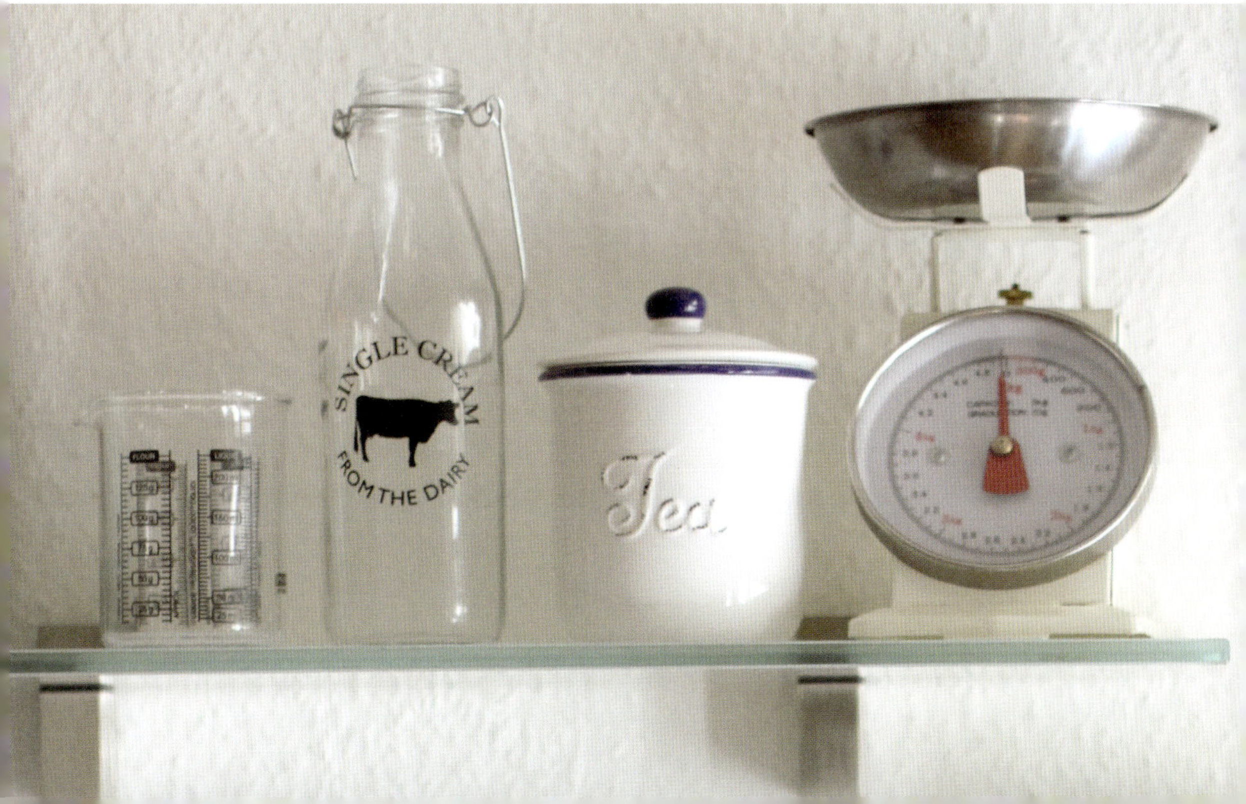

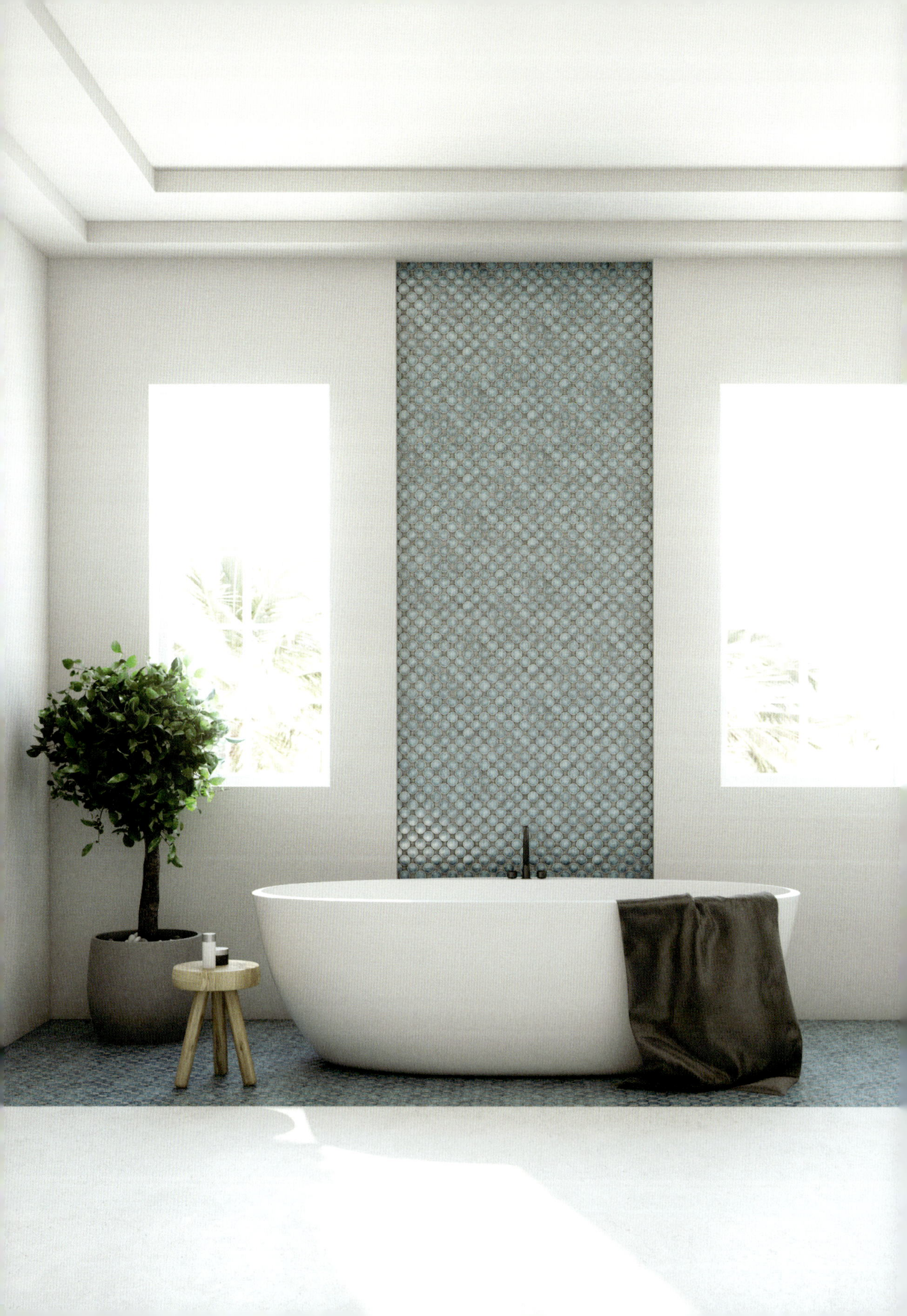

## Kapitel 10

# Badezimmer

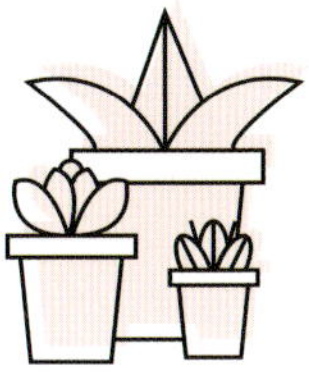

Ich kann Ihnen gleich sagen, dass ich nicht gern das Bad putze. Weil ich aber ein großer Fan sauberer Bäder bin, habe ich ziemlich viele Methoden entwickelt, das Bad schnell und sicher geputzt zu bekommen. Im Putzplan nimmt das Badezimmer eine wichtige Stelle ein, aber es ist ebenso wichtig, dass Sie es mit Produkten reinigen, die Sie nicht benommen machen und von denen Sie keine Kopfschmerzen bekommen. Bäder sind oft klein und nicht gut belüftet, sodass der Umgang mit Schimmelbekämpfungsmitteln mit dem Nebeln eines Hauses gegen Termiten gleichgesetzt werden kann. Gehen Sie kein Risiko ein! Ich kenne viele Wege, die Verbreitung von Keimen zu verhindern, ohne dass Sie einen Vollkörper-Schutzanzug dafür benötigen!

Badezimmer sind eine Brutstätte für Keime und Schimmel. Wenn Sie jemand sind, der gerne alles desinfiziert (wie ich es getan habe), sprühen Sie vermutlich alle Oberflächen dick ein, wischen Sie ab und gehen dann zur nächsten Oberfläche über. Diese Art der Anwendung ist allerdings für die meisten Reinigungsprodukte nicht ausreichend – laut Anweisungen soll der Reiniger zehn Minuten lang feucht auf der Oberfläche bleiben, um Keime zu desinfizieren und abzutöten. Stellen Sie einen Timer ein und überprüfen Sie das? Das habe ich nie getan. Also habe ich nicht nur meine Lungen mit giftigen Chemikalien gefüllt, sondern auch noch die Keime verschont, die ich so dringend loswerden wollte.

Während Sie an Ihrem Badezimmer arbeiten, ist es auch wichtig, einen genaueren Blick auf Ihre Körperpflegeprodukte zu werfen. Das letzte Mal, dass es in den Vereinigten Staaten ein wichtiges Gesetz zur Überwachung oder Regulierung der Sicherheit von Inhaltsstoffen in Körperpflegeprodukten gab, war 1938. Ich werde es Ihnen vorrechnen: Das ist mehr als achtzig Jahre her. Schlimmer noch, in den USA werden derzeit mehr als 80.000 Chemikalien in Körperpflegeprodukten eingesetzt.[1] Mit anderen Worten: Wir haben keine Ahnung, ob die Tausende von Chemikalien, die heute verwendet werden, sicher sind oder nicht. Andere Länder haben viele dieser Chemikalien und Inhaltsstoffe getestet und verboten, aber die Vereinigten Staaten nicht. Warten Sie nicht, bis Ihnen jemand sagt, dass etwas nicht gut für Sie ist. Recherchieren Sie selbst, lesen Sie weiter und werfen Sie ein Produkt im Zweifelsfall weg.

Badreiniger und Körperpflegeprodukte gehören zu den giftigsten Bösewichten überhaupt. Lassen Sie uns dieses Zeug loswerden. Sie werden sich besser fühlen, wenn Sie die potenziellen Risiken erkannt haben und wissen, welche einfachen und sicheren Produkte Sie stattdessen für Ihren Körper und in Ihrem Badezimmer verwenden können.

## WORAUF SIE ACHTEN SOLLTEN

Die schädlichsten Produkte in Ihrem Badezimmer sind:

- Toilettenreiniger
- Desinfektionssprays
- Schimmelpilzentferner
- alle Produkte mit Bleiche oder Ammoniak
- die meisten herkömmlichen Körperpflegeprodukte, einschließlich vieler Lotionen, Shampoos, Haarspülungen, Duschgels, Damenpflegeprodukte und Parfüms

Wenn Sie diese nicht schon im Zuge Ihres Detox-Wochenendes losgeworden sind, ist es jetzt an der Zeit! Werfen Sie sie in den Müll und gehen Sie zum nächsten Tagesordnungspunkt über. Wenn Sie sich bei einem Artikel unsicher sind, suchen

Sie die Etiketten nach den Begriffen ab, die wir in Kapitel 2 besprochen haben, einschließlich „Duftstoffe", „Natriumhydroxid", „Natriumlaurylsulfat", „Natriumlaurethsulfat", „Formaldehyd", „Phthalate", nach der Bezeichnung „antibakteriell" und allen Warnhinweisen oder Texten, die besagen, dass Dinge zum Beispiel außerhalb der Reichweite von Kindern aufbewahrt oder nur in gut durchlüfteten Bereichen verwendet werden sollen. Da die meisten Badezimmer nicht ausreichend belüftet sind, sollten Sie umso mehr bedenken, wie sehr Ihre Gesundheit beeinträchtigt werden kann, wenn Sie einfach nur das Bad putzen. Jeder Spritzer zählt!

Sie wissen immer noch nicht, was das Richtige ist? Wenn auf dem Etikett nicht „pflanzenbasiert" und/oder „frei von..." steht, ist es das Produkt wahrscheinlich auch nicht. Schlagen Sie das Produkt in der EWG-Datenbank oder in der Think-Dirty-App nach.

Die Firma Sephora hat kürzlich das Gütesiegel „Clean at Sephora" eingeführt, um eigene Produkte zu kennzeichnen, die ohne Natriumlaurylsulfat, Natriumlaurethsulfat, Parabene, Formaldehyd, Formaldehydquellen, Phthalate, Mineralöl, Retinylpalmitat, Oxybenzon, Kohlenteer, Hydrochinon, Triclosan oder Triclocarban hergestellt werden. Außerdem enthalten alle Hautpflege-, Make-up- und Haarpflegeartikel mit dem Clean-at-Sephora-Siegel weniger als ein Prozent synthetische Duftstoffe.[2]

Auch hier sind Sie der Einzige, der auf die Sicherheit Ihres Hauses achtet, also schützen Sie sich und Ihr Zuhause, indem Sie sichere Produkte kaufen und verwenden!

## EINFACHE ALTERNATIVEN

**Reinigungstools.** Verwenden Sie pflanzliche Schwämme, natürliche Schrubber (aus Holz, nicht aus Kunststoff) und einfache, altmodische Werkzeuge. Unsere Großmütter wussten schon vor vielen Jahren, was sie taten, – das beste Reinigungsmittel ist voller Einsatz, besonders im Badezimmer. Manchmal hätten wir die Dinge gern sauber, ohne sie erst putzen zu müssen. Kennen Sie zum Beispiel das Putzmittel, das die Farbe wechselt, wenn etwas „sauber" ist? Dieser Reiniger ist voll von allen

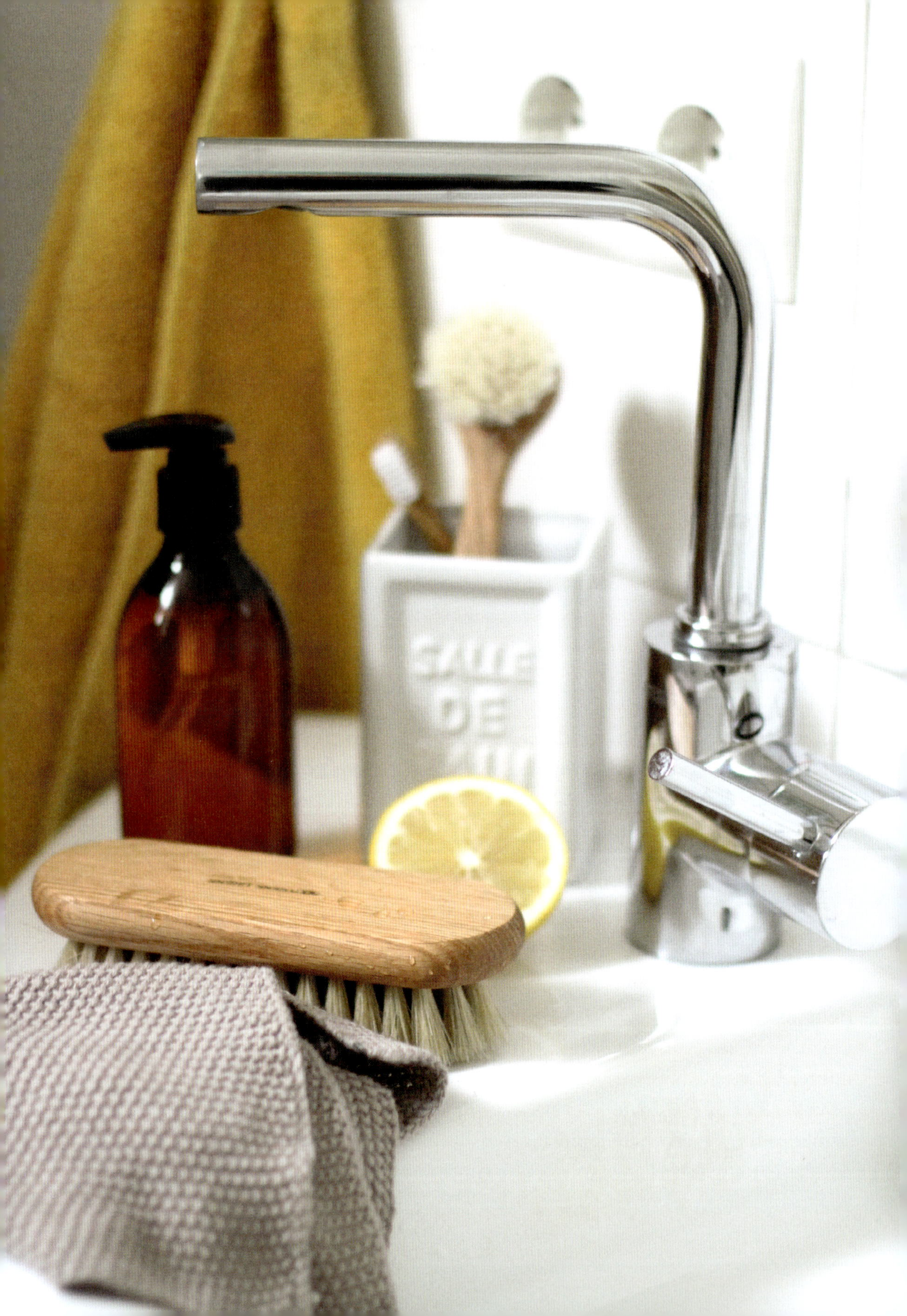
SALLE
DE

möglichen giftigen Inhaltsstoffen. Wenn etwas zu gut klingt, um wahr zu sein, dann ist es das wahrscheinlich auch. Halten Sie sich an die Lösungen, die ich anbiete, und Sie werden feststellen, dass es wirklich nicht so schwierig ist.

**Seifen.** Wechseln Sie Ihre Seifen und Duschgels aus. Bonus: Castile-Seife und Seifen auf pflanzlicher Basis hinterlassen sehr wenig oder gar keine Seifenränder. Und was bedeutet das? Weniger schrubben!

Tauschen Sie wie in der Küche die Handseife am Waschbecken gegen etwas aus, das Sie selbst herstellen (siehe Seiten 109, 135) oder suchen Sie eine Marke auf pflanzlicher Basis ohne künstlichen Duft und Parabene. (Siehe Seite 219 für Produktempfehlungen.)

**Toiletten-Gelscheiben.** Aus einer ganzen Reihe unterschiedlicher Gründe sollten Sie die nicht mehr verwenden. Der erste ist der, dass Sie nicht wollen, dass Ihr Kind oder ein Haustier mit all den Chemikalien, künstlichen Farben und Bleichmitteln in Berührung kommt, wenn es Kontakt mit dem Wasser hat. Dieses Wasser gelangt außerdem in die Umwelt und verschmutzt sie.

Lassen Sie uns eine bessere Methode finden. Reinigen Sie Ihre Toilette völlig mühelos, indem Sie eine halbe bis eine Tasse klaren Essig in die Toilettenschüssel gießen, ihn etwa eine Stunde einwirken lassen und dann bei Bedarf ein wenig schrubben. Oder mein Favorit: Verwenden Sie ein alternatives Bleichmittel. Geben Sie einen Messbecher davon direkt in die Schüssel, lassen Sie es über Nacht einwirken und schrubben Sie die Schüssel am Morgen gut aus.

**Toilettenbürsten.** Stören Toilettenbürsten Sie? Mich auch. Ich habe jahrelang Einwegbürsten benutzt, aber mittlerweile habe ich habe diese nicht so grüne Gewohnheit aufgegeben. Ich benutze einen Pumie (einen Bimsstein auf einem Stab, nur für Toiletten) gegen Kalkablagerungen. Weil ich wirklich jede Woche die Toiletten putze, brauche ich auch keine Industrie-Toilettenreiniger.

Neben jeder Toilette habe ich eine kleine Bürste in einem Behälter, ich benutze entweder Toilettenreiniger von Earth Friendly Products oder nur mein Desinfektionsspray (Einfaches Bad-Desinfektionsmittel, Seite 132) und ein wenig schnelle Schrubb-Aktion. Das Geheimnis der Toilettenreinigung? Wöchentliches Schrubben und das Wissen darum, wie Sie am besten mit Ihrem Wasser umgehen. Wenn

Sie das Gefühl haben, dass Sie Kalkflecken bekommen, wenn Sie nur wöchentlich putzen, dann entkalken Sie jeden zweiten Tag, oder schrubben Sie zusätzlich auch ein wenig mit etwas Natron.

**Desinfektionssprays.** Ich habe festgestellt, dass Wasserstoffperoxid genauso effektiv desinfiziert wie jedes handelsübliche Spray, das Sie im Geschäft bekommen. Schrauben Sie einen Sprühkopf auf die Wasserstoffperoxidflasche und fertig!

**Duschvorhänge.** Wenn es an der Zeit ist, einen schmutzigen Duschvorhang zu ersetzen, entscheiden Sie sich für einen waschbaren Stoffbezug anstatt wieder einen aus Plastik zu kaufen. Kunststoff-Duschvorhänge bestehen aus Polyvinylchlorid (PVC), das monatelang Gase freisetzen kann – denken Sie nur an den Geruch nach neuem Plastik! Textilvorhänge sind leicht zu finden, kosten in der Regel weniger als zwanzig Euro und trocknen auch schnell. Neben den offensichtlichen gesundheitlichen Vorteilen können Sie sie ganz unkompliziert mehrmals waschen.

**Badewannenverkleidungen aus Kunststoff.** Wenn Sie Badewannenauskleidungen verwenden, suchen Sie nach einer PVC-freien Variante.

**Badevorleger.** Wenn Sie bisher (rutschfeste) gummierte Badevorleger verwenden, denken Sie beim nächsten Kauf über eine Alternative aus reiner Baumwolle nach.

## ENTRÜMPELN UND PUTZEN

Gehen Sie alles in Ihrem Badezimmer durch, um herauszufinden, was Sie wegwerfen und was Sie behalten wollen. Ich empfehle, immer erst ein Badezimmer fertig zu machen, bevor Sie zum nächsten übergehen (wenn Sie mehr als ein Badezimmer haben), damit Sie nicht unterbrochen werden und um zehn Uhr abends all Ihre Bäder durcheinander sind.

Hier ist Ihre Bad-Checkliste – lesen Sie weiter für Tipps und spezifische Anweisungen, wie Sie Ihre Badezimmer effektiv entrümpeln und putzen können.

| CHECKLISTE | |
|---|---|
| | ✔ |
| ABLAGEN UND OBERFLÄCHEN | |
| SCHRÄNKE, SCHUBLADEN UND MEDIZINSCHRÄNKCHEN | |
| LEUCHTEN, FENSTERBÄNKE, JALOUSIEN UND BELÜFTUNG | |
| HANDTÜCHER | |
| BÖDEN | |
| LAGERUNG UND KENNZEICHNUNG | |
| ORDNUNG HALTEN | |

## Ablagen und Oberflächen

- Beginnen Sie mit der vollständigen Reinigung der Ablagen und Oberflächen, einschließlich Wannenrändern und Duschregalen. Halten Sie eine Kiste oder Tüte für Dinge bereit, die Sie später verschenken oder verkaufen wollen.
- Bearbeiten Sie die einzelnen Bereiche, während Sie sie abräumen. Wenn es Ihnen schwerfällt, eine volle Flasche eines nicht so idealen Putzmittels wegzuwerfen, machen Sie eine Liste mit neuen Produkten, um diese Sachen zu ersetzen, wenn Sie sie verbraucht haben. Schauen Sie sich auch die anderen Gegenstände an. Haben Sie fünf halb aufgebrauchte Flaschen irgendeiner Lotion? Schütten Sie den Inhalt in einer oder zwei Flaschen zusammen und werfen Sie den Rest weg. Haben Sie eine Flasche Parfüm oder Körperpflege, die Ihnen mal jemand geschenkt hat, und Sie mögen den Geruch nicht? Legen Sie es in die Kiste. Sie werden sich besser fühlen, wenn Sie die ehemals überladene Ablage ansehen, die jetzt so viel leerer aussieht!
- Besprühen Sie ein Tuch mit einem Spiegelreiniger (Minziger Glas- und Spiegelreiniger, Seite 130) und wischen Sie den Spiegel sauber. Das Gleiche gilt für den Medikamentenschrank, falls Sie einen haben.
- Mischen Sie in einem kleinen Behälter warmes Wasser mit Castile-Seife oder Spülmittel und verwenden Sie ein kleines Tuch, um damit die Oberflächen vollständig abzuwischen, besonders wenn sie mit angebackenem Haarspray

oder Zahnpasta verschmutzt sind. Wenn Sie Marmor, Granit oder andere Steinoberflächen im Bad haben, können Sie auch mein Reinigungsspray für Marmor- und Steinoberflächen (Seite 106) verwenden.

- Wenn die Wanne oder das Waschbecken mal wieder ordentlich geschrubbt werden muss, verwenden Sie mein Waschbecken-Scheuerpulver (Seite 105) – es ist perfekt geeignet für die Verwendung in Küche und Bad.
- Besprühen Sie die Toilette gründlich mit Desinfektionsreiniger (Seite 133) und wischen Sie sie vom Rand bis zum Boden ab. Es besteht keine Notwendigkeit, jetzt gleich auch die Schüssel zu putzen, es sei denn, Sie haben das länger nicht mehr gemacht. Aber wenn es Ihnen so geht wie mir mit den zwei Jungs, kann sich die Toilettenreinigung als tägliche Fleißaufgabe herausstellen. Wie ich bereits erwähnt habe, besteht eine der einfachsten Lösungen darin, ein Einmachglas mit Sauerstoffbleiche in Ihrem Badezimmer aufzubewahren (z. B. erhältlich unter CleanMamaHome.net). Streuen Sie sie in die Schüssel, lassen Sie sie für fünfzehn bis dreißig Minuten einwirken (oder sogar über Nacht, wenn es wirklich übel ist), und schrubben Sie mit einer Bürste.
- Sprühen Sie Dusche und Badewanne mit dem Essigreiniger (Seite 130) oder Desinfektionsreiniger (Seite 133) ein und wischen Sie sie aus. Auch hier gilt: Wenn keine Tiefenreinigung erforderlich ist, besteht keine Notwendigkeit, hier während dieser Reinigung mehr zu tun.
- Wenn Sie Zeit haben, waschen Sie die Duschvorhänge und Badevorleger.

### Schränke, Schubladen und Medizinschränkchen

Das wird jetzt eine größere Sache. Wir haben meistens viele Körperpflegeprodukte in unseren Badezimmerschubladen und -schränken, sodass ich mir denken kann, dass dieses Projekt länger als einen Tag dauern könnte. Aber es ist auch superwichtig und ein Bereich, der gern übersehen wird.

Schauen Sie sich all Ihre Körperpflegeprodukte an und beurteilen Sie, was bleiben kann und was raus muss.

- Wenn Sie die Zeit dafür haben, holen Sie alles aus Ihren Badezimmerschränken und Schubladen heraus. Stellen Sie alle Sachen auf eine Ablage oder auf den Boden und organisieren Sie sie in Gruppen von Produkten:

  - Haarpflege (Shampoos, Spülungen, Festiger, Haarsprays etc.)
  - Körper- und Gesichtspflege (Duschgels, Gesichtswaschgels, Toner, Lotionen, Sonnencremes, Körperpeelings, Rasiercremes, Deodorants etc.)
  - Make-up (Grundierungen, Mascaras, Eyeliner, Rouge, Lidschatten etc.)
  - Zahnpflege (Zahnpasta, Zahnseide, Mundwasser etc.)
  - Damenpflegeprodukte (Binden, Tampons, Cups etc.)

- Selbst wenn Sie keine Zeit haben, alles durchzugehen, schauen Sie sich die Etiketten für die folgenden speziellen Inhaltsstoffe an, um nur einige zu nennen (Sie werden feststellen, dass einige von den Übeltätern die gleichen sind wie auf meiner Liste der Reinigungsprodukte):

  - Benzalkoniumchlorid
  - Kohlenteer
  - Geschmack (synthetisch)
  - Formaldehyd (vorhanden, wenn andere Konservierungsmittel auf der Liste stehen)
  - Duftstoffe (synthetisch)
  - Hydrochinon
  - Mineralöl
  - Paraben
  - Petrolatum
  - Erdöl
  - Phthalate
  - Retinylpalmitat
  - Retinol
  - Talkum
  - Toluol
  - Triclosan

Die US Food and Drug Administration hat Richtlinien, ähnlich wie die EPA mit Reinigungsprodukten, aber sie testen Kosmetika nicht auf Sicherheit.[3] Die EU hat mehr als 1.400 Chemikalien in Kosmetikprodukten verboten, während die USA bisher nur 30 verboten haben.[4] Als ich das erfuhr, habe die Produkte in meinen Schubladen und Schränken anders betrachtet und mehr Sachen weggeworfen, als ich zugeben möchte.

- Hört sich das für Sie heftig an? Machen Sie jetzt einen sauberen Cut und ersetzen Sie schädliche Sachen durch Produkte, die sicher für Ihren Körper sind und auch Ihr Aussehen und Wohlbefinden verbessern.

Ich liebe Körperpflegeprodukte und Make-up von Gregg Renfrew, die ihre eigene Beautymarke gegründet hat. Sie ist eine Mutter, die wie ich dachte, dass schon alles sicher sei. Als sie lernte, dass das nicht so ist, machte sie sich daran, die Dinge anders zu machen. „Wir verpflichten uns zu einem Gesundheits- und Sicherheitsstandard, der weit über das hinausgeht, was das US-Recht vorschreibt. Wir haben die Verwendung von mehr als 1.500 fragwürdigen oder schädlichen Chemikalien durch die *The Never List* verboten, während wir gleichzeitig sicherstellen, dass unsere Produkte das leisten, was sie sollen und genauso gut zu verwenden sind wie jedes andere luxuriöse Shampoo, jeder Lippenstift oder jedes Pflegeprodukt auf dem Markt."[5] Ich mag besonders ihren Lipgloss, ihr Make-up, die Kinder- und Haarpflegeprodukte und die Sonnencreme.

Ich benutze eine elektrische Zahnbürste – ich finde, dass es weniger Abfall gibt und meine Zähne dafür sauberer sind. Ich weiß, dass das umstritten ist, besonders unter Leuten, die in der Zahnheilkunde arbeiten, aber ich kaufe nur fluoridfreie Zahnpflegeprodukte. Fluorid, ein natürlich vorkommendes Mineral, ist eine der giftigsten Substanzen – weniger giftig als Arsen, aber giftiger als Blei.[6] Recherchieren Sie selbst, um zu sehen, ob Sie Fluor verwenden wollen oder nicht.

Damenpflegeprodukte sind problematisch, da die meisten von ihnen gebleicht sind. Erwägen Sie die Umstellung auf wiederverwendbare Optionen und/oder Bio-Wattepads und Tampons, um eine chemische Belastung durch Duft- und Bleichstoffe zu vermeiden.

- Während die Schubladen und Schränke leer sind, wischen Sie sowohl die Innen- als auch die Außenflächen ab. Verwenden Sie ein mit Reinigungsalkohol befeuchtetes Wattepad, um Griffe, Knöpfe, Türen und Schalter zu reinigen.
- Legen Sie die Produkte auf eine für Sie sinnvolle Weise zurück. Ich gruppiere gerne ähnliche Gegenstände in Schubladenfächern und Körben. Weniger ist mehr! Behalten Sie das, was Sie wirklich brauchen, und verringern Sie die Menge der Produkte, die Sie täglich verwenden. Weniger Produkte bedeuten auch weniger Inhaltsstoffe, um die man sich Sorgen machen muss. Verschenken oder entsorgen Sie alle Produkte, die Sie nicht mehr verwenden werden.

## Leuchten, Fensterbänke, Jalousien und Belüftung

- Entstauben Sie alle Leuchten und wischen Sie sie ab.
- Entstauben und/oder wischen Sie die Fensterbänke und Jalousien.
- Entfernen Sie, wenn möglich, die Belüftungsabdeckung und reinigen Sie sie. Wenn Sie sie nicht entfernen können, verwenden Sie einen langen Staubwedel oder den Stab Ihres Staubsaugers, um den Staub und Schmutz zu entfernen, der sich dort angesammelt hat.
- Entstauben und reinigen Sie die Wände von der Decke bis zum Boden – ich habe einen langstieligen Staubwedel für diese Aufgabe.
- Entstauben und wischen Sie alle Regale – stellen Sie anschließend nur das zurück, was Sie auch mögen und benutzen.

## Handtücher

- Nehmen Sie alle Badetücher, Handtücher und Waschlappen heraus. Überlegen Sie, ob Sie einige Handtücher ersetzen müssen oder ob Sie zu viele haben. Sind sie noch in Ordnung? Zerschlissene Handtücher können Sie als Putzlappen aufbewahren oder sie, wie ich es tue, dazu benutzen, den Gang zur Toilette damit auszulegen, wenn die Kinder einmal krank sind. Sie können sie auch an Tierheime spenden. Überprüfen Sie, ob ein Tierheim in Ihrer Nähe so etwas gerade gebrauchen kann.
- Notieren Sie sich, wie viele Handtücher und Waschlappen Sie ersetzen müssen. Ich empfehle insgesamt vier oder fünf Stück pro Person; dies berücksichtigt eine tägliche Dusche, wobei jedes Handtuch einmal wiederverwendet wird und alle Handtücher einmal pro Woche gewaschen werden. Wenn Sie auf Handtücher aus biologischer Baumwolle umsteigen wollen, ist es jetzt an der Zeit.

## Böden

- Saugen Sie den Badezimmerboden und die Fußleisten. Verwenden Sie Ihre Fugenbürste, um in die Ecken und Kanten zu kommen.
- Schrubben Sie die Fußleisten und Böden. Da meine Bodenfläche klein ist, mache ich das normalerweise von Hand mit einem kleinen Behälter mit warmem Wasser und Castile-Seife, aber Sie können die von Ihnen bevorzugte Methode zum Bodenputzen verwenden. Waschen Sie zuerst die Sockelleisten und spülen Sie den Lappen während des Prozesses mehrmals unter fließendem Wasser aus. Beginnen Sie in der Ecke, die am weitesten von der Tür entfernt ist, und bewegen Sie sich zur Tür hin.

## Lagerung und Kennzeichnung

- Lagern Sie Ihre Bestandsartikel in Körben oder Behältern, um allem eine Ordnung zu geben und die Sachen leicht zu finden.
- Ich verwende im Badezimmer sehr gerne Apothekergläser aus Glas für Wattebäusche und andere Dinge des täglichen Bedarfs. Die Sachen in Glasbehältern zu lagern ist immer gesünder, als sie in den Plastikpackungen zu lassen, in denen sie verkauft werden. Außerdem sehen die Gläser auch hübscher aus.
- Kennzeichnen Sie die Gläser oder andere Lagerbehälter bei Bedarf, damit die Produkte immer dort sind, wo sie hingehören.

## Ordnung halten

- Planen Sie im Voraus und versorgen Sie sich mit Toilettenpapier, Tüchern und Toilettenartikeln. Nehmen Sie sich Zeit dafür, die besten Produkte für Ihr Zuhause und Ihre Familie auszusuchen, und bestellen Sie umweltfreundliche und sichere Alternativen, während alle Informationen noch präsent sind.

- Überlegen Sie, wie und woraus Ihre Papierprodukte hergestellt werden. Suchen Sie nach Bambus-Toilettenpapier, um Bleiche und mögliches BPA im Recyclingpapier zu vermeiden (es befindet sich in der Beschichtung auf recyceltem Thermopapier, das für Quittungen, Etiketten, Lotterielose usw. verwendet wurde). Ist das nicht total verrückt? BPA in Toilettenpapier? Gerade, wenn Sie denken, dass Sie jeden Schadstoff auf dem Schirm haben, finden Sie heraus, dass es Chemikalien in Toilettenpapier gibt. Toilettenpapier ist eines dieser Dinge, bei denen Menschen sehr eigen sind. So gibt es z. B. Bambus-Toilettenpapier, das mit herkömmlichem Toilettenpapier ohne Probleme konkurrieren kann.
- Erwägen Sie einen automatischen Versandauftrag über ein Online-Versandhaus oder direkt von einem Einzelhändler, um es sich leicht zu machen und sicherzustellen, dass Ihnen kein Produkt ausgeht.
- Wenn Sie Plastikmüllsäcke verwenden, überlegen Sie, ob Sie nur den Mülleimer verwenden oder nach einer umweltfreundlichen, kompostierbaren Marke suchen wollen.
- Was ist der beste Weg, um Ihr Badezimmer übersichtlich zu halten? Mit Toilettenartikeln und anderen Gegenständen, die Sie auf die Ablagen stellen, verfahren Sie nach folgender Regel: Wenn Sie etwas herausnehmen, legen Sie es auch zurück. Diese Regel sollten wir unseren Kindern beibringen und uns auch selbst daran halten.

## REZEPTE ZUM SELBERMACHEN FÜR DAS BADEZIMMER

### Minziger Glas- und Spiegelreiniger

Wollen Sie saubere, streifenfreie Fenster und Spiegel? Dieses schnell trocknende Spray wird den Zweck erfüllen! Ich verspreche Ihnen, dass Sie nie wieder zu den alten Mitteln zurückkehren wollen, nachdem Sie das hier ausprobiert haben. Verwenden Sie dazu ein fusselfreies Tuch, wie zum Beispiel ein Geschirrtuch oder ein Mikrofasertuch.

- 750 ml Wasser
- 1½ Esslöffel klarer Essig
- 1½ Esslöffel Reinigungsalkohol
- 3 Tropfen ätherisches Öl Ihrer Wahl (ich mag Pfefferminze oder Spearmint für Fenster – Minze und saubere Fenster, das passt einfach herrlich zusammen).

Alle Zutaten in eine Glas-Sprühflasche geben und die Mischung gut schütteln. Sprühen Sie den Reiniger großzügig auf die Fenster. Für Spiegel sprühen Sie es auf Ihr Tuch und wischen Sie den Spiegel von oben nach unten ab.

### Badspray mit Zitronenduft für jeden Tag

Dieser Reiniger säubert jede Dusche oder Wanne im Handumdrehen und hält Seifenreste in Schach. Hurra! Ätherisches Pfefferminzöl ist auch hier eine erfrischende Option.

- 250 ml Wasser
- 125 ml Wodka oder Essig (wenn Sie Marmor oder Granit in der Dusche haben, verwenden Sie Wodka!)
- 10 Tropfen ätherisches Zitronenöl
- 2 Tropfen ätherisches Orangen- oder Limettenöl

Alle Zutaten in eine Glas-Sprühflasche geben und die Mischung schütteln. Sprühen Sie Ihre Dusche oder Wanne täglich nach dem Duschen damit ein. Es ist kein Spülen erforderlich.

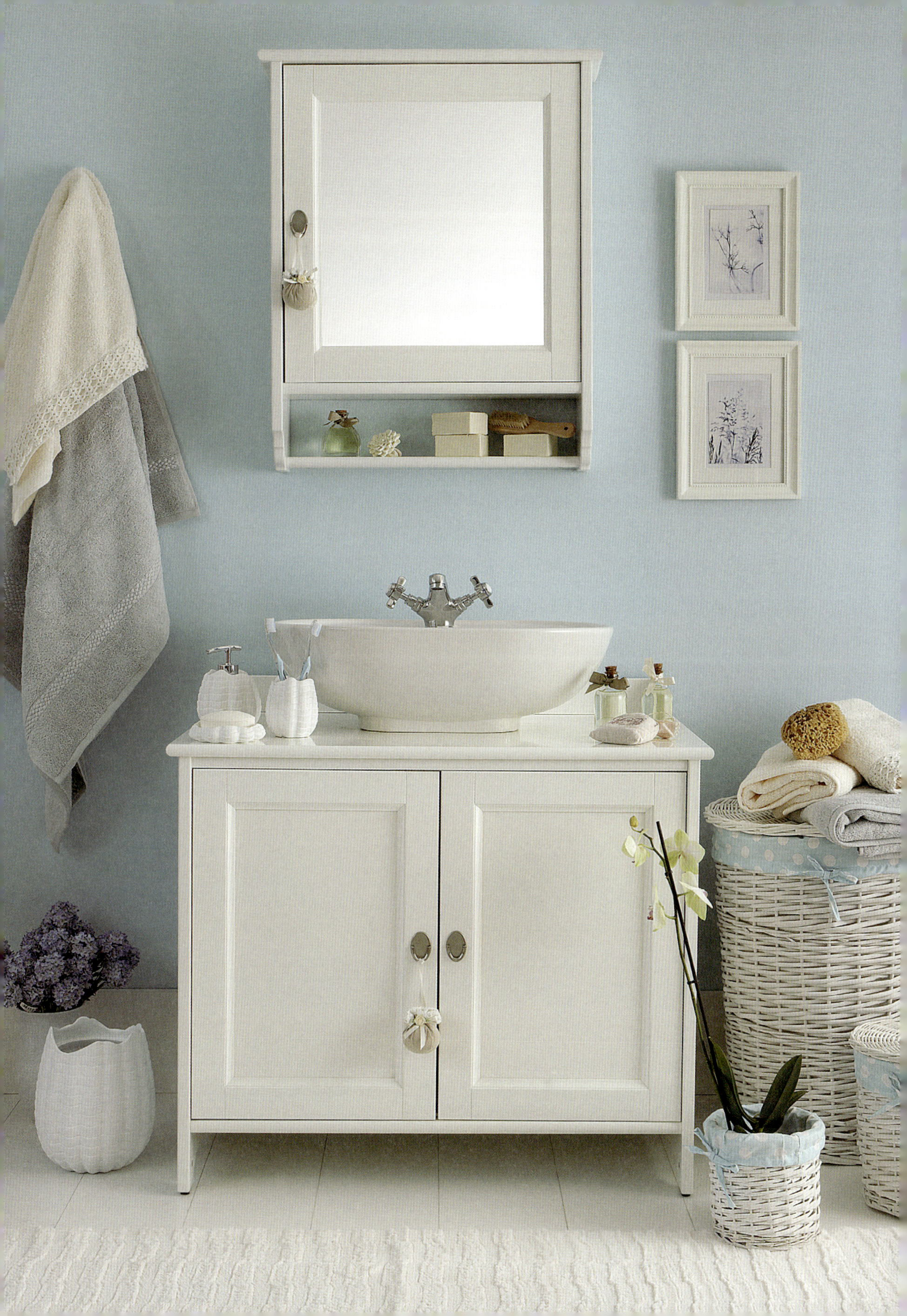

### *Einfaches Desinfektionsmittel für das Bad*

Ich weiß, das ist schwer zu glauben, aber das schlichte alte Wasserstoffperoxid (das Zeug in der braunen Flasche) desinfiziert besser als jedes Bleichmittel und ist ungiftig. Zögern Sie nicht, Ihre Zahnbürste damit zu desinfizieren oder gurgeln Sie damit, wenn Sie Halsschmerzen haben.

- Wasserstoffperoxid

Drehen Sie einen Sprühkopf auf die Originalflasche und sprühen Sie es dann einfach auf jede Oberfläche auf, die desinfiziert werden muss. Lassen Sie es 10 Minuten einwirken und spülen oder wischen Sie dann die Oberfläche sauber.
Eklige Wandfugen? Sprühen Sie Wasserstoffperoxid auf, streuen Sie etwas Natron darüber und schrubben Sie, dann spülen Sie es sauber ab.

### *Schimmelentferner*

Jedes Badezimmer fängt sich von Zeit zu Zeit etwas Schimmel ein. Ich spreche nicht von dem gefährlichen Zeug. Ich spreche von dem kleinen bisschen Schimmel an den Fugen und Dichtungen. Hier zeige ich Ihnen eine einfache Lösung, wie Sie das Zeug loswerden können. Für dieses Rezept ist Teebaumöl wichtig, da seine natürlichen antiseptischen Eigenschaften helfen, den Schimmel zu beseitigen. Wie Sie am besten gegen Schimmel angehen? Sobald Ihre Dusche wieder strahlend sauber ist, sorgen Sie mit dem Badspray (Seite 130) dafür, dass es so bleibt.

- 125 ml Wasserstoffperoxid
- 250 ml Wasser
- 20 Tropfen Teebaumöl (Melaleuca)

Geben Sie alle Zutaten in eine Glas-Sprühflasche (oder verwenden Sie die originale Wasserstoffperoxid-Flasche) und schütteln Sie die Mischung. Sprühen Sie es großzügig auf Schimmelpilze, lassen Sie es für ein bis zwei Stunden einwirken, dann spülen Sie es ab. Bei Bedarf können Sie die Anwendung wiederholen.

Wenn diese Mischung unwirksam ist oder Sie direkt die harten Geschütze auffahren wollen, versuchen Sie es damit, direkt reines Wasserstoffperoxid auf die Schimmelflecken zu sprühen.

### *Zitrusfrischer Desinfektionsreiniger*

Zitrone ist einer der frischesten Gerüche, die es gibt, und wenn Sie anfangen, natürliche und sichere Reinigungsmittel zu verwenden, werden Sie wahrscheinlich bald feststellen, dass Zitrone zu Ihrem neuen Lieblingsduft wird. Dieser Reiniger desinfiziert auch zuverlässig und macht Ihr Badezimmer frisch und rein! Aber wie ich bereits erwähnt habe, dürfen Sie Reiniger, die Essig enthalten, nicht auf Marmor-, Granit- oder Steinoberflächen verwenden, da der Säuregehalt den Stein angreifen kann. Sie können sich stattdessen auch für den zuvor vorgestellten einfacheren Essigreiniger oder den Seifen-Reiniger entscheiden (Seiten xxx und xxx).

- 300 ml Wasser
- 60 ml klarer Essig
- 60 ml Wodka oder Reinigungsalkohol (Ich bevorzuge aufgrund seiner Geruchlosigkeit Wodka – verwenden Sie eine billige Sorte!)
- 15 Tropfen Zitrone oder anderes ätherisches Öl (Ich mag die Kombination von Zitrone und Pfefferminze.)

Alle Zutaten in eine Glas-Sprühflasche geben und die Mischung schütteln. Sprühen Sie den Reiniger auf Ihre Oberflächen auf und lassen Sie ihn 10 Minuten einwirken, bevor Sie es sauber wischen.

### Kalkentferner

Kennen Sie die Kalkränder, die sich um Waschbecken und Wasserhähne herum bilden? So wird man sie los.

- klarer Essig (genug, um ein Tuch zu tränken)

Tränken Sie ein sauberes Tuch mit dem Essig und wickeln Sie es dann um die Armatur. Lassen Sie es 15 Minuten einwirken. Entfernen Sie das Tuch und schrubben und rubbeln Sie etwas. Abspülen und bei Bedarf wiederholen.

---

### Toilettenbomben

Brauchen Sie eine schnelle Lösung für die Reinigung der Toilette? Werfen Sie einfach eine von diesen hier rein und lassen Sie sie ihre Arbeit tun. Schrubben oder einfach auflösen lassen und nachspülen – fertig! Wenn Sie Silikon-Eisschalen haben, können Sie sie für dieses Rezept gut gebrauchen.

- 560 g Natron
- 70 g Zitronensäure
- 2 Esslöffel Wasserstoffperoxid
- 15 Tropfen ätherisches Zitronenöl
- 5 Tropfen ätherisches Pfefferminzöl

Verrühren Sie in einer Glasschüssel das Natron mit der Zitronensäure. Geben Sie so lange Wasserstoffperoxid langsam hinzu (es ist ganz normal, dass es sprudelt), bis die Mischung eine dicke und fast bröckelige Paste ist. Fügen Sie die ätherischen Öle hinzu und vermischen Sie alles gut.

Pressen Sie die Mischung in Eiswürfelformen und lassen Sie sie mindestens 24 Stunden lang gründlich trocknen – draußen in der Sonne funktioniert das am besten. Wenn die Würfel oder Bomben vollständig trocken sind (sie sollten sehr hart sein), nehmen Sie sie aus der Form und lagern sie in einem Glasgefäß mit einem fest verschließbaren Deckel.

Verwenden Sie für die schnelle oder Zwischenreinigung eine Tablette pro Toilette.

---

## KOSMETIK ZUM SELBERMACHEN

Ich kann nicht darüber schreiben, wie man das Badezimmer sicherer macht, ohne Ihnen auch ein paar meiner Lieblingsrezepte für die tägliche Körperpflege mitzugeben – mit Inhaltsstoffen, die Sie wahrscheinlich bereits im Haus haben.

### *Schäumende Handseife mit Zitronen- und Nelkenduft*

Schmutzige Hände? Saubere und sichere Inhaltsstoffe? Ja, bitte! Für dieses Rezept benötigen Sie einen Seifenspender mit einer Schaumpumpe.

- Wasser
- 1 bis 2 Esslöffel flüssige Castile-Seife
- 15 Tropfen ätherisches Zitronenöl
- 5 Tropfen ätherisches Nelkenöl (Wenn auch Kinder dieses Badezimmer nutzen, empfehle ich die Verwendung reinen Zitronenöls oder die Kombination Zitrone-Orange.)

Geben Sie Wasser in Ihren Seifenspender, bis er fast voll ist. Fügen Sie die Castile-Seife und die ätherischen Öle hinzu, schrauben Sie die Schaumpumpe auf und schütteln Sie gut durch. Waschen Sie sich die Hände!

### *Kokoslotion*

Das ist so einfach, aber es funktioniert! Ich habe ein Glas auf meinem Nachttisch und benutze es nachts für mein Gesicht, meine Hände und meine Füße. Ich benutze es auch mit einem Nagelhaut-Stift als Nagelhaut-Creme. Kokosfett wird seit Jahrtausenden verwendet und reduziert sogar nachweislich Ekzeme und Schuppenflechte. Es hilft auch bei normaler Trockenheit der Haut, ohne die Poren zu verstopfen.[7]

- Bio-Kokosöl

Tauchen Sie Ihren Finger in das Glas oder verwenden Sie ein kleines Werkzeug, um das Öl auf Ihre Haut aufzutragen.

### Sofort-Feuchtigkeitskur

Hagebuttenkernöl ist eine vielseitige Feuchtigkeitscreme, die selbst bei extrem fettiger Haut funktioniert, und es kann Narben und Akne heilen – ein wahres Ein-Komponenten-Wunder. Ich benutze es auf meinem Gesicht. Ich gebe auch ein paar Tropfen auf die Hand und reibe es in die Haarspitzen, damit die Haare nicht abstehen und um sie superweich zu machen. Nehmen Sie 100 Prozent biologisches kalt gepresstes Öl.

- Kalt gepresstes Bio-Hagebuttenkernöl

Tragen Sie das Öl nach dem Waschen zusammen mit einem Toner und eventuell mit einem Serum auf die Haut auf. Geben Sie bei Bedarf einen oder zwei Tropfen auf die Hände, um es ins Haar einzuarbeiten.

### Handdesinfektionsspray

Benutzen Sie gern eine flüssige Desinfektion für die Hände? Verabschieden Sie sich von der Chemie und versuchen Sie es mal hiermit. Bewahren Sie es in Ihrer Handtasche auf und Sie haben immer einen Spritzer bereit. Die Zaubernuss (Hamamelis) ist ein natürliches Adstringens und das Vitamin E spendet Feuchtigkeit. Für dieses Rezept benötigen Sie einen Behälter mit einem Fassungsvermögen von etwa 100 ml mit einem Sprühkopf.

- 50 g Hamameliswasser
- 1 Teelöffel Vitamin-E-Öl
- 5 Tropfen Teebaumöl (Melaleuca)
- 2 Tropfen Zitronenöl

Geben Sie alle Zutaten in einen kleinen Behälter mit Sprühkopf. Schütteln Sie die Mischung gut durch. Sprühen Sie das Produkt auf Ihre Hände und lassen Sie es an der Luft trocknen. Bei Bedarf wiederholen.

### *Handdesinfektionsgel*

Das ist das Lieblings-Desinfektions-Rezept meiner Kinder. Es reinigt, macht die Hände weich und ist sicher genug, damit die Kinder es selbst anwenden können. Für dieses Rezept benötigen Sie einen kleinen Behälter mit Deckel.

- 50 g reine Aloe Vera
- 3 Teelöffel Reinigungsalkohol (oder bis zu 1 Teelöffel mehr für eine dünnere Konsistenz)
- 1 Teelöffel Vitamin-E-Öl
- 5 Tropfen ätherisches Öl nach Wahl (Zitrone oder Orange sind meine Favoriten für dieses Rezept und sicher für Kinder.)

In einem kleinen Behälter alle Zutaten mischen, den Deckel aufsetzen und gut durchschütteln. Reiben Sie es auf Ihre Hände und lassen Sie es an der Luft trocknen. Bei Bedarf wiederholen.

---

### *Lidschatten- und Make-up-Entferner*

Dieser Make-up-Entferner aus einem einzigen Inhaltsstoff ist wunderbar! Er kann auch als Körperbutter verwendet werden. Für dieses Rezept benötigen Sie einen Hand- oder Elektromixer. Sie brauchen auch ein Glasgefäß zum Abfüllen. Ich verwende dafür kleine Babynahrungsgläser, aber Sie können auch ein größeres Glas und mehr Kokosöl für eine größere Charge verwenden.

- 50–100 g Bio-Kokosöl

In einer Rührschüssel das Kokosöl rühren, bis es die Konsistenz von geschlagener Butter hat. Geben Sie die „Butter“ in das Glas und verschließen Sie es.
Tragen Sie eine kleine Menge auf Ihre Finger auf und verwenden Sie es wie jeden handelsüblichen Make-up-Entferner.

### *Toner/Gesichtswasser*

Hier sind meine beiden Lieblings-Toner mit nur einem Inhaltsstoff. Experimentieren Sie mit ihnen, um zu sehen, welcher für Sie am besten geeignet ist. Ich mag den Apfelessig für den Sommer und die Zaubernuss im Winter, aber vielleicht kommen Sie auch zu ganz anderen Ergebnissen.

- **Für fettige und Mischhaut (auch für Unreinheiten):** Apfelessig in Bio-Qualität
- **Für trockene und normale Haut:** Hamamelis (ich empfehle parfümfreies Hamameliswasser mit Aloe Vera)

Tränken Sie ein Wattepad mit einem dieser Produkte und wischen Sie mit dem Pad nach der Reinigung über Gesicht und Hals. Beide können mehrmals täglich angewendet werden.
Bewahren Sie diese Produkte in Ihrem Badezimmer auf. (Sie können sie in kleinere, hübschere Flaschen umfüllen, wenn Sie möchten.)

### *Einfaches Zuckerpeeling*

Wenn Sie einfach ein kleines Peeling brauchen, um Ihre Hände superweich zu machen oder um es an Ihren Füßen, Knien oder Ellbogen zu verwenden, wird diese einfache Küchenmischung den Zweck erfüllen.

- 140 g Bio-Zucker
- 80 ml Mandel- oder Olivenöl
- Optional: 15 Tropfen ätherisches Öl nach Wahl

In einer Glasschale alle Zutaten gut vermengen. Zur Anwendung befeuchten Sie die gewünschten Stellen Ihres Körpers und tragen Sie das Peeling mit den Händen auf, wobei Sie Hautunebenheiten sanft wegreiben. Gründlich abspülen.
Die Mischung kann in einem Glasbehälter bis zu zwei Wochen gelagert werden.

## Feuchttücher im Einmachglas

Wenn Sie auf der Suche nach einer natürlichen und günstigen Version von Feuchttüchern sind, können Sie sie so einfach selbst herstellen und auch gut für unterwegs benutzen. Wenn Sie für Ihre Familie feuchtes Toilettenpapier kaufen, könnte dies auch ein Ersatz sein, aber die Tücher dürfen nicht heruntergespült werden. Sie benötigen für das Rezept ein Einmachglas mit Deckel, um die Tücher vorzubereiten und zu lagern. Weiterhin brauchen Sie einen Beutel, falls Sie welche für unterwegs mitnehmen möchten, und einen zusätzlichen Behälter, in dem Sie die gebrauchten Stofftücher bis zum nächsten Waschgang lagern können.

- 12 saubere weiche Tücher, die in kleine (15–20 cm große) Quadrate geschnitten werden, oder etwa 12 Blatt Papierhandtücher (nicht chloriert)
- 500 ml Wasser, vorzugsweise destilliert
- 1 Esslöffel Hamameliswasser
- 1 Esslöffel unparfümierte flüssige Castile-Seife
- 1 Esslöffel fraktioniertes (flüssiges) Kokos- oder Mandelöl
- 1 Esslöffel reines Aloe-Vera-Gel
- Optional: 2 bis 3 Tropfen ätherisches Zitronenöl (nicht für die Anwendung an Babys unter zwei Jahren)

Legen Sie alle Stoffquadrate auf einen Stapel in einem großen Einmachglas. Wenn Sie Papierhandtücher verwenden, schneiden Sie sie jeweils in zwei Hälften und legen Sie sie im Einmachglas zu einem sauberen Stapel zusammen.
Geben Sie Wasser, Hamameliswasser, Seife, Kokos- oder Mandelöl, Aloe Vera und optional ätherisches Öl in einen großen Messbecher. Rühren Sie, bis alles gut vermischt ist, und gießen Sie es dann über die Tücher oder Papierhandtücher im Glas. Schrauben Sie den Deckel aufs Glas und schütteln Sie es vorsichtig, damit die Tücher gut von der Mischung getränkt werden. Gießen Sie überschüssige Flüssigkeit ab und lagern Sie die Tücher bis zu einer Woche.

## Kurze Tipps

Mikrofaser ist Ihre beste Freundin bei der Reinigung des Badezimmers. Sie ist waschbar, wiederverwendbar, reinigt effektiv, schnell und gründlich. Ich denke, Mikrofaser funktioniert am besten, wenn sie leicht feucht ist. Wenn Sie keine Mikrofaser verwenden möchten, suchen Sie nach einer anderen waschbaren Option. Wie ich bereits erwähnt habe, funktionieren auch Frottiertücher, Geschirrtücher und alte zerteilte T-Shirts gut. Denken Sie daran, dass Sie alle Tücher trocknen lassen, bevor Sie sie in den Wäschekorb werfen.

Ich wasche meine Tücher mit klarem Essig, den ich ins Weichspülfach gebe. Wenn sie desinfiziert werden müssen, wasche ich sie bei hoher Temperatur und trockne sie dann. Folgen Sie den Anweisungen Ihres Herstellers für spezifische Trocknungsempfehlungen. Wenn sie im Trockner sind, lassen ich bei meiner Waschmaschine den Reinigungsgang durchlaufen. Dadurch ist meine Waschmaschine danach genauso desinfiziert wie meine Reinigungstücher.

## Darüber können Sie noch nachdenken

Eine andere Sache, mit der Sie sich auseinandersetzen können, wenn Sie gerade beim Badezimmer sind, sind die Chemikalien in Ihrem Duschwasser. Ich weiß, das klingt jetzt lächerlich. Eine Dusche macht Sie sauber – wie in aller Welt soll uns denn das Wasser schaden?

Die Haut ist unser größtes Organ, und deshalb ist es nur logisch, dass sie beim Duschen oder Baden alles aufnimmt, was wir an sie ranlassen. Die EPA hat erklärt, dass Wasser aus Duschen auch in die Raumluft verdampft, was ein doppeltes Problem daraus macht: Sowohl die Haut als auch die Lunge sind ausgesetzt.[8] Untersuchungen zeigen, dass Leitungswasser mit hoher Wahrscheinlichkeit mit Chemikalien belastet ist, insbesondere mit Chlor. Einfache Reaktionen, wie Reizungen von Augen, Rachen und Haut, sind definitiv besorgniserregend, aber es gibt noch schlimmere Auswirkungen, wie Lungenprobleme und Krebs. Ein Artikel im American Journal of Public Health berichtet, dass Chlor mit der Zunahme bestimmter Krebsarten in Verbindung gebracht wurde und zwei Drittel unserer Chlorbelastung durch Duschen verursacht wird.[9]

Glücklicherweise gibt es etwas, was Sie dagegen tun können: Installieren Sie einen Duschfilter, der Chemikalien einschließlich Chlor herausfiltert, oder installieren Sie ein Wasserfiltersystem für das ganze Haus. Während meiner Recherchen zu diesem Buch habe ich diese Änderung selbst vorgenommen. Wir hatten ursprünglich einen Wasserfilter an unserem Kühlschrank installiert, also hatte ich angenommen, dass wir gut aufgestellt wären. Nachdem ich diese Informationen herausgefunden hatte, ließ ich ein Filtersystem für das ganze Haus installieren und zusätzliche Osmosefilter an unseren Trinkwasserquellen an der Spüle neben dem Kühlschrank anbringen. Das Wasser schmeckt noch besser und ich kann einen Unterschied an meinem Haar erkennen, aber vor allem sind wir so nicht mehr Chlor und Chemikalien ausgesetzt.

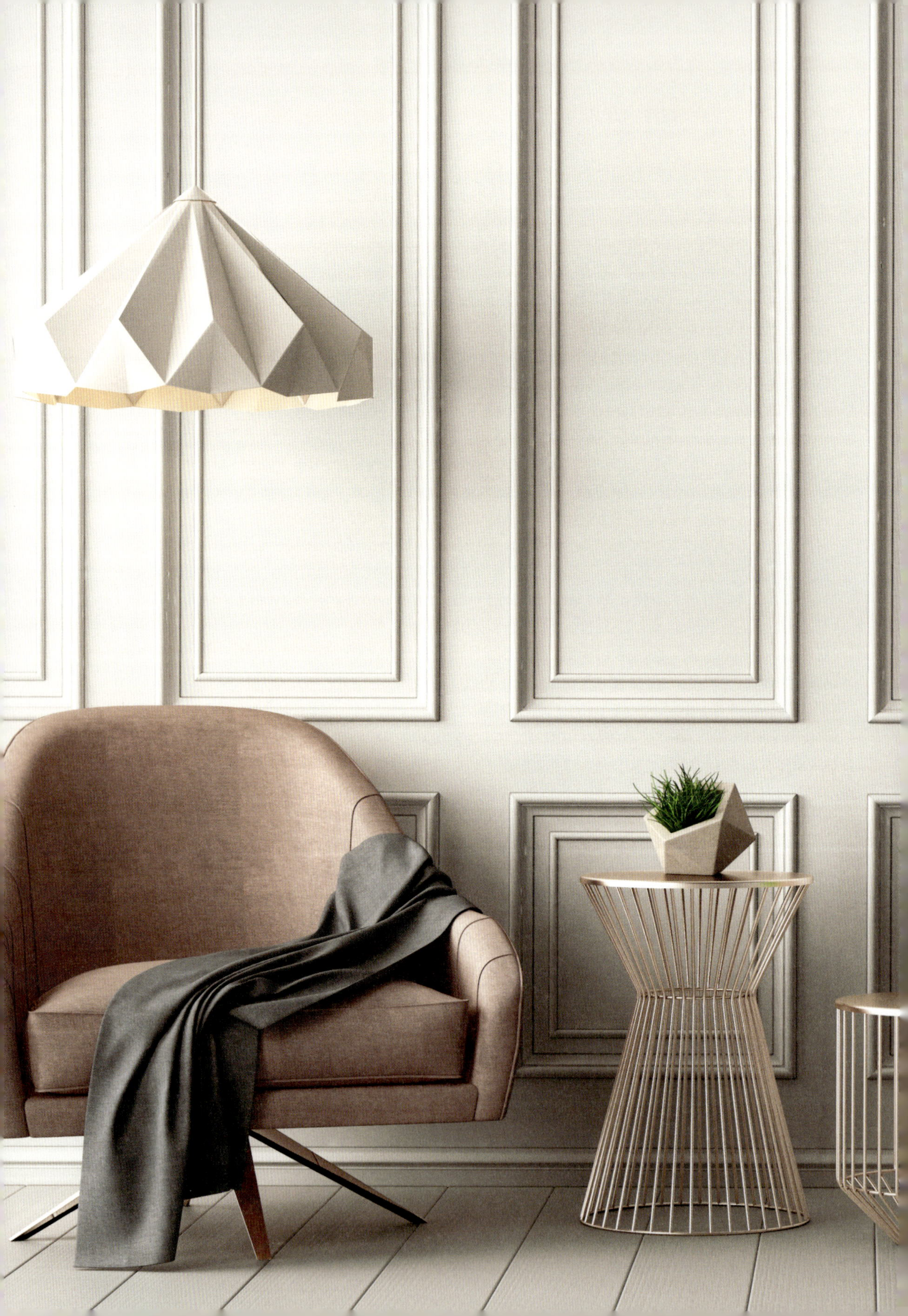

## Kapitel 11

# Wohnbereich

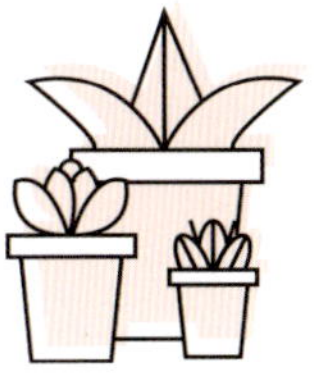

Das Wohnzimmer: Hier verbringen wir alle am Ende des Tages unsere Zeit miteinander. Wir wollen, dass es bequem und gemütlich, aufgeräumt und sauber ist, aber gesund? Ich schätze, darüber haben Sie noch nicht wirklich nachgedacht. Wie beim Schlafzimmer neigen wir dazu, hier viel Zeit zu verbringen, was dem Wohnbereich einen hohen Stellenwert gibt, wenn es um die Gesundheit Ihrer Familie geht. Lassen Sie uns also auch hier entrümpeln und putzen und uns ein paar neue Gewohnheiten aneignen, während wir dabei sind. Sind Sie dabei?

## WORAUF SIE ACHTEN SOLLTEN

Zum Glück gibt es hier nicht ganz so viele schädliche Dinge. Achten Sie auf:

- Möbelsprays und -polituren
- Staub

Wenn Sie es noch nicht getan haben, werfen Sie Produkte mit giftigen Chemikalien weg, wie beispielsweise Möbelspray und Politur – das Zeug ist voll von gefährlichen Chemikalien.

Die ganzen Stoffsachen im Wohnzimmer – wie zum Beispiel Sofas, Stühle, Vorhänge, Teppiche –, ganz zu schweigen von der Elektronik, machen diesen Bereich zu einem wahren Eldorado für Staub. Staub ist eine der Hauptquellen von Allergenen und Luft-Schadstoffen. Häufiges Staubwischen und -saugen ist die beste Verteidigung, um die Wohnräume sicher und sauber zu halten. Ich werde Ihnen gleich eine Putz- und Aufräumroutine zeigen, die mit Staubmäusen kurzen Prozess macht!

## EINFACHE ALTERNATIVEN

**Möbelspray und -politur.** Es gibt viele sichere Alternativen. Ich mag Naturholz-Politur als Spray. Gelegentlich benutze ich auch Bienenwachs oder duftlose Bienenwachs-Möbelpolitur.

**Staubtücher.** Verwenden Sie zum Entstauben ein leicht feuchtes Mikrofasertuch. Wenn Sie ein wenig Duft mögen, feuchten Sie das Tuch an und geben Sie einen Tropfen ätherisches Zitronenöl dazu.

**Lagerung.** Ersetzen Sie Kunststoff-Lagerbehälter durch Varianten aus Weide oder Holz.

**Möbel.** Verzichten Sie auf Spanplattenmöbel (der Klebstoff kann Formaldehyd enthalten) und sparen Sie lieber, bis Sie sich Massivholzmöbel leisten können.

## ENTRÜMPELN UND PUTZEN

Die Räume, in denen Sie sich ausruhen und entspannen, können bei täglicher Nutzung eine Menge abbekommen. Sie durch regelmäßiges Putzen sauber zu halten ist einfach und es kann Ihnen wirklich ein gutes Gefühl geben, wenn Sie sich am Ende des Tages endlich hinsetzen und entspannen können.

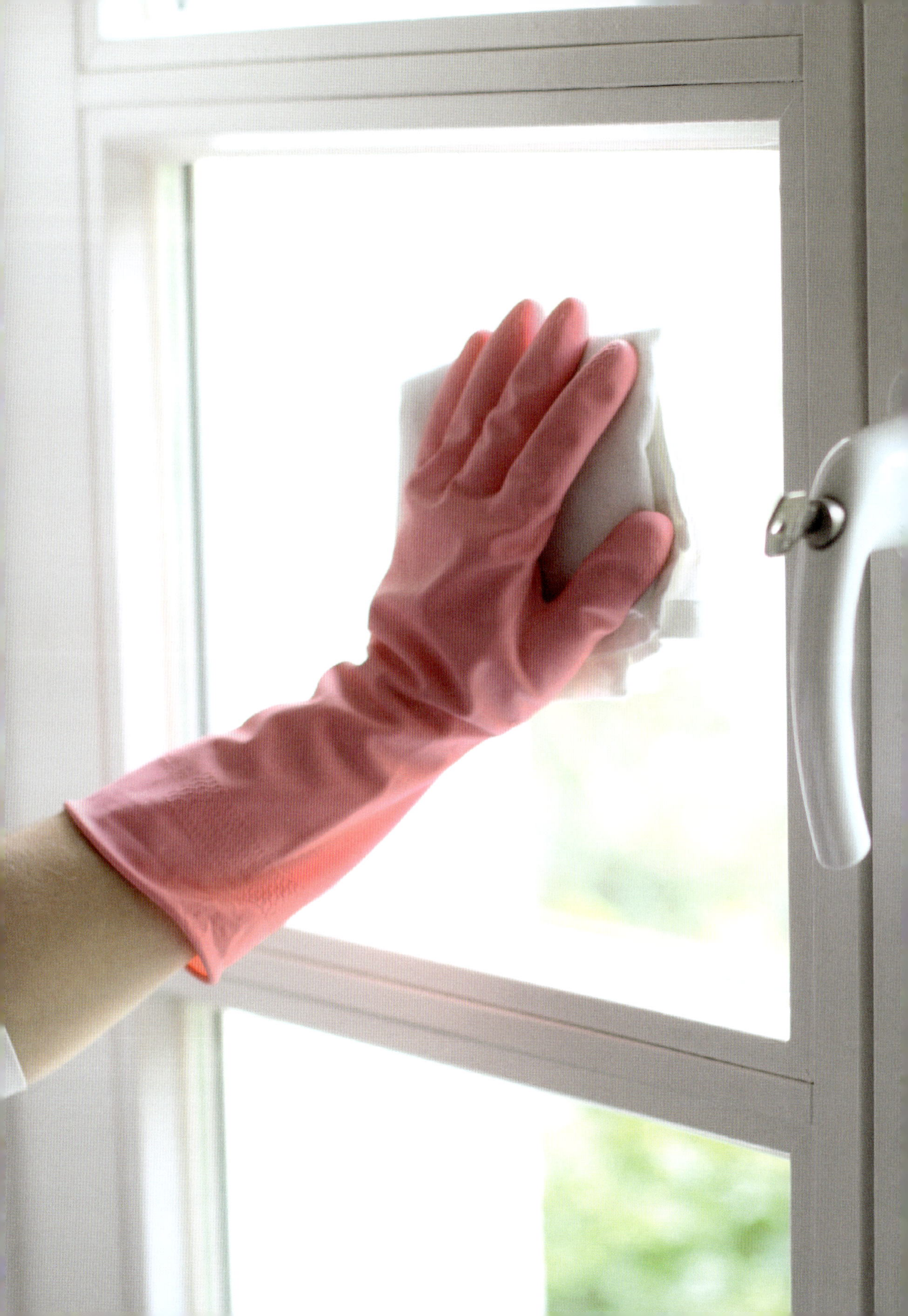

Hier ist die Checkliste für Ihre Wohnbereiche – lesen Sie weiter für Tipps und spezifische Anweisungen zum Entrümpeln und Putzen.

| CHECKLISTE | |
|---|---|
| | ✔ |
| OBERFLÄCHEN | |
| LAMPEN UND LEUCHTEN | |
| FENSTER UND FENSTERBÄNKE | |
| KISSEN UND DECKEN | |
| BÖDEN | |
| DIE AM MEISTEN ANGEFASSTEN BEREICHE | |
| HERD UND SPÜLBECKEN | |
| ELEKTRONIK | |
| PLANUNG UND VORBEREITUNG | |

## Oberflächen

- Räumen Sie zuerst Ihre Oberflächen vollständig leer. Halten Sie einen Korb oder eine Tasche für Dinge bereit, die Sie verschenken oder verkaufen möchten.
- Gehen Sie alle Gegenstände durch, die Sie beiseitegestellt haben, und entsorgen, verschenken oder verkaufen Sie alles, was Sie nicht benutzen und mögen.
- Recyceln oder spenden Sie Zeitschriften und Bücher, die Sie nicht mehr verwenden oder benötigen.
- Entstauben und reinigen Sie alle Oberflächen und wischen Sie Ihre Holzmöbel mit meiner Zitrus-Holzpolitur (Seite 153) oder den bereits erwähnten Möbelsprays und Polierprodukten von oben nach unten ab.
- Legen Sie die Dinge wieder an ihren Platz, nachdem Sie sie gereinigt und entstaubt haben, halten Sie die Oberflächen dabei aber so frei wie möglich. Verwenden Sie Teller und Körbe, um die Sachen darin aufzubewahren.

## Lampen und Leuchten

- Reinigen und entstauben Sie alle Leuchten, Lampen und Lampenschirme in Ihren Wohnräumen. Fusselrollen eignen sich gut für Stofflampen.
- Wechseln Sie die Glühbirnen durch umweltfreundliche aus. Dagegen habe ich mich zunächst gewehrt. Ich hatte vor, die alten Glühbirnen zu lagern, damit mir nie die Vorräte ausgehen. Aber als mein Mann dann ein paar unserer Glühbirnen austauschte und sagte, dass wir sie von nun an zwanzig Jahre nicht ersetzen müssten, war ich fasziniert. Als ich dann sah, wie effektiv das Licht war, wechselte ich die Seiten. Wir haben alle unsere Glühbirnen auf LEDs umgestellt, und obwohl es teuer war und wir es langsam gemacht haben, sind LEDs mit der Zeit günstiger und sparen so viel Energie, dass sie wirklich umweltfreundlicher sind. Ich mag es, dass man selbst aussuchen kann, welche Art von Licht die LED-Birnen haben. Ich nehme „Tageslicht"-Birnen für kleine Räume, die ich heller und weißer machen möchte, wie unsere Toilette und die Waschküche, und wärmere Farbtöne für größere Räume mit Fenstern.

## Fenster und Fensterbänke

- Wischen Sie den Staub von den Fensterbänken und Jalousien und/oder waschen Sie Letztere.
- Putzen Sie bei Bedarf (und wenn Sie Zeit haben) die Fenster. Probieren Sie dazu den minzigen Glas- und Spiegelreiniger (Seite 130) oder den Glasreiniger mit Nelken- und Zitronenduft (Seite 153).

### Kissen und Decken

- Waschen Sie bei Bedarf die Kissen und Decken in Ihren Wohnräumen. Beachten Sie die Pflegehinweise auf den Etiketten und wenn sie waschbar sind, waschen Sie sie regelmäßig oder je nach Bedarf.
- Wenn Sie sie nur entfusseln und erfrischen wollen, werfen Sie die Kissen und Decken einfach für fünfzehn Minuten in den Trockner.

### Böden

- Räumen Sie die Böden auf.
- Saugen Sie sie gründlich und bei Bedarf wischen Sie feucht. Wenn möglich, verschieben Sie die Möbel, um wirklich überall hinzugelangen und alles sauber zu bekommen.
- Wenn die Teppiche ein wenig schmuddelig aussehen, nehmen Sie sich etwas Zeit, um ihnen Zuwendung zukommen zu lassen. Siehe mein Rezept für Teppicherfrischungspulver auf Seite 152.

### Die am meisten angefassten Bereiche

- Wie in anderen Bereichen des Hauses verwenden Sie hier ein Wattepad oder ein Tuch mit Reinigungsalkohol, um Griffe, Knöpfe, Türen, Fernbedienungen und Telefone zu reinigen.

## Elektronik

- Elektronik ist ein Staubmagnet, sie kann schwer zu reinigen und sauber zu halten sein, und ihre Oberflächen können durch eine falsche Reinigung beschädigt werden. Schalten Sie Ihre elektronischen Geräte vor der Reinigung aus.
- Verwenden Sie ein mit Reinigungsalkohol befeuchtetes Wattepad oder Tuch zur Desinfektion von Fernbedienungen und Bedienfeldern. Wenn sie Ritzen haben, verwenden Sie ein Wattestäbchen oder einen Zahnstocher, um Rückstände zu entfernen.
- Verwenden Sie den weichen Bürstenaufsatz Ihres Staubsaugers, um hinter und unter den Komponenten zu saugen. Wischen Sie die Komponenten mit einem weichen, leicht angefeuchteten Mikrofasertuch ab.

## Planung und Vorbereitung

- Schaffen Sie ein paar Sachen an, die zum Entspannen einladen oder Ihnen und Ihrer Familie Freude bereiten: Spiele, Bücher, mehr Kissen, eine Pflanze, einen Duftspender, eine Salzlampe oder was Ihnen sonst einfällt.
- Dies ist ein weiterer Raum, bei dem es sinnvoll ist, sich selbst und andere daran zu erinnern, dass alles, was hervorgeholt wird, auch wieder zurückgestellt werden sollte.

### Behagliche Düfte für ein gesundes Zuhause

Ich liebe es, einen Diffusor zu benutzen, um das Haus auf gesunde Weise zu erfrischen. Der Duft weckt Erinnerungen und kann die Sinne ein wenig beruhigen. Hier sind ein paar meiner Lieblingskombinationen, um eine behagliche Stimmung ins Haus zu bringen. Sie brauchen dafür:

**einen Diffusor**
**Wasser**
**ätherische Öle (versuchen Sie eine der folgenden Duftkombinationen)**

Befüllen Sie gemäß der Anleitung Ihren Diffusor mit Wasser und Ihrer bevorzugten Duftkombination. Schalten Sie den Diffusor ein, lehnen Sie sich zurück, entspannen Sie sich und genießen Sie den Duft.

#### Wie im Spa

2 Tropfen Bergamotte
2 Tropfen Eukalyptus
2 Tropfen Lavendel

#### Gemütliche Küche

3 Tropfen Zitrone
3 Tropfen Rosmarin
1 Tropfen Vanille

#### Weihnachtsduft

3 Tropfen Wildorange
3 Tropfen Nelke

#### Waldspaziergang

2 Tropfen Zedernholz
2 Tropfen Weiße Kiefer
2 Tropfen Muskatellersalbei

#### Herbst auf dem Bauernhof

2 Tropfen Weihrauch
2 Tropfen Zedernholz
2 Tropfen Zitrone

#### Chai-Tee

2 Tropfen Zimt
2 Tropfen Kardamom
2 Tropfen Nelke

#### Zitrushain

2 Tropfen Bergamotte
2 Tropfen Zitrone
2 Tropfen Orange

# REZEPTE ZUM SELBERMACHEN FÜR DAS WOHNZIMMER

## *Clean-Home-Raumspray*

Der frische Duft von Zitrone in Kombination mit etwas würziger Nelke ist perfekt für den Wohnbereich. Sie können stattdessen aber auch einfach Ihren Lieblingsduft nehmen.

- 125 ml Wasser
- 60 ml Wodka oder Reinigungsalkohol (Ich benutze Wodka, weil er geruchlos ist und schnell verdunstet.)
- 5 Tropfen ätherische Öle nach Wahl (Ich benutze 3 Tropfen Zitrone und
- 2 Tropfen Nelke.)

Alle Zutaten in eine kleine Glas-Sprühflasche geben und gut schütteln. Spritzen Sie 2 bis 3 Sprühstöße der Mischung in jeden Raum, der eine kleine Erfrischung benötigt.

## *Zitrus-Textilerfrischer*

Gefallen Ihnen diese Textilerfrischungs-Sprays? Sie sind meist voll von künstlichen Duftstoffen, aber hier ist eine einfache Alternative, die Sie bedenkenlos großzügig auf Ihre Stoffe sprühen können. Werden Sie kreativ und probieren Sie auch andere Kombinationen von ätherischen Ölen aus! Wenn Sie Bedenken haben, Wasser auf Ihren Möbelstoffen zu verwenden, testen das Spray zuerst an einer unauffälligen Stelle aus.

- 125 ml Wasser
- 60 ml Reinigungsalkohol
- 2 Tropfen ätherisches Zitronenöl
- 4 Tropfen ätherisches Orangenöl

Geben Sie alle Zutaten in eine Sprühflasche einem Nebelaufsatz und schütteln Sie gut. Damit können Sie alle wasserverträglichen Stoffe besprühen. Lassen Sie das Gewebe vollständig trocknen, bevor Sie die Möbel wieder verwenden.

### Teppichreiniger

Ein Reinigungsexperte sagte mir, dies sei die einzige Methode, wie wir unsere eigenen Teppiche selbst reinigen sollten. Das Produkt ist sicher und effektiv und es wird sich nicht in Ihren Teppichen ansammeln, um noch mehr Schmutz anzuziehen.

- Warmes Wasser
- Klarer Essig

Je nach Größe des Tanks in Ihrem Teppichreinigungs-Gerät mischen Sie zu gleichen Teilen warmes Wasser und klaren Essig. Geben Sie das Wasser und den Essig in den Tank und reinigen Sie Ihre Teppiche wie gewohnt.

### Teppicherfrischungspulver

Sind Sie süchtig nach diesem chemieverseuchten Teppichpulver? Hier ist eine Alternative, die sowohl günstig als auch sicher ist. Sie benötigen dafür ein Einmachglas mit einem Shakerdeckel oder einem anderen Deckel mit Löchern.

- 560 g Natron
- 10–15 Tropfen ätherisches Zitronenöl
- 5–10 Tropfen Nelken- oder Orangenöl

Geben Sie das Natron und die ätherischen Öle in das Einmachglas und vermengen Sie sie gründlich mit einem Löffel oder einem Tafelmesser. Befestigen Sie den Shaker-Deckel auf dem Glas und streuen Sie ein wenig davon über Ihre Teppiche. Lassen Sie es 15 bis 30 Minuten einwirken. Saugen Sie das Pulver auf und Sie haben einen frischen, giftfreien Teppich.

## Glasreiniger mit Nelken- und Zitronenduft

Sie wollen saubere, streifenfreie Fenster und Spiegel? Mit diesem Rezept werden Sie fündig.

- 360 ml Wasser
- 1½ Esslöffel klarer Essig
- 1½ Esslöffel Reinigungsalkohol
- 2 Tropfen ätherisches Zitronenöl
- 1 Tropfen Nelkenöl

In der Glas-Sprühflasche alle Zutaten zusammenfügen und gut schütteln. Sprühen Sie das Spray großzügig auf Fenster oder Spiegel auf und wischen Sie es mit einem fusselfreien Tuch, wie zum Beispiel einem Geschirrtuch oder Mikrofasertuch, von oben nach unten ab.

## Zitrus-Holzpolitur

Dieses Politur- und Reinigungsmittel bringt Ihr Holz auf ganz natürliche Weise zum Glänzen.

- 60 ml weißer Essig
- 2 Esslöffel Mandelöl oder fraktioniertes (flüssiges) Kokosöl
- 5 Tropfen ätherisches Zitronenöl
- 5 Tropfen Orangenöl

Mischen Sie alles in einer kleinen Glasschale zusammen, dann tauchen Sie ein Mikrofasertuch oder ein Papiertuch ein und wischen Sie Ihre Holzoberflächen ab. Entfernen Sie dabei überschüssige Politur. Sie bevorzugen ein Spray? Mischen Sie das Rezept einfach in einer Sprühflasche an.

## REZEPTE FÜR DIE BODENREINIGUNG

Wenn Sie ein neues Haus bauen oder wenn es an der Zeit ist, Teppiche oder Bodenbeläge zu ersetzen, denken Sie über sicherere Alternativen zu Kunstfaser- oder Vinylprodukten nach, die über Jahre hinweg VOCs und manchmal auch Formaldehyd freisetzen. Keramikfliesen, Parkett, Bambus, Kork und Marmoleum sind gesundheitlich sinnvollere Produkte.

Für die Reinigung von Holzböden schlage ich ein Putzmittel auf Essigbasis vor. Aber machen Sie Ihre eigenen Erfahrungen und experimentieren Sie auf eigene Gefahr mit anderen Kombinationen. Wenn Sie sich unsicher sind, testen Sie ein Produkt an einer unauffälligen Stelle. Diese Rezepte sind nur für versiegelte oder vorgefertigte Parkettböden geeignet, nicht für gewachstes oder unbehandeltes Parkett. Wenn Sie unbehandelte, gewachste oder Bambus-Parkettböden haben, ist es am besten, einen Mikrofaser-Mopp zu verwenden, der mit ein wenig Wasser angefeuchtet ist. Beachten Sie immer die Anweisungen Ihres Bodenherstellers.

### *Universal-Bodenreiniger auf Essigbasis*

Diese althergebrachte Rezeptur zum Bodenputzen eignet sich hervorragend, wenn Sie mit Ihren Böden so richtig auf Tuchfühlung gehen wollen. Ich benutze das nicht jede Woche, aber wenn die Böden eine echte Tiefenreinigung brauchen, funktioniert die Mischung recht gut. Sie können sie auch für Fußleisten verwenden.

- 4 l warmes Wasser
- 120 ml klarer Essig
- 2 bis 3 Tropfen ätherisches Öl nach Wahl

Geben Sie alles in einen Eimer. Waschen Sie Ihren Mopp oder Lappen häufig aus und arbeiten Sie abschnittsweise, indem Sie die bereits geputzten Bereiche mit einem sauberen Tuch richtig trocken wischen.

### *Essigreiniger für Sprühmopps*

Man kann dieses Rezept auch in einer Sprühflasche verwenden, aber nachfüllbare Sprühmopps sind sehr praktisch und eignen sich gut für tägliche Ausbesserungen und die regelmäßige Bodenreinigung. Achten Sie darauf, dass Sie Ihr Mikrofaserpad regelmäßig auswaschen, um Streifenbildung zu vermeiden.

- 500 ml warmes Wasser.
- 3 Teelöffel klarer Essig
- 1 oder 2 Tropfen ätherisches Öl nach Wahl

Geben Sie das Wasser in den Mopp oder die Sprühflasche, dann fügen Sie den Essig und das ätherische Öl hinzu. Waschen Sie das Pad regelmäßig aus und arbeiten Sie abschnittsweise, indem Sie die bereits geputzten Bereiche mit einem sauberen Tuch richtig trocken wischen.

### *Universal-Bodenreiniger ohne Essig*

Das Rezept funktioniert auf Parkettböden und enthält keinen Essig. Es ist ausreichend für eine Eimerladung.

- 4 l warmes Wasser
- 2 bis 3 Teelöffel Castile-Seife oder Spülmittel auf pflanzlicher Basis
- 2 oder 3 Tropfen ätherisches Öl nach Wahl

Geben Sie alles in einen Eimer. Waschen Sie Ihren Mopp oder Lappen häufig aus und arbeiten Sie abschnittsweise, indem Sie die bereits geputzten Bereiche mit einem sauberen Tuch richtig trocken wischen.

### *Essigfreier Reiniger für Sprühmopps*

Man kann das auch in einer Sprühflasche anmischen und zusammen mit einem Lappen oder Tuch verwenden. Es funktioniert auf Parkettböden und enthält keinen Essig.

- 500 ml warmes Wasser.
- 1 oder 2 Tropfen Castile-Seife oder Spülmittel auf pflanzlicher Basis
- 2 Tropfen ätherisches Öl nach Wahl

Geben Sie das Wasser in den Mopp oder die Sprühflasche, dann fügen Sie die Seife und das ätherische Öl hinzu. Waschen Sie das Mopp-Pad oder den Lappen häufig aus und arbeiten Sie abschnittsweise, indem Sie die bereits geputzten Bereiche mit einem sauberen Tuch richtig trocken wischen.

### *Laminatboden-Reiniger*

Wenn Sie Laminatböden haben, benötigen Sie einen Reiniger, der schnell und streifenfrei trocknet – hier kommt er!

- Wasser
- Klarer Essig
- Reinigungsalkohol

Geben Sie alle Zutaten zu gleichen Teilen in einer Glas-Sprühflasche oder in den Tank Ihres Sprühmopps. Sprühen Sie es auf oder wischen Sie mit dem Sprühmopp. Durch den enthaltenen Alkohol wirkt das Produkt desinfizierend und trocknet schnell.

### *Natürlicher Fugenreiniger*

Fugen sind meine Erzfeinde, aber mit dieser einfachen, natürlichen Paste bekommen Sie sie im Nu wieder weiß!

- 2 Teelöffel Weinstein
- Zitronensaft oder Wasser

Vermischen Sie in einer kleinen Glasschale den Weinstein mit genügend Zitronensaft oder Wasser, um eine Paste herzustellen, die etwa die Konsistenz von Zahnpasta hat. Tragen Sie sie auf die Fugen auf und schrubben Sie mit einer steifen Bürste. Abspülen und trocknen.

## Kurze Tipps

Stellen Sie ein oder zwei Pflanzen auf, um die Luft natürlich zu reinigen (und weil es schön aussieht!). Suchen Sie nach einer Pflanze, die zum Raum passt und die mit der Lichtsituation klarkommt. Wie ich in Kapitel 7 schon gesagt habe, sind Pflanzen natürliche Luftreiniger. Halten Sie die Pflanzen immer von Kindern und Haustieren fern, da einige davon giftig sind, wenn sie gegessen werden.
Erinnern Sie sich an den von mir empfohlenen Staubsauger mit HEPA-Filter? Benutzen Sie ihn zur Reinigung von Böden, Vorhängen (mit dem entsprechenden Aufsatz) und Möbeln. Holen Sie ihn jede Woche heraus. Wenn Sie mindestens einmal pro Woche gründlich saugen, hält das Staub und Schmutz fern, lässt Sie aufatmen und macht einfach alle Räume wohnlicher.

## Darüber können Sie noch nachdenken

Wenn Sie in Zukunft einen großen Möbelkauf planen, suchen Sie ein Unternehmen, das keine Brandschutzmittel und/oder Materialien mit Formaldehyd verwendet.[1] Diese Produkte können jahrelang Gase freisetzen und zu gesundheitlichen Problemen führen. Viele Möbelhersteller arbeiten ohne toxische Substanzen; durch eine kurze Recherche im Internet finden Sie ein breites Angebot an gesunden Möbeln.

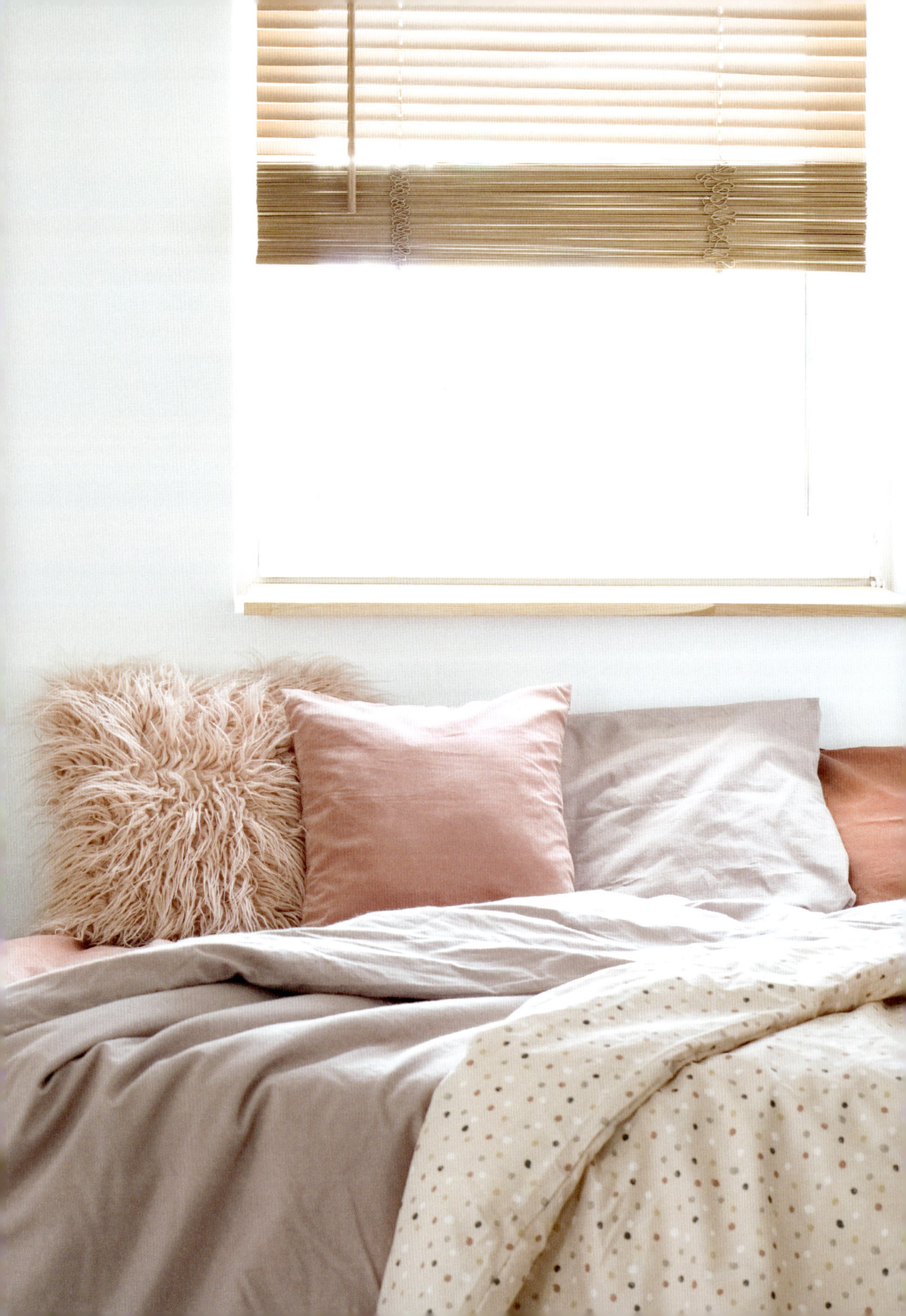

## Kapitel 12

# Schlafzimmer

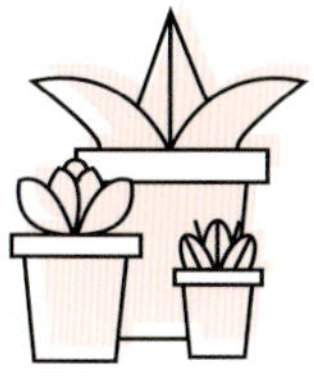

Ein Schlafzimmer sollte ein Ort sein, wo man am Ende des Tages Ruhe und Entspannung findet. Leider gibt es in unseren Schlafzimmern einige potenzielle Gefahren, aber zum Glück habe ich einige einfache, schnelle Lösungen für Sie parat.

Der erste und einfachste Übeltäter im Schlafzimmer ist Staub. Staub besteht aus Hautzellen, Schmutz, Pollen, von außen eingebrachten Schwebstoffen, Tierhaaren, Teppichfusseln und Partikeln aus Bettwäsche und Möbeln.[1] Staub ist ein bekannter Mitverursacher von Allergien und Asthma. Er sammelt sich gern in Bettwäsche und Vorhängen und da das Schlafzimmer wahrscheinlich nicht so oft gereinigt wird wie die Küche und die Badezimmer, kann sich der Staub hier leichter ansammeln. Gründliches Staubsaugen und -wischen befreit Ihr Zuhause von allen möglichen Allergenen, Schadstoffen und potenziellen Problemursachen, die von uns und unseren Haustieren von draußen eingeschleppt werden. Natürlich gibt es Staub im ganzen Haus, aber nach meiner Erfahrung ist es in den Schlafzimmern am schlimmsten.

Es gibt in den Schlafzimmern auch ein paar versteckte Gefahren, über die wir uns unterhalten werden, und ich gebe Ihnen einige Informationen, die Ihnen helfen sollen, bessere Kaufentscheidungen zu treffen, wenn Sie dazu bereit sind.

Wie bei den anderen Räumen beginnen wir mit dem Ausmisten und einer gründlichen Reinigung. Dann erkunden wir gemeinsam Ideen, die Ihr Schlafzimmer zu einem sicheren Ort der Ruhe und Entspannung machen. Wir verbringen immerhin ein Drittel unseres Lebens im Bett!

## WORAUF SIE ACHTEN SOLLTEN

In unserem Kampf gegen Staub und Allergene sind dies die drei schlimmsten Übeltäter im Schlafzimmer:

- Matratzen
- Kissen (einschließlich Dekokissen)
- Plüschtiere

Matratzen und Kissen sind anfällig für Hausstaubmilben, die mikroskopischen Verwandten der Spinne. Wir verlieren die ganze Zeit über Hautzellen, aber die meisten verlieren wir in unseren Betten, was das Bett für Hausstaubmilben zum perfekten Ort macht, um sich zu versammeln und alte Hautzellen zu fressen. Das ist ekelhaft, ich weiß, aber ich wette, Sie wollen jetzt Ihre Matratzen und Kissen vor den Biestern schützen, nicht wahr?

Indem Sie einen Matratzenschoner auf Ihr Bett legen und Ihre Kissen in Kissenschützer packen, schützen Sie nicht nur Ihre Matratze und Kissen, sondern halten auch Hausstaubmilben, Staub und Allergene fern. Der nächste Schritt zum Schutz Ihrer Matratzen und Kissen besteht darin, Ihre Bettwäsche wöchentlich zu waschen, um die kleinen Teufel fernzuhalten. Wenn Sie Kinder mit Kuscheltieren haben, werfen Sie die Tiere regelmäßig mit der Bettwäsche in die Waschmaschine, um sie sauber und staubfrei zu halten.

Im nächsten Abschnitt gebe ich Tipps, worauf Sie beim Kauf von Matratzenschonern und Kissenschützern achten sollten und an welche Marken Sie sich halten können. Sie werden feststellen, dass die Preise der sichereren Alternativen nicht so viel höher sind als die herkömmlicher Produkte und die Vorteile überwiegen bei Weitem die Kostenunterschiede.

## EINFACHE ALTERNATIVEN

**Matratzenschoner.** Dieses Produkt ist ähnlich wie ein Spannbetttuch konstruiert und bedeckt die Liegefläche und die Seiten Ihrer Matratze. Achten Sie darauf, dass

Sie sich für ein Produkt entscheiden, das bei Bedarf wasserfest ist, keine Brandschutzmittel enthält und frei ist von PVC/Vinyl, Latex (es sei denn, es handelt sich um Naturlatex) und Phthalaten. Ich mag Matratzenauflagen aus Bio-Baumwolle.

**Matratzenhülle.** Hierbei handelt es sich um ein Produkt mit einem Reißverschluss, in das Sie Ihre komplette Matratze einpacken können. Benutzen Sie die Hüllen, wenn jemand in Ihrer Familie eine Allergie hat oder Sie einfach Ihre ganze Matratze vor Staub und Allergenen schützen wollen. Mit einer solchen Hülle können Sie auch das Ausgasen einer neueren Matratze auf ein Minimum begrenzen, von der Sie feststellen müssen, dass sie wahrscheinlich nicht die gesündeste ist. Sie können die Hülle über den Schoner ziehen und dann das normale Betttuch darüber spannen. Ich empfehle Hüllen aus 100 Prozent Bio-Baumwolle, damit Sie sich oder Ihre Familie keinen Chemikalien aussetzen.

**Kissen.** Wenn man auf sichere und natürliche Alternativen für das Schlafzimmer umsteigen möchte, sind die Kissen ein guter Anfang – sie sind relativ preiswert und die Veränderung ist wirkungsvoll. Achten Sie beim Kauf neuer Kissen auf Begriffe wie „Zertifizierte Bio-Baumwolle", „Greenguard Certified", „GOTS" (Global Organic Textile Standard – 95 Prozent des Kissens sind organisch und es werden keine schädlichen Chemikalien verwendet) oder „GOLS" (Global Organic Latex Standard – es wird nur organischer Latex verwendet). Kissen können auch aus Wolle oder Daunen hergestellt werden, was einen riesigen Unterschied macht. Ich mag Kissen aus Wolle, Natur-Latex oder aus mit Baumwolle umhüllten Daunen.

**Kissenbezüge.** Achten Sie auf Kissenbezüge aus 100 Prozent Baumwolle, vorzugsweise Bio-Baumwolle, die mit einem Reißverschluss versehen sind.

**Luftreiniger.** Die Luft in Ihrem Haus zu filtern ist eine gute Idee. (Das ist sogar einer meiner „Fünf-Minuten-Tricks" in Kapitel 7.) Wenn Sie mit nur einem Raum anfangen wollen, kann ein kleiner Luftverbesserer im Schlafzimmer die Luft reinigen, während Sie schlafen. So werden Toxine wie Formaldehyd und VOCs sowie Staub und Allergene verringert. Ein Ganzhaus-Luftreiniger ist eine weitere Möglichkeit, aber das ist auch sehr teuer. Suchen Sie nach einem echten HEPA-Filter-Reinigungssystem mit mindestens dreistufiger Filtration. Schlafen Sie gut!

**Salzlampe.** Möchten Sie Ihrem Schlafzimmer eine natürliche Möglichkeit der Luftreinigung hinzufügen? Eine Himalaya-Salzlampe sorgt nicht nur für ein angenehmes Umgebungslicht, sondern zieht auch kleine Staubpartikel an und filtert die Luft. Eine kleine Glühbirne erwärmt das Salz langsam, und das Salz zieht dann die Partikel an. Sie können selbst dabei zusehen, wie das funktioniert, weil Sie den Staub auf der Oberfläche finden. Zu einem Preis ab etwa fünfzehn Euro ist eine Salzlampe eine lustige Geschenkidee für einen Freund – oder vielleicht möchten Sie auch in jedem Raum eine aufstellen!

**Bettwäsche.** Das nächste Mal, wenn Sie neue Laken und Bettwäsche benötigen, entscheiden Sie sich für Stoffe aus 100 Prozent Baumwolle. Warum? Bio-Baumwolle ist frei von Pestiziden – und wenn es ein Textilprodukt gibt, das Sie auf Bio umstellen sollten, dann ist es Ihre Bettwäsche. Sie verbringen so viel Zeit mit Schlafen, dass Sie wirklich nicht mit Pestiziden einschlafen sollten. Wechseln Sie die Bettwäsche Ihrer ganzen Familie aus, damit Sie alle in reiner, unbehandelter Baumwolle schlafen können. Gerade wenn Sie ein Baby haben, sollten Sie nicht warten, bis Sie neue Laken brauchen, sondern sofort neue besorgen. Ihre kleinen Körper nehmen mehr auf und sie schlafen auch mehr als Kinder oder Erwachsene.

**Matratze.** Eine neue Matratze ist nicht unbedingt ein „einfacher" Austausch. Ich weiß, dass das eine große Investition ist. Aber das ist wirklich so wichtig, dass ich Ihnen hier alle Informationen geben möchte, damit Sie die beste Wahl treffen können, wenn Sie sich eine neue Matratze besorgen.

Suchen Sie nach einer, die frei von Chemikalien ist. Was? Chemikalien in Matratzen? Ja, sie enthalten VOCs (dieser Geruch nach „neu"), Brandschutzmittel, Phthalate und perfluorierte Verbindungen (PFCs), wie sie in Fleckentfernern zu finden sind.[2] All diese Dinge kommen sicher mit den besten Absichten zum Einsatz, aber es sind Giftstoffe, und da wir jede Nacht auf unseren Matratzen schlafen, nehmen wir diese Chemikalien mit der Zeit in unseren Körper auf. Die Chemikalien werden im Laufe der Zeit auch abgetragen und verwandeln sich in Staubpartikel, die sich frei durch unsere Häuser bewegen.

Wenn Sie Kinder haben, beginnen Sie mit ihren Matratzen. Ich wünschte, ich hätte diese Nachforschungen angestellt, bevor wir Matratzen für die Krippen besorgt haben – ich hätte völlig andere Entscheidungen getroffen. Organische Matratzen werden einen großen Beitrag zum Schutz Ihrer Kleinen vor Giftstoffen leisten.

Achten Sie darauf, dass Sie eine Matratze ohne Brandschutzmittel kaufen, die hinzugefügt werden, da der in Matratzen verwendete Polyurethanschaum leicht brennbar ist. Aber die Inhaltsstoffe der Beschichtungen sind giftig. Da es viele unbehandelte Matratzenoptionen gibt, ist es das Risiko nicht wert. Wolle bietet einen natürlichen Brandschutz, und Sie werden auch Matratzen aus Wolle finden. Wie bei den Kissen sollten Sie auf folgende Zertifizierungen achten: Greenguard (Produkte mit diesen erfüllen strenge Standards, wenn es um die Emissionen von Chemikalien wie VOCs, Formaldehyd und Brandschutzmitteln geht), GOTS (stellt sicher, dass eine Matratze aus mindestens 95 Prozent organischen Materialien und ohne schädliche Chemikalien hergestellt wurde) und GOLS (stellt bei Latexprodukten sicher, dass nur organischer Latex verwendet wurde).

Wenn Ihr Budget eine neue Matratze nicht erlaubt, überlegen Sie, ob Sie sich zumindest einen Matratzenschoner aus Naturlatex oder Wolle und Laken aus Bio-Baumwolle besorgen wollen. Denken Sie auch hier daran, dass Dinge nicht unbedingt „ökologisch“ oder „natürlich“ sind, nur weil ein Unternehmen das behauptet. Das Produkt muss zertifiziert sein und ein geprüftes Siegel tragen. Etwas kann zum Beispiel mit Baumwolle hergestellt sein, die zu 100 Prozent Bio ist, aber wenn die gesamte Matratze nur fünf Prozent Baumwolle enthält, wird Ihnen dieses kleine bisschen Baumwolle auch nicht wirklich weiterhelfen. Wenn Sie Fragen haben, wenden Sie sich immer direkt an das Unternehmen und fragen Sie nach Details.

## ENTRÜMPELN UND PUTZEN

Gehen Sie alles in Ihren Schlafzimmern durch, um zu bestimmen, was Sie behalten und was Sie entsorgen möchten. Ich empfehle, sich erst einmal ein Schlafzimmer vorzunehmen, bevor Sie zum nächsten übergehen.

Hier ist die Checkliste für Ihr Schlafzimmer – lesen Sie weiter für Tipps und spezifische Anweisungen zum Entrümpeln und Putzen.

| CHECKLISTE | |
|---|---|
| | ✔ |
| OBERFLÄCHEN | |
| KISSEN, DECKEN UND BETTWÄSCHE | |
| SORTIEREN | |
| ORDNUNG HALTEN | |

## Oberflächen

- Beginnen Sie, indem Sie rasch die Oberflächen in Ihrem Schlafzimmer abräumen und alles vom Boden aufheben, was nicht dazugehört (Hallo, Socken!). Legen Sie diese Gegenstände beiseite, um sie später zu sortieren, und halten Sie einen Korb oder eine Tasche bereit für Gegenstände, die Sie verschenken oder verkaufen möchten.
- Entstauben und reinigen Sie alle Leuchten, Lampen und Lampenschirme. Wie ich bereits erwähnt habe, funktioniert eine Fusselwalze sehr gut bei Stoffschirmen. Sie entstauben die Leuchten und Schirme zuerst, damit der Staub auf die Oberflächen fällt, die Sie als Nächstes reinigen werden.
- Nun entstauben und/oder wischen Sie alle anderen Oberflächen. Ich verwende für diese Aufgabe gern ein leicht angefeuchtetes Mikrofasertuch und einen Mikrofaser-Staubstab. Das Staubwischen kommt immer zuerst, damit wir den Staub anschließend wegsaugen können.
- Saugen und/oder wischen Sie die Böden gründlich. Nehmen Sie auch die Sockelleisten mit, wenn Sie gerade dabei sind. Wenn Sie das Bett bewegen können, um darunter zu saugen, dann tun Sie auch das. Wenn Sie es nicht bewegen können, versuchen Sie mit dem Staubsauger so weit unter das Bett zu kommen wie möglich.
- Öffnen Sie während der Arbeit ein Fenster, damit der Staub entweichen kann und die Raumluft auf natürliche Weise erfrischt wird. Im Winter reicht es auch, das Fenster zu kippen.

## Kissen, Decken und Bettwäsche

- Wenn nötig, waschen Sie Kissen, Decken und Bettwäsche. Werfen Sie zumindest Ihre Bettwäsche für fünfzehn Minuten in den Trockner, um sie aufzuschütteln. Das wird auch einen Teil des Staubs und der Allergene beseitigen und die Hitze wird ein paar Keime töten.
- Wechseln Sie die Kissen- und Bettbezüge und legen Sie eine saubere Stepp- oder Tagesdecke darüber.

## Sortieren

- Gehen Sie durch den Stapel von Gegenständen, die Sie zuvor zusammengetragen haben. Legen Sie verirrte schmutzige Kleidung in den Wäschekorb. Jetzt ist es Zeit auszumisten!
- Wenn es etwas gibt, das Sie nicht mögen oder nicht mehr benutzen, legen Sie es zu den Sachen zum Weggeben.
- Räumen Sie nun die Gegenstände auf, die Sie behalten möchten. Wenn Sie eine Menge Wäsche haben, die darauf wartet, gefaltet zu werden, kümmern Sie sich jetzt auch darum.

## Ordnung halten

Ich habe festgestellt, dass es mir hilft, mich an ein paar Regeln zu halten, um die Schlafzimmer übersichtlich zu halten. Hier sind meine Regeln – verwenden Sie diejenigen, die Sie hilfreich finden:

> **Machen Sie jeden Tag das Bett.** Dieser kleine Schritt gibt dem Tag einen Rhythmus, und auch, wenn Sie an diesem Tag nichts sonst hinbekommen: Hey, immerhin haben Sie das Bett gemacht!

**Lagern Sie keine Wäschekörbe mit sauberer (oder schmutziger) Kleidung im Schlafzimmer.** Schlafzimmer können zu einem Abladeplatz für Kleidung verkommen – sowohl für saubere als auch für schmutzige. Wenn Sie sich im Schlafzimmer entspannen wollen, ist ein unansehnlicher Kleiderhaufen nicht gerade förderlich. Lagern Sie Ihre schmutzige Kleidung in einem Schlafzimmerschrank oder in einem Korb in der Waschküche. Versuchen Sie, die Kleidung sofort zusammenzulegen und wegzulegen, wenn Sie gerade beim Waschen sind. Das hält Ihr Schlafzimmer aufgeräumt und bewahrt Sie vor Überforderung. (Ach, wo kommt nur wieder diese ganze Wäsche her?)

**Verwenden Sie einen Korb oder eine Schüssel für die Artikel, die Sie immer bei der Hand haben wollen.** Packen Sie Schmuck, Bücher, Cremes, Lotionen und andere regelmäßig benötigte Gegenstände auf schöne Teller oder Schüsseln oder in Körbe, damit die Gegenstände an einem Ort bleiben und gleichzeitig hübsch aussehen.

**Räumen Sie die Oberfläche Ihrer Kommode ab und richten Sie dort ein Aufbewahrungssystem ein, damit es dort sauber und ordentlich bleibt.** Halten Sie die Kommode frei von Durcheinander. Wenn Sie dort ein Sammelsurium an Gerätschaften haben, verwenden Sie eine Schale oder einen Schmuckkasten für Ihren Schmuck und ein Tablett für Ihre Roll-ons mit ätherischem Öl.

**Halten Sie auch Ihre Nachttische frei.** Sorgen Sie dafür, dass sie frei bleiben von allem, was über so etwas wie eine kleine Schmuckschatulle hinausgeht. Ersetzen Sie das Telefon und das Ladegerät durch ein Buch, das sich gerade auf Ihrer Leseliste befindet.

**Stellen Sie in Ihrem Schlafzimmerschrank einen Spendenkorb auf.** Haben Sie schon einmal ein Hemd angezogen, das nicht mehr passt oder das Sie nicht mehr mögen? Anstatt es wieder aufzuhängen, legen Sie es einfach in den Spendenkorb. Wenn der Korb voll ist, geben Sie den Inhalt zur Kleidersammlung.

**Räumen Sie immer alles gleich wieder auf.** Dranbleiben ist der Schlüssel zu einem aufgeräumten Schlafzimmer. Räumen Sie morgens, nachdem Sie das Bett gemacht haben, und abends, bevor Sie sich schlafen legen, kurz auf. Es wird keine Minute dauern, und Sie werden sich fantastisch fühlen, wenn Sie in den Raum gehen und es immer noch alles ordentlich ist!

## WIE SIE IHRE KISSEN ZU HAUSE WASCHEN

Entfernen Sie alle Kissenbezüge und Kissenschoner. Diese können mit Ihren Kissen gewaschen werden, aber sie sollten in jedem Fall abgezogen werden. Legen Sie mindestens zwei Kissen zusammen in die Waschmaschine, um die Maschine auszubalancieren und eine gründliche Reinigung sicherzustellen. Verwenden Sie das einfache Waschmittel auf Seite 181 und stellen Sie Ihre Waschmaschine auf die größte Kapazität und einen sanften Warmwasserzyklus ein. Nachdem der Waschgang abgeschlossen ist, führen Sie den Spülgang erneut aus. So können Sie sicher sein, dass die gesamte Seife aus den Kissen entfernt wird. Lassen Sie auch den Schleudergang erneut laufen, um überschüssiges Wasser zu entfernen, wodurch die Kissen etwas schneller trocknen.

Wenn Ihre Kissen aus Schaumstoff sind, sollten Sie sie zum Trocknen aufhängen – der Trockner würde das Material schmelzen. Andernfalls werfen Sie die Kissen mit ein paar Trocknerkugeln aus Wolle in den Trockner, sodass die Fasern aufgelockert und in ihren natürlichen Zustand zurückgebracht werden. Für andere synthetische Materialien (außer Schaumstoff) wählen Sie eine niedrige bis mittlere Einstellung – vermeiden Sie hohe Temperaturen. Daunen und natürliche Materialien vertragen auch nicht viel Wärme, also stellen Sie Ihren Trockner auf eine niedrige Einstellung ein und lassen Sie die Kissen gründlich trocknen. Halten Sie den Trockner etwa alle dreißig Minuten an, um die Kissen zu wenden, damit sie gleichmäßig trocknen.

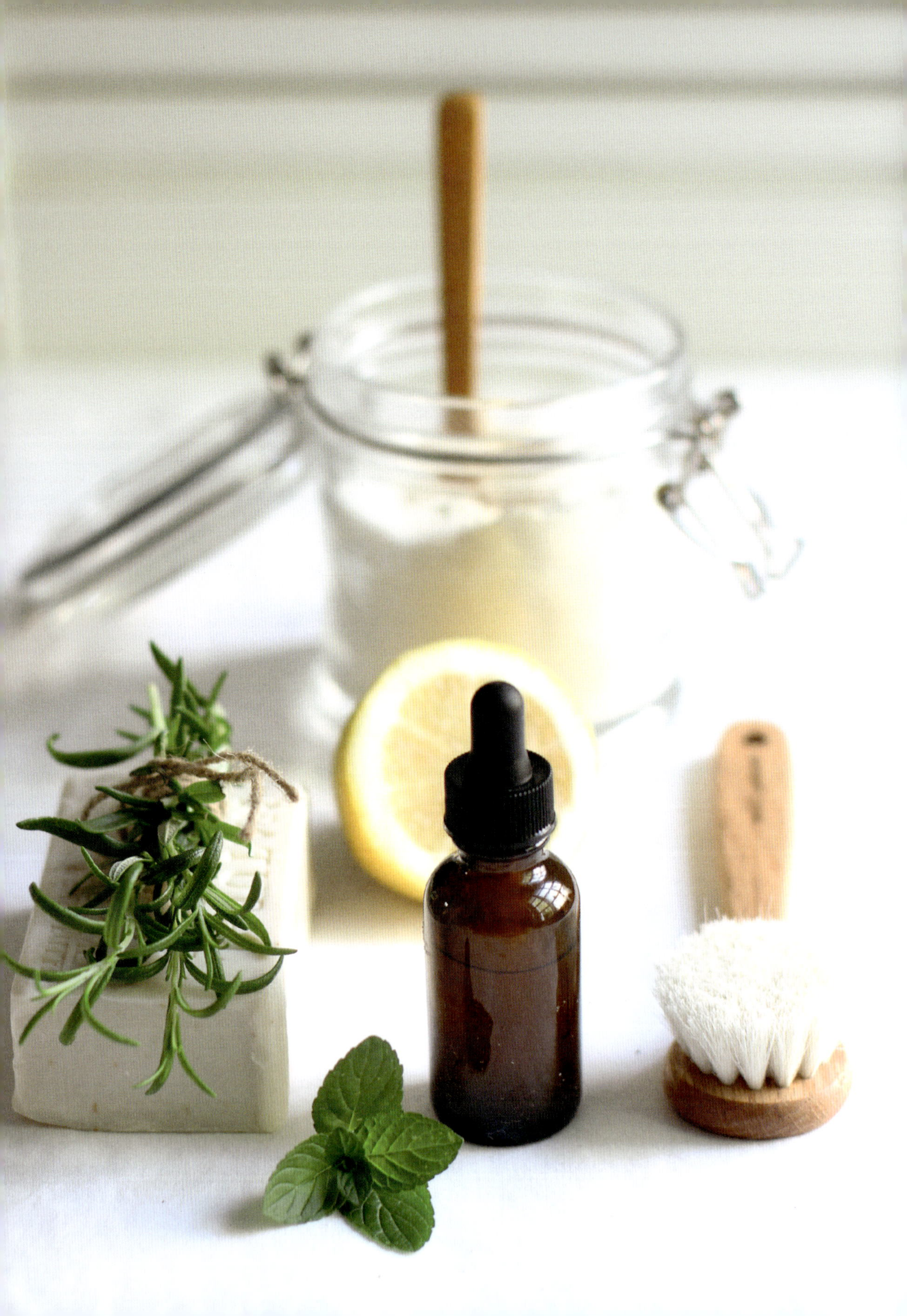

## WIE MAN EINE BETTDECKE ODER EIN FEDERBETT SELBST WÄSCHT

Ich verwende in unseren Betten gern Daunen- oder Steppdecken. Das Beste ist, dass man sie zu Hause wachsen kann, anstatt sie in die Reinigung zu bringen – und Selberwaschen ist die sicherste Option. Es mag ein paar Situationen geben, in denen Sie eine Daunendecke in die Reinigung geben müssen, aber wenn Sie immer einen Bezug darauf haben, reicht es in den meisten Fällen aus, sie aufzufrischen.
Zum Auffrischen Ihrer Decke geben Sie sie einfach (mit oder ohne Bezug) bei niedriger Temperatur in den Trockner. Verwenden Sie dazu drei Trocknerbälle aus Wolle; das hilft dabei, die Fasern aufzulockern und in ihren natürlichen Zustand zurückzuversetzen. Lassen Sie die Bettwäsche dreißig bis vierzig Minuten lang trocknen und stoppen Sie den Trockner etwa alle zehn Minuten, um den Inhalt zu wenden. Wenn Sie Keime abtöten wollen, ohne die Decke zu waschen, stellen Sie den Trockner dreißig Minuten lang auf eine hohe Heizstufe und wenden Sie die Bettwäsche alle fünf bis zehn Minuten.
Zum Waschen einer Bettdecke entfernen Sie zuerst den Bezug (falls Sie einen benutzen). Benutzen Sie das einfache Waschmittel auf Seite 181 und setzen Sie Ihre Waschmaschine auf eine schonende Kaltwassereinstellung und die größte Ladungsmenge. Ein Frontlader mit großer Ladekapazität funktioniert am besten. (Wenn Sie Ihre Bettdecke regelrecht hineinstopfen müssen und es sehr eng wird, sollten Sie mit ihr vielleicht lieber in einen Waschsalon gehen.) Nach dem Waschen lassen Sie noch einmal den Spülgang durchlaufen. Dadurch wird sichergestellt, dass das gesamte Waschmittel herausgewaschen wird.
Normalerweise lasse ich anschließend auch den Schleudergang noch einmal laufen, um überschüssiges Wasser zu entfernen. Das sorgt dafür, dass die Decken schneller trocknen.
Nach dem Waschen und den zusätzlichen Spül- und Schleuderzyklen geben Sie sie die Decke zusammen mit einigen Trocknerbällen aus Wolle in den Trockner. Wenn Ihre Bettdecke aus synthetischen Materialien besteht, trocknen Sie sie bei niedriger oder mittlerer Hitze – vermeiden Sie hohe Hitze. Daunen und natürliche Materialien vertragen auch nicht viel Wärme, also stellen Sie Ihren Trockner auf eine niedrige Temperatur ein und lassen Sie die Decke gründlich trocknen. Wenden Sie die Decke dabei etwa alle dreißig Minuten, damit sie gleichmäßig trocknet.

## REZEPTE ZUM SELBERMACHEN FÜR DAS SCHLAFZIMMER

### Lavendel-Duftsäckchen

Diese Säckchen, die Sie vielleicht noch von Ihrer Großmutter kennen, sind aus Lavendel hergestellt. Damit können Sie Ihre Schubladen erfrischen und muffige Gerüche fernhalten. Trocknen Sie Ihren eigenen Lavendel, indem Sie die Stiele kopfüber an einem trockenen Ort aufhängen, wie zum Beispiel in einem Schrank. Finden Sie einige kleine Baumwollsäckchen mit Kordelzug zur Aufbewahrung.

- Getrocknete Lavendelstängel

Nachdem die Stängel vollständig getrocknet sind, legen Sie sie in eine Papiertüte und schütteln Sie die getrockneten Blüten von den Spitzen herunter. Möglicherweise müssen Sie mit den Händen etwas nachhelfen. Packen Sie die Blüten in die kleinen Stoffsäckchen. Verwenden Sie die Duftsäckchen überall, wo Sie etwas Frische gebrauchen können.

### Kissenspray mit Lavendel und Zeder

Verwenden Sie dieses sanfte Spray, um Ihre Kissen und die Bettwäsche sanft zu beduften. Versprühen Sie ein wenig davon, während Sie das Bett machen und wenn Sie sich am Ende eines langen Tages hinlegen. Der Duft wird Sie beruhigen. Denken Sie daran, vorsichtig zu sein, wenn Sie ätherische Öle in der Nähe von Kindern und in deren Zimmern und Spielbereichen verwenden. Alle meine Rezepte mit ätherischen Ölen werden am besten erst bei Kindern ab zwei Jahren verwendet. Halten Sie diese Produkte außerhalb der Reichweite von Kindern und Haustieren.

- 125 ml Wasser
- 60 ml Reinigungsalkohol
- 6 Tropfen Lavendelöl
- 2 Tropfen Zedernholzöl

Geben Sie alle Zutaten in eine Glas-Sprühflasche mit Nebleraufsatz und schütteln Sie gut. Sprühen Sie das Spray für eine geruhsame Nacht auf Bettwäsche und Kissen.

### Raumerfrischungsspray mit Lavendel und Eukalyptus

Ich liebe diese Kombination für das Schlafzimmer, weil sie entspannt und wie ein Spa riecht. Zögern Sie nicht, stattdessen Ihre eigenen Lieblingsdüfte einzusetzen. Eine andere Version finden Sie auf Seite 151 (Clean-Home-Raumspray).

- 125 ml Wasser
- 60 ml Wodka oder Reinigungsalkohol (ich benutze Wodka, weil er geruchlos ist und schnell verdunstet)
- 3 Tropfen Lavendelöl
- 2 Tropfen Eukalyptusöl

Geben Sie alle Zutaten in eine Glas-Sprühflasche und schütteln Sie gut. Sprühen Sie zwei bis drei Sprühstöße der Mixtur in jeden Raum, der eine kleine Erfrischung benötigt.

### Textilerfrischer mit Zitrus und Teebaum

Dieses Spray können Sie ganz wunderbar verwenden, wenn Sie ein Kissen oder ein Paar Schuhe desinfizieren oder auffrischen wollen. Wenn Sie Bedenken haben, Wasser auf Textilien aufzutragen, testen Sie es zunächst an einer unauffälligen Stelle.

- 125 ml Wasser
- 60 ml Reinigungsalkohol
- 2 Tropfen ätherisches Zitrusöl (Zitrone, Orange, Grapefruit etc.)
- 4 Tropfen Teebaumöl

Geben Sie alle Zutaten in eine Glas-Sprühflasche mit Nebleraufsatz und schütteln Sie gut. Sprühen Sie die Mischung auf Schuhe und Stoffe, um sie zu erfrischen, und lassen Sie die Gegenstände danach vollständig trocknen.

### *Matratzenerfrischer mit Eukalyptus und Minze*

Wenn Sie das Schlafzimmer auffrischen wollen oder versuchen, einen Geruch aus Ihrer Matratze zu beseitigen, verwenden Sie das hier. Ab und zu die Matratze abzusaugen, ist eine gute Idee, um Allergene und Staub zu beseitigen. Wenn Sie etwas mehr zum Aufbewahren herstellen wollen, erhöhen Sie einfach entsprechend die Mengen und lagern Sie es in einem fest verschließbaren Glasbehälter. Lavendelöl funktioniert auch in diesem Rezept gut, wenn Ihnen das lieber ist. Beachten Sie, dass Sie ein feinmaschiges Sieb zum Bestreuen benötigen.

- 60 g Natron
- 3 Tropfen Eukalyptusöl
- 2 Tropfen ätherisches Pfefferminzöl

Verrühren Sie in einer kleinen Glasschale das Natron und die ätherischen Öle. Streuen Sie durch ein feinmaschiges Sieb ein wenig von dem Pulver auf die Matratze. Lassen Sie es mindestens dreißig Minuten einwirken und saugen Sie dann das Pulver mit einem Schlauch oder Polsteraufsatz auf. Reinigen Sie den Aufsatz sowohl vor als auch nach dem Gebrauch.

### *Kurze Tipps*

Wenn Sie noch keinen Kohlenmonoxid-Detektor in Ihrem Haus oder auf demselben Stockwerk wie Ihre Schlafzimmer haben, besorgen Sie sich einen, legen Sie eine Batterie ein und schließen Sie ihn an (die Batterie ist das Back-up, falls der Strom ausfällt). Das ist eine kostengünstige Lösung, um sich und Ihre Familie vor einem potenziell tödlichen Gas zu schützen. Der Kohlenmonoxid-Detektor überwacht die Gaskonzentration und Sie können gut schlafen.

## *Darüber können Sie noch nachdenken*

Lassen Sie uns für eine Minute über Handys sprechen. (Hier steigen vielleicht ein paar von Ihnen aus, aber bleiben Sie bei mir!) Mobiltelefone können großartig sein und sie sind in vielerlei Hinsicht zu einem integralen Bestandteil unseres Lebens geworden, aber sie strahlen auch elektromagnetische Felder (EMFs) aus.[3]) Während es EMFs schon immer gibt, gelangen heute erst langsam Informationen zu den Gefahren einer EMF-Exposition, insbesondere in der Umgebung von Mobiltelefonen, Computern, WLAN und anderen elektronischen Geräten, ans Licht. Meine Empfehlung besteht darin, sich und Ihre Familie zu schützen, bis wir wissen, was die langfristigen Auswirkungen sind.

Einige Experten empfehlen, Geräte nachts in den Flugmodus zu versetzen, um die elektromagnetische Belastung auf ein Minimum zu reduzieren. Ich denke, die beste Möglichkeit besteht darin, sie ganz aus unseren Schlafzimmern zu verbannen. Ich weiß, dass viele Leute ihr Handy als Wecker verwenden aber es ist sicherer, einen echten Wecker zu benutzen. Wenn Sie es in Ihrem Schlafzimmer haben müssen, um erreichbar zu sein, legen Sie es nicht neben Ihr Bett oder Ihren Kopf, sondern in die entgegengesetzte Ecke des Raums. Bei mir zu Hause haben wir noch einen Festnetzanschluss und nutzen ihn für 90 Prozent unserer Anrufe. Die Ladestation für unsere Mobiltelefone befindet sich in der Küche.

Es ist klug, andere Geräte wie Laptops und WLAN-Router in einem Raum weit weg von Ihren Schlafzimmern aufzustellen, um Ihre elektromagnetische Belastung zu begrenzen. Wir verwenden einen ein- und ausschaltbaren Mehrfachstecker, um mehrere Geräte gleichzeitig auszuschalten. Schließlich ist der Kauf einer Strahlenschutztasche zum Blockieren der hochfrequenten Strahlung eine gute Idee für Handys, Laptops und andere Geräte.

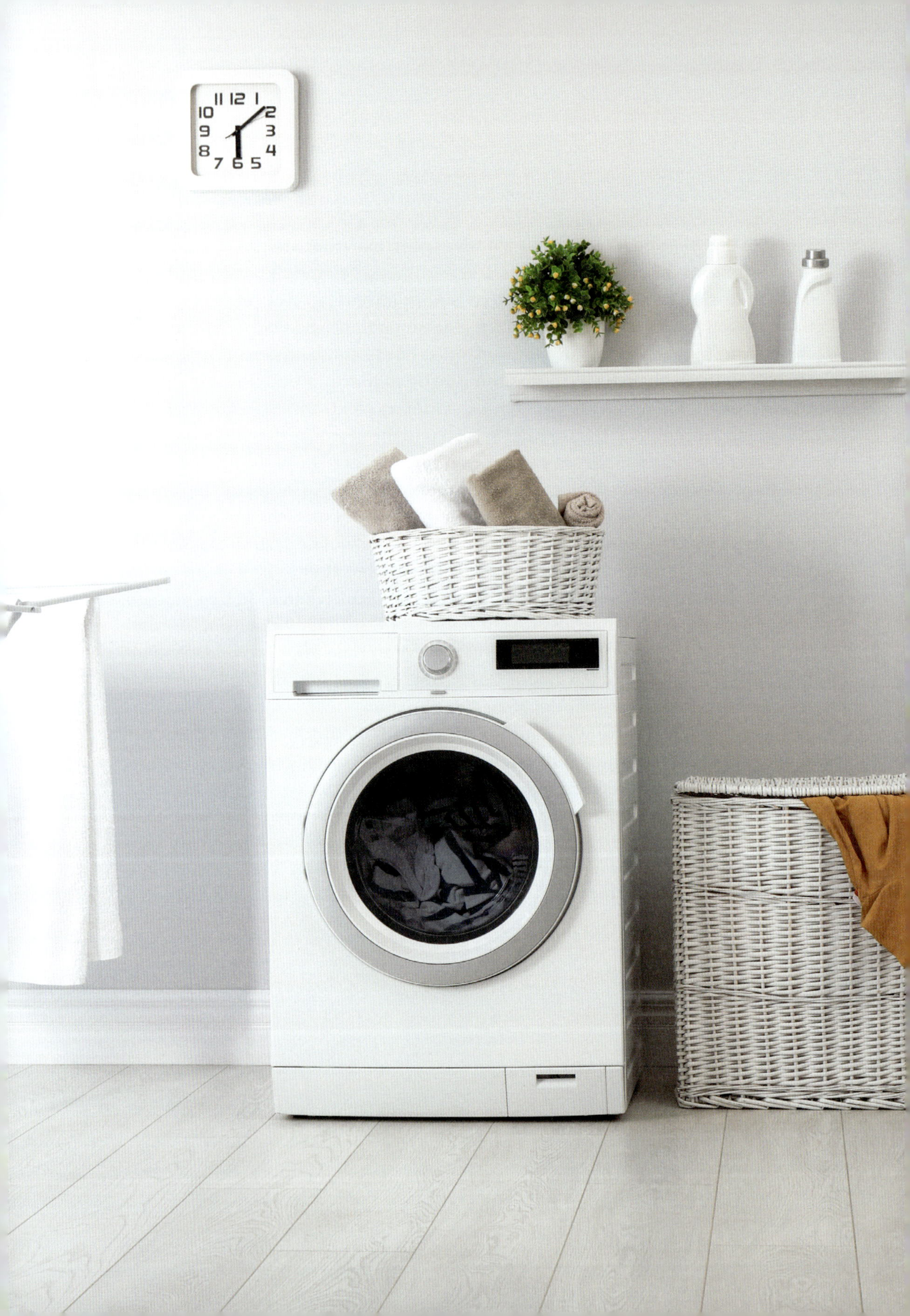

## Kapitel 13

# Die Waschküche

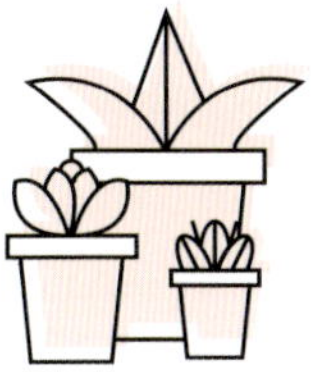

Macht irgendjemand gern die Wäsche? Ich habe es gern gemacht, als es nur mich und meinen Mann gab, aber drei Kinder später und mit den häufigen Kleiderwechseln (Sport, Training, oft wird etwas verschüttet und so weiter) ist es definitiv nicht meine Lieblingsbeschäftigung. Aber es steht auf meiner täglichen Prioritätenliste ziemlich weit oben. Ja, ich wasche jeden Tag, und während ich in meinem Kopf darüber meckere, erinnere ich mich immer daran, dass eine Ladung Wäsche pro Tag viel einfacher ist als die potenziellen Körbe über Körbe, die es gäbe, würde ich nur einmal in der Woche waschen.

Sie wissen bereits, dass Waschmittel ganz oben auf der Liste der giftigsten Haushaltsprodukte stehen. Wenn Sie saubere Wäsche mit einem bestimmten Duft oder Produkt verbinden, möchte ich Sie bitten, aufgeschlossen zu sein und mit einigen sicheren Alternativen zu experimentieren. Auch ich liebe einen Korb mit sauberer, frisch duftender Wäsche, und wir werden einen neuen Duft finden, der gut zu Ihnen passt. Was ich überhaupt nicht leiden kann, ist Kleidung, die immer noch verschwitzt riecht oder fleckig oder schmutzig aussieht, nur weil ich ein alternatives Waschmittel verwende. So etwas werden Sie hier nicht finden. Es gibt viele sichere Alternativen, die obendrein auch noch besser riechen!

Lassen Sie uns mit dem beginnen, auf was Sie achten und was Sie entsorgen sollten, und dann gehen wir zu der Frage über, wie Sie Ihre Waschküche entrümpeln und putzen können.

## WORAUF SIE ACHTEN SOLLTEN

Die schädlichsten Produkte in Ihrer Waschküche sind:

- konventionelles Waschmittel
- Bleichmittel (Natriumhydrochlorid)
- Weichspüler und Trocknerblätter
- Fleckenentferner (ob in flüssiger Form oder als Stift)

Diese giftigen Chemikalien haben Sie bestimmt schon entsorgt, oder? Wenn Sie es noch nicht getan haben, werfen Sie die Produkte jetzt weg. Wie ich bereits sagte, haben viele von ihnen gefährliche Inhaltsstoffe wie Duftstoffe und Schwefelsäure, die bekanntermaßen krebserregend ist.[1] Vertrauen Sie mir, Sie werden sich so viel besser fühlen, wenn Sie auf sicherere Alternativen umgestiegen sind.

## EINFACHE ALTERNATIVEN

**Waschmittel.** Stellen Sie Ihr eigenes her (Einfaches Waschmittel, Seite 181).

**Bleichmittel.** Verwenden Sie Sauerstoffbleiche, ein alternatives Bleichmittel. Dieses Pulver finden Sie in der Waschmittelabteilung. Suchen Sie nach einer Version, die nur ein oder zwei Inhaltsstoffe enthält – Natriumpercarbonat ist der wichtigste, aber es kann auch Natriumcarbonat enthalten.

**Weichspüler und Trocknertücher.** Steigen Sie auf einen der alternativen Weichspüler um, die ich in den Rezepten aufführe (Essigweichspüler, Seite 182, oder Feuchte Trocknertücher, Seite 183). Ihre Wäsche wird damit ganz frisch riechen und kein bisschen nach eingelegten Gurken – vertrauen Sie mir! Meine Lieblingsanwendung für den Trockner? Trocknerkugeln aus Wolle (siehe Seite 185). Sie reduzieren statische Aufladung. Geben Sie ein paar Tropfen ätherisches Öl darauf, um die Kleidung beim Trocknen leicht zu beduften. Versuchen Sie auch einmal die Mini-Trocknertücher (Seite 185).

**Fleckenentferner.** Sie werden überrascht sein, wie gut flüssige Haushaltsseife bei Flecken wirkt. Sie können auch ein Stück Castile-Seife als Fleckenstift-Ersatz verwenden (siehe Fleckenstift, Seite 186).

## ENTRÜMPELN UND PUTZEN

Wenn Sie eine eigene Waschküche im Haus haben, besteht die Möglichkeit, dass Sie sie nicht regelmäßig reinigen. Nehmen Sie sich dann jetzt ein wenig Zeit, um dort aufzuräumen und gründlich zu putzen. Ich wette, dann werden Sie auch gleich mehr Lust aufs Wäschewaschen und Zusammenfalten haben. Okay, vielleicht so sehr auch wieder nicht, aber zumindest werden Sie Ihren Korb nicht mehr auf dem klebrigen Ring aus Waschmittelresten auf der Waschmaschine abstellen.

Hier ist die Checkliste für den Wäschebereich – lesen Sie weiter für Tipps und spezifische Anweisungen zum Entrümpeln und Putzen.

| CHECKLISTE | |
|---|---|
| | ✔ |
| OBERFLÄCHEN | |
| SORTIEREN, LAGERN UND KENNZEICHNEN | |
| ORDNUNG HALTEN | |

### Oberflächen

- Wenn Sie irgendwelche Stapel oder Körbe mit sauberer Wäsche haben, die gefaltet und weggeräumt werden muss, tun Sie das jetzt als Erstes. Wenn Sie Körbe mit schmutziger Kleidung haben, räumen Sie diese für den Moment aus dem Weg.

- Räumen Sie Ihren Wäschebereich von unnötigen Gegenständen frei und entfernen Sie alles aus den Regalen und Schubladen. Halten Sie einen Korb oder eine Tüte für Dinge bereit, die Sie später verschenken oder verkaufen möchten.
- Wie früher bei den anderen Räumen nehmen Sie sich Zeit dafür, zu schauen, was Sie noch brauchen. Wenn Sie feststellen, dass Sie viel mehr Kleiderbügel haben, als Sie jemals benutzen werden, oder einen Korb zu viel, entsorgen oder verschenken Sie diese und alle anderen überschüssigen Gegenstände, die Sie nicht mehr brauchen oder wollen.
- Machen Sie eine Bestandsaufnahme, was gut funktioniert und was nicht. Möchten Sie etwas anders einrichten oder benötigen Sie einen neuen Behälter für Ihr sicheres Waschpulver? Machen Sie sich eine Liste und kümmern Sie sich jetzt um das Problem, solange Sie noch alles im Kopf haben.
- Wischen Sie Regale und Schubladen mit einem Allzweckreiniger (Seite 71 oder 72) aus, benutzen Sie dafür einfach ein feuchtes Tuch. Trocknen Sie dann alles ab. Legen Sie dann die Gegenstände wieder an ihren Platz zurück.
- Reinigen Sie Ihre Waschmaschine und Ihren Trockner. Wischen Sie die Oberflächen sauber und wischen Sie den Innenraum ebenfalls mit einem feuchten Mikrofasertuch aus. Beachten Sie meine Anleitung zur gründlichen und natürlichen Reinigung und Desinfektion Ihrer Waschmaschine auf Seite 184. Saugen Sie so gut es geht auch unter Ihrer Waschmaschine und Ihrem Trockner.

### Sortieren, Lagern und Kennzeichnen

- Bewahren Sie ähnliche Gegenstände zusammen auf und sortieren Sie Ihre Waschküche so, wie es für Sie am besten funktioniert.
- Lagern Sie Pulver in Glasbehältern und geben Sie in jeden Behälter einen Löffel oder Messbecher. Gießen Sie Flüssigkeiten wie Essig in Flaschen mit einem Pump- oder Sprühkopf, um sie unkompliziert anwenden zu können.

Wählen Sie hübsche Behälter, um Ihr Lager attraktiver zu machen, und kennzeichnen Sie alles, was beschriftet werden sollte. Wenn Ihre Waschprodukte hübsch aussehen, werden Sie auch mehr Freude haben, sie zu benutzen.

## Ordnung halten

- Setzen Sie die Regel, die wir früher schon besprochen haben, auch in diesem Bereich in die Tat um: Wenn Sie etwas herausnehmen, räumen Sie es nach der Benutzung gleich wieder zurück.
- Waschen Sie jeden Tag, um die Aufgabe überschaubar zu halten. Wenn Sie weniger Wäsche haben oder wenn Sie in einen Waschsalon gehen und das zu teuer würde, waschen Sie stattdessen mehrmals pro Woche oder genießen Sie es einfach, dass Sie mehrere Ladungen Wäsche auf einmal waschen können, wo die meisten Leute immer nur eine Ladung auf einmal erledigen können.
- Planen Sie voraus und bereiten Sie die Rezepte zum Selbermachen schon im Vorhinein zu, damit Sie das nächste Mal einfach loslegen können, wenn Sie eine Menge Wäsche zum Waschen haben. Planen Sie einen Tag für die Zusammenstellung dieser Produkte ein. Noch besser: Geben Sie eine DIY-Party, bei der Sie einige Ihrer Freunde treffen und die Produkte zusammen herstellen! Sie werden die frohe Botschaft des gesunden Zuhauses verbreiten und gleichzeitig Spaß haben!

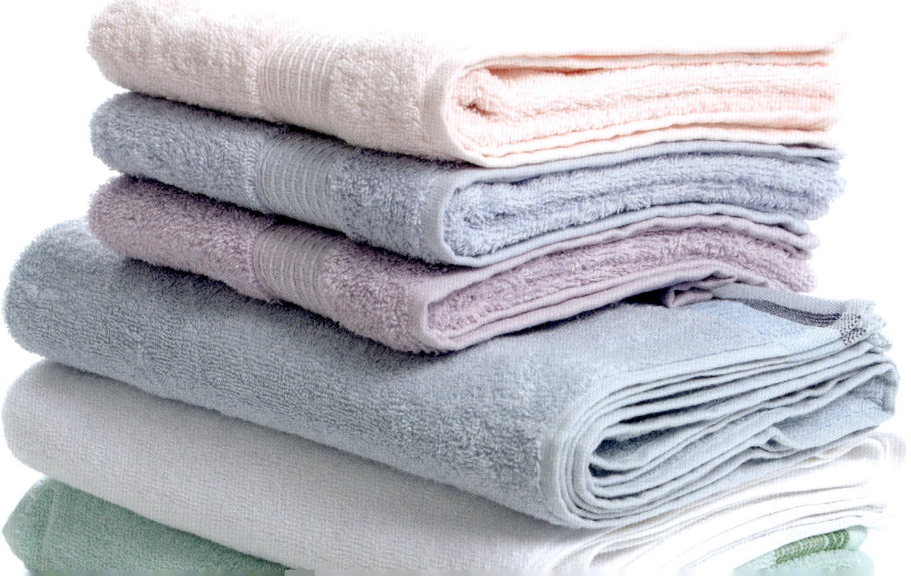

## PLANEN SIE EINE DIY-PARTY FÜR EIN GESUNDES ZUHAUSE

Waren Sie schon einmal auf einer Meal-Prep-Party, bei der Sie Freunde treffen, jede Menge Suppen oder Aufläufe zubereiten, um dann Mahlzeiten mit nach Hause zu nehmen, die Sie einfrieren oder anderweitig aufbewahren können? Eine ganz ähnliche Party können Sie auch für Haushalts- und Pflegeprodukte veranstalten! Eine der besten Möglichkeiten, gesunde Entscheidungen im Haushalt zu fördern, besteht darin, Ihre Erkenntnisse mit Freunden und Ihrer Familie zu teilen. Es ist einfach, andere für Änderungen zu begeistern, wenn Sie ihnen zeigen, wie einfach und kostengünstig es ist, eigene Produkte herzustellen. Jeder kann anschließend mit ein paar neuen Optionen nach Hause gehen. Das macht Spaß!
Das ist alles, was Sie dafür tun müssen:

- Laden Sie Ihre Freunde ein.
- Suchen Sie ein paar Rezepte zur Vorbereitung heraus – meine Favoriten für eine Party sind mein Waschbecken-Scheuerpulver (Seite 105) und der minzige Glas- und Spiegelreiniger auf Seite 130.
- Besorgen Sie die Zutaten.
- Viel Spaß beim Feiern!

Stellen Sie die Zutaten bereit, zusammen mit den Schüsseln, Sprühflaschen, Gläsern, Messbechern, Löffeln, Trichtern und Etiketten. Richten Sie Stationen zum einfachen Zusammenstellen und Mischen ein und legen Sie los! Wenn Sie planen, ein Produkt mit einem ätherischen Öl herzustellen, sollten Sie eine Handvoll Optionen und einige Richtlinien für Duftkombinationen haben (wie die Vorschläge, die ich für Diffusoren auf Seite 45 anbiete). Lassen Sie Ihre Freunde nach Belieben mischen und kombinieren.
Sobald Sie ein paar Freunde an Bord haben, die die selbstgemachten Produkte verwenden, planen Sie regelmäßige Nachfüllpartys, bei denen jeder seine Flaschen mitbringt und Sie gemeinsam nachfüllen und andere Rezepte ausprobieren können.

## REZEPTE ZUM SELBERMACHEN FÜR DIE WASCHKÜCHE

### Einfaches Waschmittel

Saubere Kleidung mit eigenem Waschmittel? Hurra! Dieses Rezept ergibt bis zu 96 Ladungen saubere Wäsche.

- 1 Stück Castile-Seife mit einem Duft ihrer Wahl, fein gerieben (Ich benutze zum Zerkleinern eine Küchenmaschine.)
- 330 g Borax
- 560 g Waschsoda (Natriumcarbonat, Sie finden es in der Waschmittelabteilung.)
- 280 g Backsoda (Natriumbikarbonat)
- 30 Tropfen ätherische Öle (Zitrone und Lavendel oder Zitrone und Nelke sind meine Lieblingsdüfte für die Wäsche.)

Geben Sie alle Zutaten in einen großen Behälter, beispielsweise einen Eimer. Vermischen Sie alles gut und achten Sie darauf, dass es so wenig wie möglich staubt. Schütten Sie das Waschmittel vorsichtig in einen großen Vorratsbehälter. Ich benutze einen Glasbehälter mit Deckel, der erfüllt seinen Zweck und sieht gut aus.
1 Esslöffel reicht für eine Wäsche, wenn Sie eine besonders effiziente Waschmaschine haben, ansonsten verwenden Sie 2 Esslöffel für eine Ladung.
Um die Wäsche aufzuhellen, fügen Sie 1 bis 2 Esslöffel Sauerstoffbleiche hinzu. (Das ist die gesündere Alternative.)

### Duftbooster für die Wäsche

Wenn Sie kommerzielle Duftverstärker lieben, ist dieses Rezept genau das Richtige für Sie! Es macht die Wäsche weich und duftig.

- 230–460 g Bittersalz (je nachdem, wie viel Sie herstellen möchten)
- 20–30 Tropfen ätherische Öle nach Wahl

Verrühren Sie in einem Glasbehälter oder einem Einmachglas das Bittersalz mit den ätherischen Ölen. Verwenden Sie 1 Esslöffel davon pro Waschmaschinenladung und waschen Sie wie üblich.

### Essig-Weichspüler

Wenn Sie Weichspüler und Trocknertücher und ihren Duft nach frischer Wäsche lieben, wollen Sie wahrscheinlich nicht auf etwas Duftfreies umstellen, selbst wenn es natürlich ist. Da bin ich ganz bei Ihnen. Ich will auch, dass meine Wäsche sauber und frisch riecht. Doch mit klarem Essig geht das auch ganz ohne Duftstoffe. Ihre Wäsche wird frisch riechen und nicht ein bisschen nach Essiggurken – das verspreche ich Ihnen! Aber Sie können auch ätherische Öle hinzufügen, wenn Sie einen bestimmten Duft wirklich vermissen.

- klarer Essig
- Optional: bis zu 10 Tropfen ätherische Öle nach Wahl pro Liter Essig

Geben Sie pro Ladung 75 ml Essig ins Weichspülfach. Besonders schön ist die Wirkung bei Bettwäsche und Handtüchern – es macht Ihre Handtücher wunderbar weich und flauschig. Außerdem hält es Ihre Waschmaschine frisch.

Wenn Sie ätherische Öle hinzufügen möchten, füllen Sie den Essig in ein Glasgefäß oder eine Flasche mit einer Pumpe, um den Weichspüler einfach anwenden zu können, geben Sie dann die Öle Ihrer Wahl hinzu und schütteln Sie kräftig.

### Feuchte Weichspültücher

Bevorzugen Sie ein feuchtes Weichspültuch? Probieren Sie den Essig mal im Trockner statt in der Waschmaschine aus. Für dieses Rezept benötigen Sie ein Einmachglas mit Deckel.

- 60 ml klarer Essig
- 10 Tropfen ätherisches Öl nach Wahl (Zitrusfrüchte eignen sich gut.)
- etwa 20 kleine Stücke Flanell- oder Baumwolltuch (Etwa 10 cm große Quadrate oder Rechtecke; Sie können auch vorgeschnittene Tücher kaufen.)

Vermischen Sie in einem Einmachglas den Essig mit den ätherischen Ölen und schütteln Sie kräftig. Geben Sie die Tücher in den Behälter und schrauben Sie den Deckel aufs Glas. Die Tücher sollten vollständig getränkt sein. Wenn noch Flüssigkeit vorhanden ist, verwenden Sie sie zum Reinigen einer Spüle oder eines Waschbeckens. Gießen Sie den Rest hinein und schrubben Sie.
Die Tücher sind wiederverwendbar: Sobald ein Blatt trocken aus dem Trockner kommt, legen Sie es einfach wieder in das Glas und tränken Sie es in der Flüssigkeit. Wenn ein Tuch nicht mehr feucht wird, waschen Sie es und fangen Sie von vorne an.

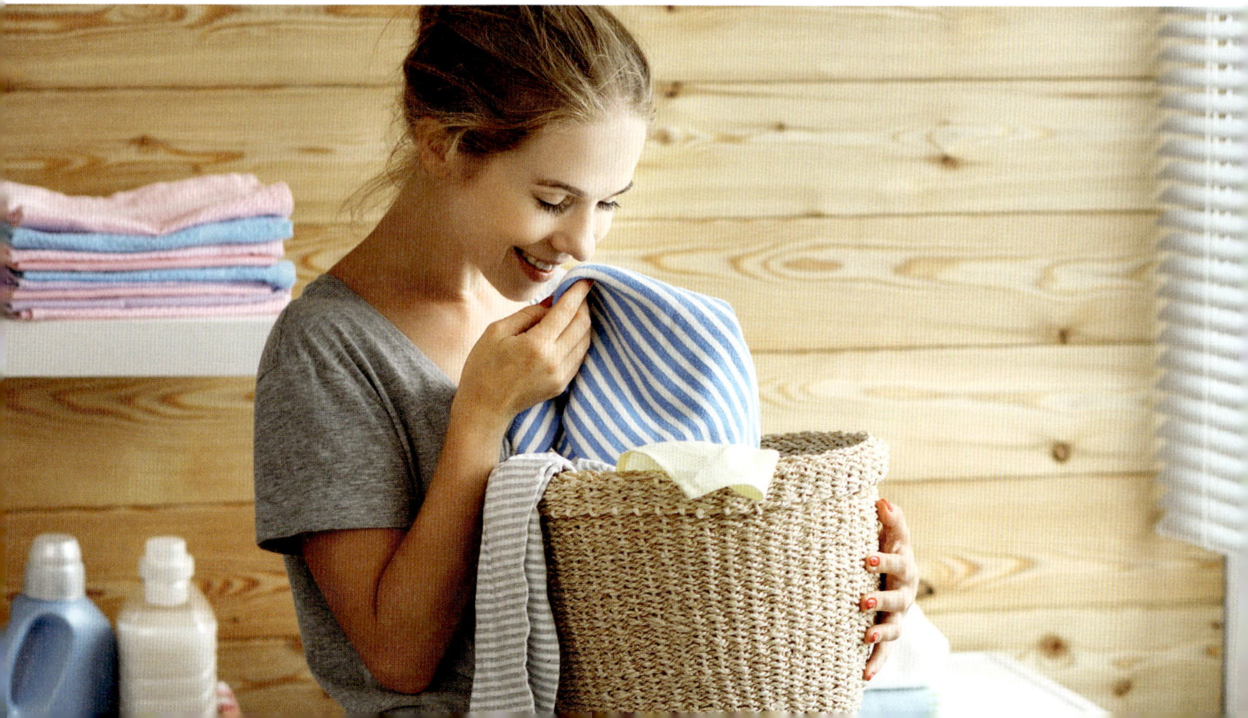

## SO REINIGEN SIE IHRE WASCHMASCHINE AUF NATÜRLICHE WEISE

Alle Waschmaschinen müssen wöchentlich oder mindestens einmal im Monat gereinigt werden. Das Ergebnis ist eine geruchlose Maschine, von der Sie wissen, dass sie hygienisch ist. Ich reinige meine Waschmaschine nach dem Waschen der Putzlappen, um das eklige Keim-Zeug wegzuwaschen.

Einige Maschinen verfügen über eine Selbstreinigungsmöglichkeit oder einen eigenen Reinigungsgang. Wenn Sie diese Option nicht haben, wählen Sie die heißeste Einstellung, die möglich ist. Geben Sie ¾ bis 1 Tasse weißen Essig in das Waschmittelfach oder füllen Sie es bis zum Maximum auf. Wählen Sie dann einen zusätzlichen Spüldurchgang, falls Ihre Waschmaschine diese Wahl erlaubt. Andernfalls wiederholen Sie später den Spülgang manuell. Dadurch wird sichergestellt, dass der Essig vollständig aus der Maschine entfernt wird.

Wenn die Waschmaschine mit ihrem Waschgang sowie dem zusätzlichen Spüldurchlauf fertig ist, wischen Sie das Waschmittel- und das Weichspülerfach aus. Diese können leicht in warmem Seifenwasser in einem Spülbecken gereinigt werden, oder Sie können sie mit einem mit weißem Essig befeuchteten Tuch abwischen, ohne sie aus der Maschine zu entfernen. Spülen und trocknen Sie sie gründlich ab, bevor Sie sie wieder einsetzen.

Wenn Sie einen Frontlader haben, wischen Sie die Gummidichtung an der Tür ab, da sie ein perfektes Versteck für Schimmel ist. Ziehen Sie die Gummidichtung zurück und wischen Sie den Bereich vorsichtig mit klarem Essig und einem weichen Reinigungstuch ab. Wischen Sie sie mit einem mit Wasser getränkten Tuch ab und anschließend mit einem anderen sauberen Tuch gründlich trocken, um zu verhindern, dass sich Feuchtigkeit ansammelt.

Wenn Sie einen Toplader haben, wischen Sie die Innenseite des Deckels und die Dichtung ab.

Wischen Sie anschließend die Außenseite und das Bedienfeld Ihres Geräts mit einem Allzweck-Reinigungsspray (Einfacher Seifenreiniger, Seite 72, oder Universal-Essigreiniger, Seite 71) ab, um Staub- und Schmutzablagerungen zu entfernen. Achten Sie darauf, die Tür oder den Deckel Ihrer Maschine offen zu lassen, um zu verhindern, dass sich zwischen den Ladevorgängen Feuchtigkeit oder Schimmel im Inneren bildet, und um unerwünschten Gerüchen vorzubeugen.

### *Trocknerbälle aus Wolle*

Wolle ist von Natur aus antibakteriell und eignet sich daher hervorragend für den Einsatz in der Waschküche. Trocknerbälle aus Wolle reduzieren die statische Aufladung und beduften Ihre Wäsche leicht, wenn Sie ätherische Öle hinzufügen. Diejenigen, die ich im Clean Mama Home verkaufe, sind aus fairen Materialien hergestellt und wunderbar langlebig. Die meisten Woll-Trocknerkugeln halten 1.000 Anwendungen und sind damit eine kostengünstige und umweltfreundliche Alternative zu Trocknertüchern.

- 3 Trocknerbälle aus Wolle
- 6 bis 9 Tropfen ätherisches Öl Ihrer Wahl

Geben Sie auf jeden der Wollbälle 2 bis 3 Tropfen ätherisches Öl. Lassen Sie sie trocknen. Wenn Sie möchten, können Sie die Bälle auch ohne Duft verwenden. Trocknen Sie eine Ladung mit allen drei Bällen.

### *Mini-Trocknertücher*

Wenn Sie ein Trocknertuch verwenden wollen, ist hier Ihre sichere Alternative. Es verleiht Ihrer Wäsche einen subtilen Duft. Für dieses Rezept benötigen Sie ein Einmachglas mit Deckel.

- etwa 20 kleine Stücke Flanell- oder Baumwollstoff (etwa 10 cm große Quadrate oder Rechtecke)
- 20 bis 30 Tropfen ätherisches Öl nach Wahl

Stapeln Sie die Tücher in einem Einmachglas und geben Sie jeweils ein oder zwei Tropfen ätherisches Öl dazu. Lassen Sie das Glas geöffnet, bis die Tücher vollständig getrocknet sind – mindestens ein oder zwei Tage lang.
Verwenden Sie ein oder zwei Tücher für jede Trocknerladung.
Sie können die Tücher mit ätherischem Öl erneuern, sooft Sie wollen.

### *Fleckenstift*

Ich liebe diese einfache, natürliche, ungiftige Alternative zu Fleckenstiften und -sprays. Ich benutze sie für Kinderkleidung und bei Grasflecken. Probieren Sie es das nächste Mal, wenn Sie einen Fleck haben. Diese Lösung funktioniert am besten bei frischen Flecken, die noch nicht in der Kleidung verrieben wurden. Dazu benötigen Sie eine kleine Bürste mit weichen Borsten.

- 1 Stück Castile-Seife (jede Größe) oder andere pflanzliche Seife
- Wasser

Drücken Sie das Seifenstück ein Stück weit aus der Verpackung heraus. Befeuchten Sie die Oberseite unter fließendem Wasser oder in einer Schale – ich benutze gerne eine Wasserschale, weil ich so kontrollierter befeuchten kann. Reiben Sie den Fleck mit der Seife, benetzen Sie sie erneut und tragen Sie bei Bedarf erneut Seife auf. Schrubben Sie die Stelle mit der Bürste. Waschen Sie das Kleidungsstück anschließend wie gewohnt.

Bewahren Sie das Seifenstück bei Nichtgebrauch in der Verpackung auf; es trocknet innerhalb weniger Minuten nach Gebrauch vollständig.

Wenn Sie Flüssigseife und kein Seifenstück verwenden, reiben Sie die Seife direkt in den Fleck ein, eventuell ohne zusätzliches Wasser.

## Kurze Tipps

Sie wollen Naturprodukte verwenden, mögen es aber nicht, wenn Ihre Kleidung statisch aufgeladen ist? Stecken Sie eine Sicherheitsnadel in Ihre Wolltrocknerbälle. Sie verringert die „Aufladung" und beseitigt so die Statik. Lassen Sie Ihre Wäsche auch nicht zu lange im Trockner, denn dadurch neigt sie zu statischer Aufladung. Stellen Sie einen Trockenständer in Ihren Wäscheraum für Gegenstände, die an der Wäscheleine getrocknet werden müssen. Ich habe eine winzig kleine Waschküche mit einem an der Wand montierten Wäscheständer, der sich zusammenklappen lässt. Das ist hübsch und sehr praktisch.
Benutzen Sie Ihr Waschmittel auch für die Vorbehandlung. Wenn Sie Flüssigseife verwenden, tragen Sie sie einfach auf einen Fleck auf. Wenn Sie ein pulverförmiges Waschmittel verwenden, befeuchten Sie den Fleck mit kaltem Wasser und bestreuen Sie den Fleck mit Ihrem Waschmittel. Flecken auf weißen Stoffen? Befeuchten Sie den Stoff und bestreuen Sie ihn mit Sauerstoffbleiche. Bei all diesen Behandlungen lassen Sie die Mischung ab dreißig Minuten bis über Nacht einwirken, um den Fleck zu lösen, und waschen Sie den Artikel dann wie gewohnt.

## Darüber können Sie noch nachdenken

Wenn Sie einkaufen, achten Sie darauf, hochwertige Kleidung, Bettwäsche, Handtücher und andere Gegenstände zu kaufen, die lange halten.
Wenn Sie Kunststoff-Kleiderbügel haben und etwas anderes wollen, suchen Sie nach einem nachhaltigeren Produkt. Mit Holz oder Stoff bezogene Kleiderbügel halten lange und sehen schöner aus.
Möchten Sie Ihre Waschmaschine und/oder Ihren Trockner aufrüsten? Ich benutze gerne eine Waschmaschine mit Desinfektionswaschgang. Das macht die Verwendung von waschbaren Reinigungswerkzeugen einfach und es ist beruhigend zu wissen, dass die Gegenstände desinfiziert sind und sicher wiederverwendet werden können. Ein weiteres Feature, das ich liebe, ist der „Clean-Wash"-Waschgang, der nur Dampf verwendet! Vergewissern Sie sich, dass die Waschmaschine oder der Trockner, die Sie anschaffen, über die für Sie relevanten Optionen verfügen.

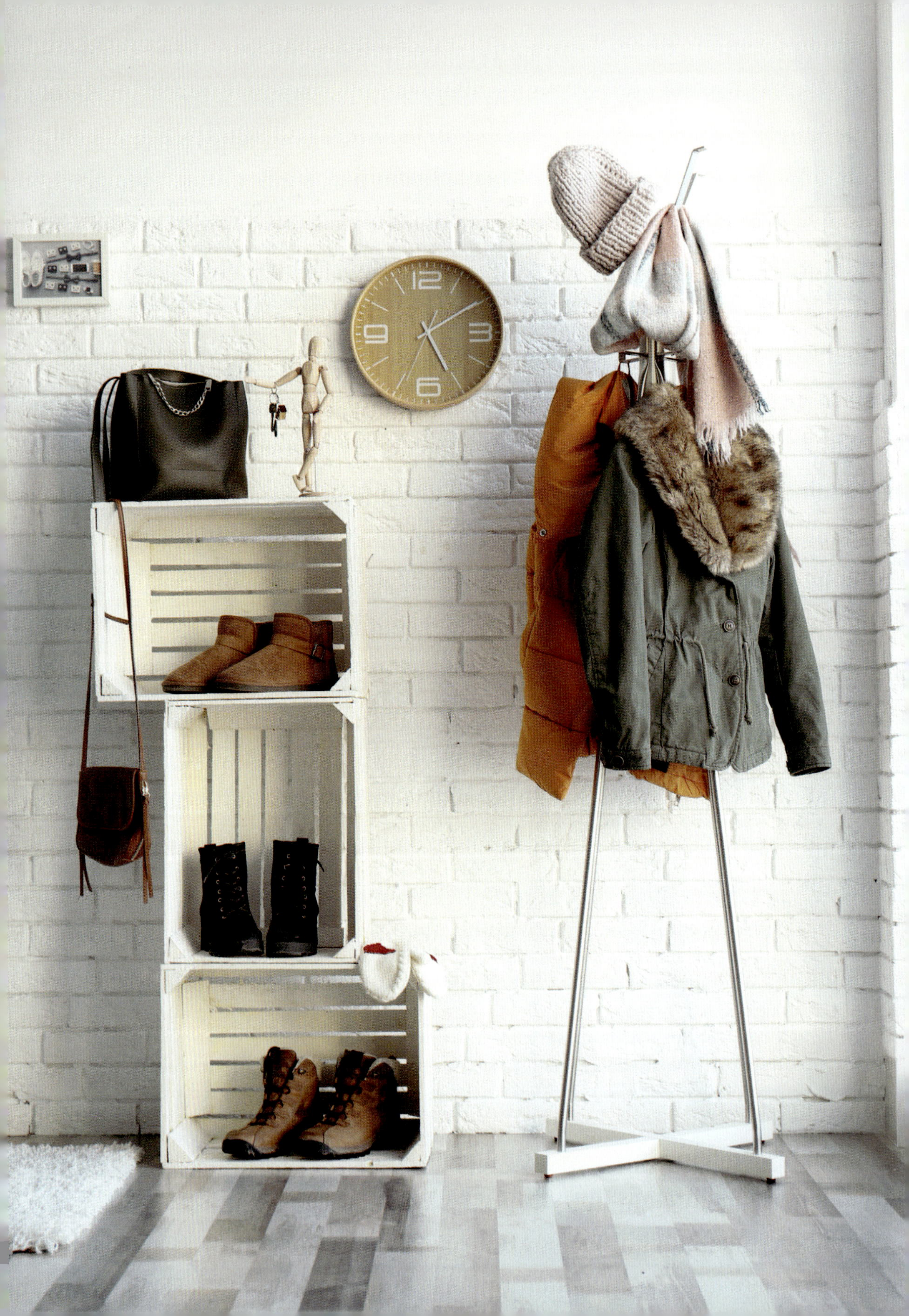

## Kapitel 14

# Der Eingangsbereich

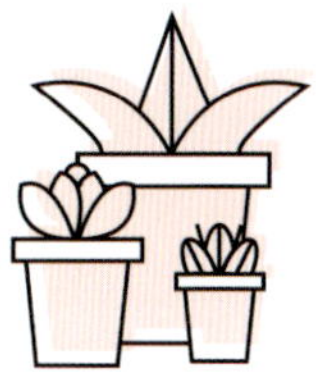

Ein richtiger Eingangsbereich ist ein Segen für jedes Haus. Wenn Sie einen haben, nutzen Sie jeden Winkel, um das Ein- und Ausgehen so einfach wie möglich zu gestalten, aber so, dass wirklich möglichst aller Dreck draußen bleibt. Im Grunde genommen ist dies der Ort, an dem man die Schuhe auszieht und die Mäntel aufhängt. Unabhängig von der Größe sollte dieser Bereich vor allem einen bequemen Platz bieten, um hereinzukommen, die Schuhe auszuziehen und kurz zu verweilen. Alles andere ist ein Bonus.

### WORAUF SIE ACHTEN SOLLTEN

Glücklicherweise gibt es nicht viele schädliche Dinge, die wir in diesem Bereich des Hauses aufbewahren. Die Dinge, vor denen man hier auf der Hut sein sollte, haben wir bereits besprochen:

- Schmutzige Schuhe
- Haustiere, die Schmutz von draußen einschleppen

Wie wir bei den „Fünf-Minuten-Tricks“ in Kapitel 7 besprochen haben, tragen Sie an Ihren Schuhen alle möglichen Keime, Toxine und Pestizide in Ihr Zuhause. Für Hunde, die durch Ihre Tür ein- und ausgehen, gilt dasselbe. Hier folgen einige Ideen, wie Sie den Schmutz draußen halten können.

## EINFACHE ALTERNATIVEN

**Schuhmatte.** Sie können die Schuhe auf einer Matte abstellen. Sie sollten auch einen Fußabtreter haben, der gut funktioniert und sich leicht absaugen und reinigen lässt. Ich lege außerdem stark frequentierte Bereiche gern mit waschbaren Teppichen aus – wir haben waschbare Teppiche aus Wollmischungen im Eingangsbereich, an der Hintertür und in der Küche. Ich kann Ihnen nicht sagen, wie oft sie gesaugt und gewaschen wurden, aber sie sehen immer noch aus wie neu und waren preiswert. Im Eingangsbereich habe ich einen großen, dekorativen Teppich, da nur Gäste durch diese Tür hereinkommen. Ein Teppich signalisiert, dass man hier die Schuhe auszieht. Wenn Sie keinen haben, machen Sie es sich zum Ziel, einen für diesen Bereich zu besorgen. Wenn Sie möchten, dass sich Ihre Gäste besonders wohlfühlen, stellen Sie einen Korb mit frischen Socken oder Pantoffeln bereit, die bei der Ankunft angezogen werden können.

**Haustierpflege-Tücher.** Funktionieren Sie alte Tücher oder T-Shirts zu Haustiertüchern um (siehe Seite 192). Wechseln Sie das Tuch täglich oder nach Bedarf. Wenn Sie sich nicht mit dem Herstellen und Waschen solcher Tücher beschäftigen wollen, können Sie auch chemiefreie Wischtücher oder Papiertücher verwenden.

## ENTRÜMPELN UND PUTZEN

Obwohl der Eingangsbereich ständig benutzt wird, wird dieser Bereich nicht so oft gesäubert und aufgeräumt, wie er sollte. Widmen wir Ihm nun ein wenig Aufmerksamkeit. Hier ist Ihre Checkliste für den Eingangsbereich – lesen Sie weiter für Tipps und spezifische Anweisungen zum Entrümpeln und Putzen.

| CHECKLISTE | |
|---|---|
| | ✔ |
| MÄNTEL, SCHUHE UND ALLGEMEINES DURCHEINANDER | |
| SORTIEREN UND LAGERN | |
| ORDNUNG HALTEN | |

## Mäntel, Schuhe und allgemeines Durcheinander

- Fangen Sie an, indem Sie die Schuhe und Kleider für draußen einsammeln: Mäntel, Hüte, Handschuhe, Schals. Räumen Sie die Garderobe komplett frei. Wenn irgendwelche Sachen verstreut herumliegen, heben Sie diese ebenfalls auf. Halten Sie einen Korb oder eine Tüte bereit für Dinge, die Sie später verschenken oder verkaufen möchten.
- Es ist wieder Zeit zum Ausmisten! Wie schon in den anderen Räumen, gehen Sie alle Sachen durch. Gibt es irgendwelche alten Schuhe oder Stiefel, aus denen Ihre Kinder herausgewachsen sind oder die Löcher haben? Vermisst ein Fäustling einen Gefährten? Gibt es alte Mäntel, die Sie nicht mehr brauchen? Jetzt ist die Zeit gekommen, sich von ihnen zu trennen.
- Funktioniert Ihr Ordnungssystem? Wenn etwas nicht funktioniert, stellen Sie es um. Ergänzen Sie bei Bedarf Staumöglichkeiten und stellen Sie sicher, dass Sie einen Platz zum Aufhängen von Gästemänteln haben.
- Kehren oder saugen Sie außerhalb des Eingangsbereichs.
- Entstauben und wischen Sie alle Regale.
- Saugen und wischen Sie dann den Boden.

## Sortieren und Lagern

- Bewahren Sie ähnliche Dinge zusammen auf, um leicht auf sie zugreifen zu können und damit es ordentlich aussieht.
- Die größten Probleme im Eingangsbereich bereiten mir die Schuhe – sie scheinen sich immer anzusammeln und Haufen zu bilden! Verwenden Sie Körbe oder eine Truhe für Schuhe und halten Sie die Menge an Schuhen möglichst klein.

### Ordnung halten

- Legen Sie einen absaugbaren Teppich im Eingangsbereich aus. Dass Sie den Teppich schnell absaugen und nötigenfalls in die Waschmaschine geben können, ist wichtig, um die Schadstoffe aus Ihrem Haus fernzuhalten.
- Wenn Sie im Eingangsbereich oder an der Hintertüre ein Waschbecken haben, legen Sie dort eine natürliche Handseife bereit.

## REZEPTE ZUM SELBERMACHEN FÜR DEN EINGANGSBEREICH

### Haustier-Pflegetücher

Schneiden Sie ein altes Tuch oder T-Shirts zurecht und legen Sie ein paar davon zusammen mit einer Sprühflasche mit verdünnter Seife in einen Korb oder Eimer neben die Tür. Sie können stattdessen auch ein angefeuchtetes Mikrofasertuch verwenden.

Wischen Sie Ihrem Haustier an der Türe mit dem angefeuchteten Tuch die Pfoten ab. Sie können das Tuch einen Tag lang wiederverwenden, dann tun Sie es in einen Eimer im Wäschebereich. Wenn der Eimer voll ist, waschen Sie die Tücher.

## Kurze Tipps

Bewahren Sie eine Fusselrolle, einen Pullover-Rasierer und alle Dinge, die Sie sonst für die Kleiderpflege verwenden, in einem Körbchen auf,damit Sie bei Bedarf alles parat haben. Der Eingangsbereich oder ein Nebenraum, den Sie als Dreckschleuse benutzen, ist ein guter Ort, um diese Gegenstände zu lagern.

## Darüber können Sie noch nachdenken

Wenn Sie eine Garageneinfahrt haben, sollten Sie vielleicht einen borstigen Teppich aus einem Material wie Kokosnuss oder Jute in diesen Raum legen, um die Schuhe vor dem Betreten des Hauses abzuwischen. Das wird dafür sorgen, dass der Dreck in der Garage bleibt.

Wenn Sie in einem Klima leben, in dem die Schuhe in der Garage aufbewahrt werden können, scheuen Sie sich nicht, ein Schuhregal in die Garage zu stellen. Das hält Ihren Eingangsbereich frei und die Schuhe gleich ganz aus dem Haus.

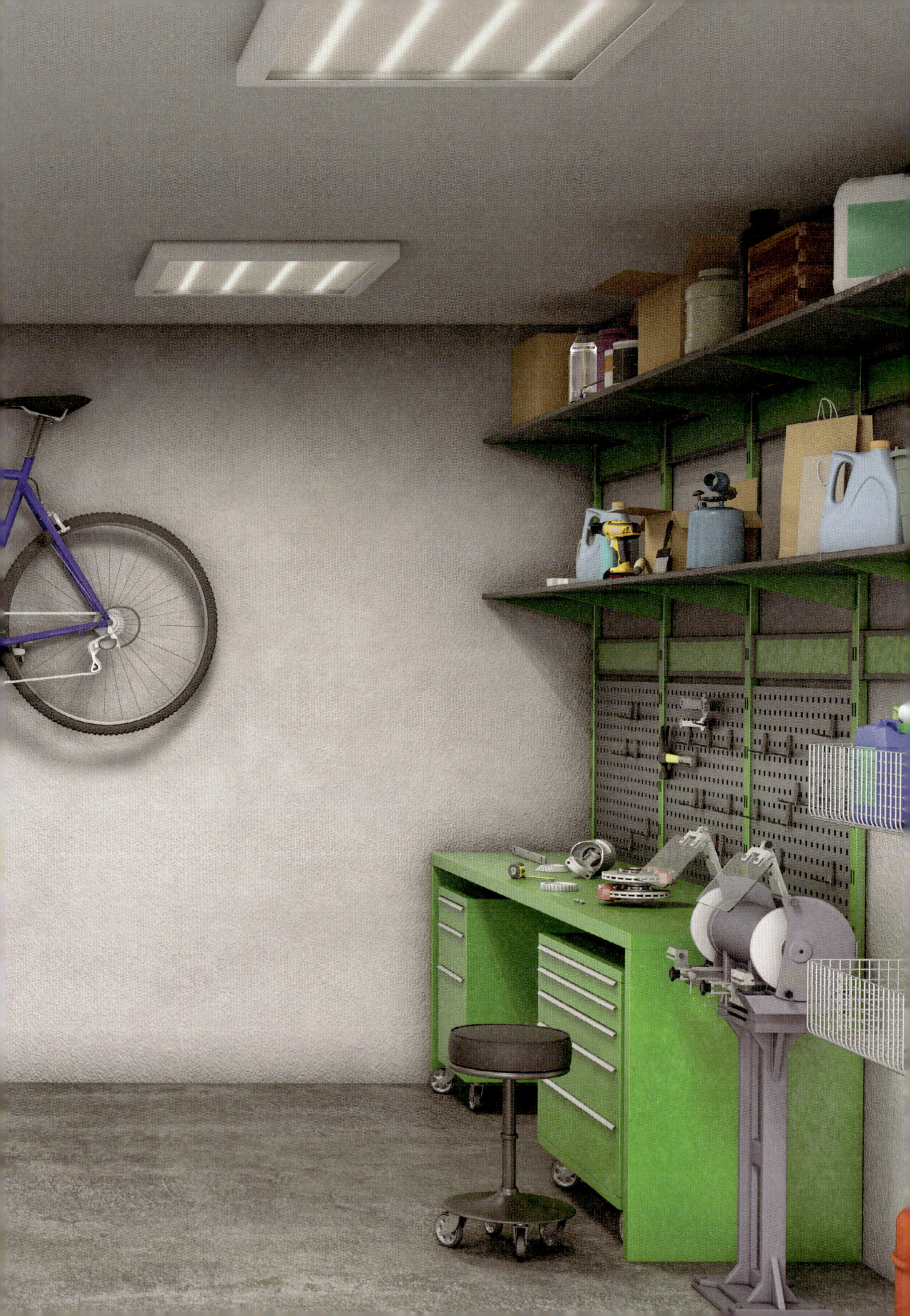

Kapitel 15

# Garage und/oder Keller

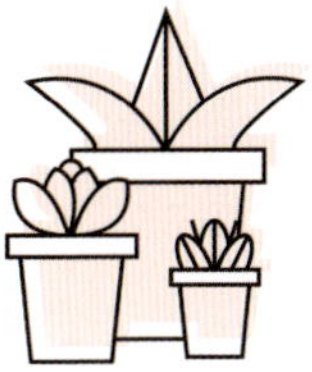

Garage und Keller sind zwei Bereiche, die ich nicht gern putze, aber ab und zu ist das eben notwendig. Hier verstecken sich wahrscheinlich die giftigsten Putzmittel und Pestizide. Deshalb werden wir uns die Räume einmal genauer anschauen und auch Ihren Keller und/oder Ihre Garage in sichere Orte verwandeln.

## WORAUF SIE ACHTEN SOLLTEN

Eine ganze Reihe giftiger Produkte können sich hier verstecken. Die wichtigsten, nach denen man suchen sollte, sind:

- Pestizide und Insektenschutzmittel
- Chemische Reiniger
- Dosen von Farben und Lacken mit VOCs
- Fahrzeug-Lufterfrischer

All das sollte ordnungsgemäß entsorgt werden. Sehen Sie sich nach Schadstoffsammelstellen in Ihrer Stadt um. Alte Farben, die Sie noch benötigen oder behalten möchten, können bei Bedarf in kleinere Gläser umgefüllt werden, sodass sie weniger Platz einnehmen.

## EINFACHE ALTERNATIVEN

**Pestizide und Insektenschutzmittel.** Sie wissen bereits, dass Sie sich von Pestiziden befreien sollten. Das Insektenschutzmittel von Tante Fannie ist eine bessere Alternative (siehe meine Toxic-Ten-Liste auf Seite 38 für weitere Informationen zur Fehlerbehebung). Um Ihre eigenen Mittel herzustellen, siehe mein einfaches Insektenschutzmittel auf Seite 200.

**Farben und Lacke.** Verwenden Sie stattdessen „VOC-freie" Produkte.

**Lufterfrischer für Fahrzeuge.** Wenn Ihr Auto schlecht riecht, geben Sie einen Tropfen ätherisches Öl auf einen Wattebausch und platzieren Sie ihn unter den Autositzen, um den Innenraum auf natürliche Weise zu erfrischen.

## ENTRÜMPELN UND PUTZEN

Wenn Sie diese selten genutzten und/oder selten gereinigten Räume ebenso ungern putzen wie ich, sieht es hier wahrscheinlich auch dementsprechend aus.

Hier ist Ihre Checkliste für die Garage und/oder den Keller – lesen Sie weiter für Tipps und spezifische Anweisungen zum Entrümpeln und Putzen.

| CHECKLISTE | |
|---|---|
| | ✔ |
| BÖDEN UND OBERFLÄCHEN | |
| DIE AM MEISTEN ANGEFASSTEN BEREICHE | |
| SORTIEREN | |
| ORDNUNG HALTEN | |

## Böden und Oberflächen

- Reinigen Sie den Boden und alle Oberflächen. Halten Sie eine Kiste oder Tüte bereit für Dinge, die Sie später verschenken oder verkaufen möchten.
- Es ist noch einmal an der Zeit zum Ausmisten. Werden Sie alles los, was Sie nicht mehr benutzen oder mögen. Wenn Sie Kisten und Lagerbehälter haben, die Sie durchgehen müssen, teilen Sie sich diese Aufgabe auf eine Weise ein, die in Ihren Zeitplan passt. Wenn Sie sie über ein Wochenende oder über eine oder zwei Wochen verteilen wollen, teilen Sie die Kisten und Behälter entsprechend auf. Weniger ist mehr: Jetzt ist es an der Zeit, die Kiste mit Kram loszuwerden, den Sie seit Ihrem Umzug vor fünf Jahren nicht mehr berührt haben. Wenn etwas nur Platz beansprucht, lassen Sie es los.
- Saugen und wischen Sie alle Oberflächen.
- Saugen und/oder wischen Sie dann den Keller- und/oder Garagenboden.

## Die am meisten angefassten Bereiche

- Verwenden Sie etwas Reinigungsalkohol auf einem weichen Tuch oder Wattepad, um Griffe, Knöpfe, Türen und Schalter zu wischen und diese Stellen gut zu desinfizieren.

## Sortieren

- Wenn Ihnen Ordnungssysteme fehlen, bringen Sie sie jetzt in Stellung. Benötigen Sie Fahrradhaken? Hängen Sie welche hin. Würde ein Regal oder ein Regalsystem helfen? Installieren Sie es.
- Bewahren Sie ähnliche Dinge zusammen auf. Behalten Sie nur das, was Sie benötigen und verwenden, und beseitigen Sie die Unordnung.

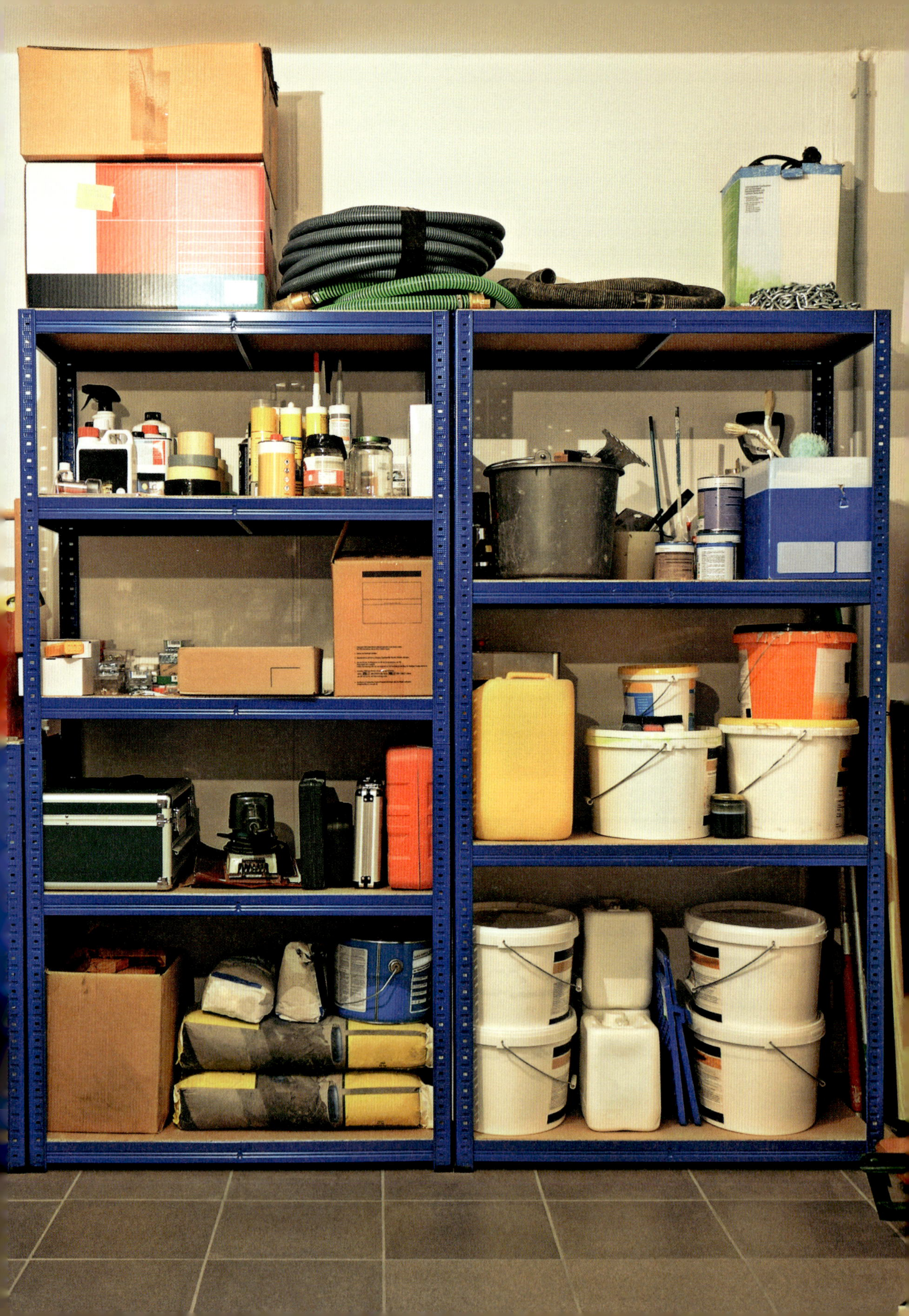

## Ordnung halten

- Machen Sie es sich zur Gewohnheit, das Auto immer gleich auszuräumen, wenn Sie es zurück in die Garage stellen.
- Wie ich das auch im vorherigen Kapitel vorgeschlagen habe, legen Sie einen Teppich in die Garage, um Schuhe abzuwischen, damit Giftstoffe draußen bleiben.
- Sie sollten erwägen, einen Schuhständer oder ein Regal in Ihre Garage zu stellen, um dort Schuhe und Stiefel zu lagern, damit die Schuhe sich nicht im Eingangsbereich sammeln und im Haus herumliegen.

## REZEPTE ZUM SELBERMACHEN FÜR GARAGE UND/ODER KELLER

### *Hochleistungsbodenreiniger*

Dieses Produkt kann in Kellern und Garagen sowohl auf Fliesen als auch auf Linoleum verwendet werden. Benutzen Sie es, wenn Sie etwas Stärkeres brauchen. Sie werden mit dem Ergebnis zufrieden sein.

- 4 l heißes Wasser
- 10 Tropfen ätherische Öle Ihrer Wahl
- 50 g Borax (atmen Sie es nicht ein und halten Sie es von Kindern fern!)

Geben Sie alles in einen Mopp-Eimer und rühren Sie so lange, bis der Borax aufgelöst und alles gut vermischt ist. Wischen Sie wie gewohnt die Böden.

### *Einfacher Insektenschutz*

Pestizide sind schädlich, Insekten sind es jedoch auch. Insekten mögen keinen Weißweinessig – praktischerweise gehört dieser zu den unbedenklichen Haushaltsmitteln. Hurra!

- Weißweinessig

Wenn Sie plötzlich eine Ameiseninvasion haben, füllen Sie Weißweinessig in eine Sprühflasche, besprühen Sie damit die Eintrittsstellen der Tierchen und lassen Sie sie trocknen. Wenn eine kleine Ameisenautobahn durch Ihre Küche führt, besprühen Sie die kleinen Krabbler direkt mit dem Essig und wischen Sie sie weg. Besprühen Sie außerdem die äußeren und inneren Eintrittsstellen. Der Essig wird die Insekten abschrecken und von Ihrem Haus fernhalten.

## *Kurze Tipps*

Die Investition in einen großen Nass- und Trockensauger könnte eine gute Möglichkeit sein, diese Räume zu säubern. Er wird den Schmutz eindämmen und die Reinigung ein wenig erleichtern.

Fahrzeuge gehören zwar technisch gesehen nicht zu diesen Räumen, aber sie werden hinein- und hinausgefahren (wenn Sie denn hineinpassen). Wie ich bereits sagte: Halten Sie Ihre Fahrzeuge sauber, indem Sie jedes Mal, wenn Sie nach Hause kommen, eine schnelle Reinigung durchführen. Versuchen Sie, nicht im Auto zu essen, um die Unordnung auf ein Minimum zu reduzieren. Wenn Sie gern im Auto essen, halten Sie dort eine Tüte bereit, um den Müll zu entsorgen.

## *Darüber können Sie noch nachdenken*

Obwohl diese Räume nicht so intensiv genutzt werden wie andere Bereiche im Haus, müssen sie dennoch sorgfältig gereinigt und aufgeräumt werden. Machen Sie das vierteljährlich oder zumindest am Ende des Sommers und am Ende des Winters. Häufige Zuwendung macht die Reinigung leichter. Das gilt für jeden Raum.

Haben Sie Haustiere? Denken Sie darüber nach, auf umweltfreundliche und biologisch abbaubare Müllbeutel für Ihren Hund umzusteigen und sicheres Katzenstreu zu verwenden.

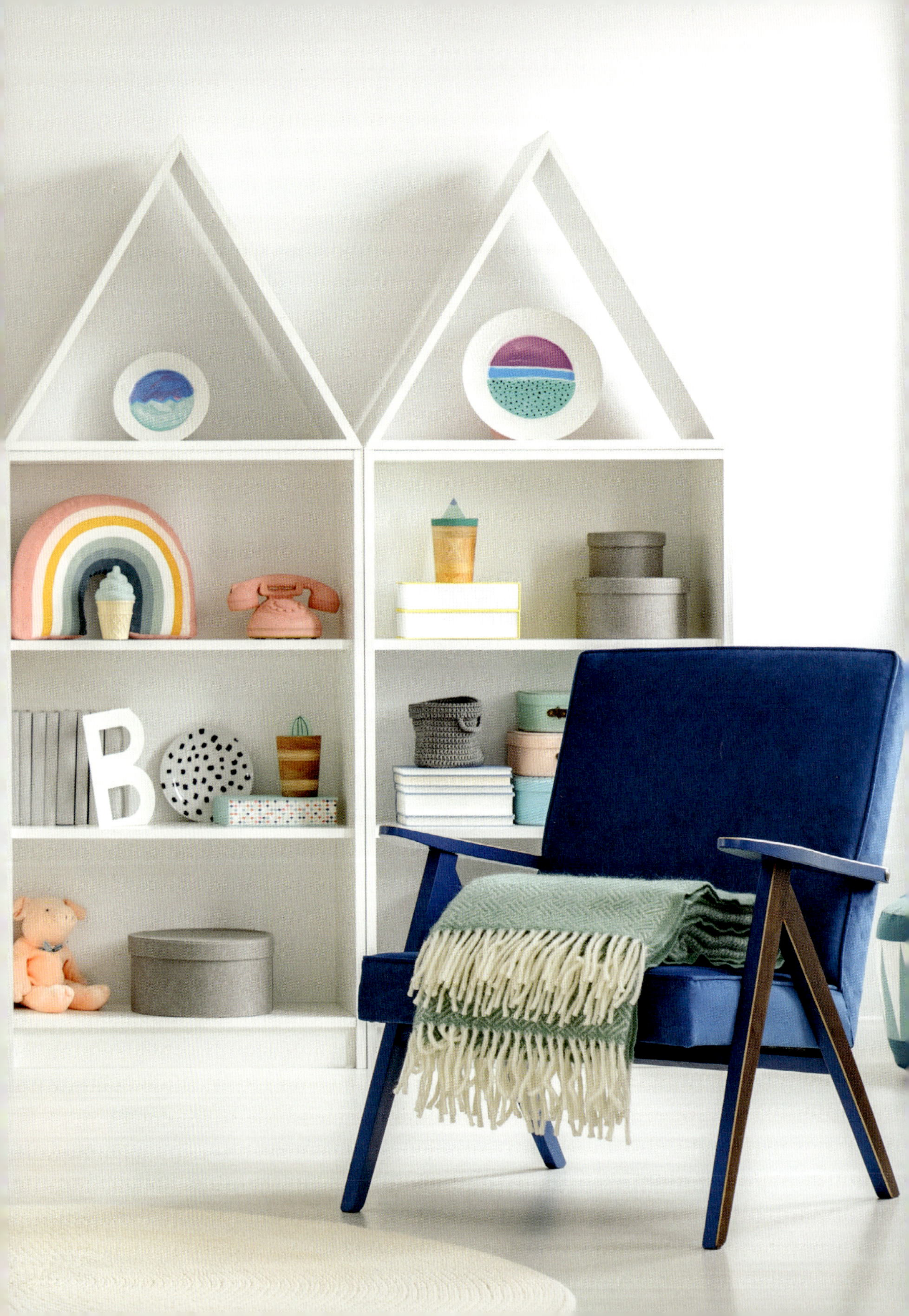
B

## Kapitel 16

# Angewohnheiten und Routinen

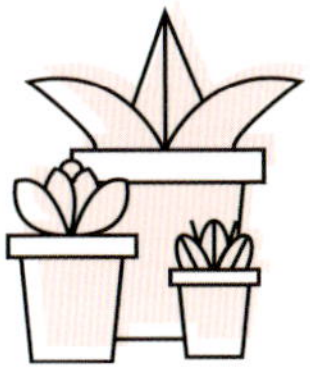

Jetzt, da Sie die giftigen Chemikalien aus Ihrem Haus verbannt haben, ist es an der Zeit, sich Ihre Haushaltsrituale anzusehen – und eine förderliche Routine zu entwickeln. Dieses Kapitel könnte überall in diesem Buch stehen, aber ich möchte, dass Sie es als einen Meilenstein betrachten, der auf allem aufbaut, was Sie bisher erreicht haben. Hoffentlich fühlen Sie sich durch die positiven Veränderungen, die Sie vorgenommen haben, jetzt leichter, freier und selbstbewusster. Mit unserer Putzroutine sorgen wir dafür, dass diese Veränderungen auch dauerhaft sind.

Wenn Sie mir online folgen, wissen Sie, dass meine einfachen alltäglichen und wöchentlichen Routinen die Grundlage für die ganze Marke Clean Mama sind. Ich bin nicht die Einzige, die sich nur dann wirklich entspannen kann, wenn das Haus in Ordnung ist und die Dinge dort sind, wo sie hingehören. Ich lebe mit meinem Mann, drei Kindern und unserem Hund zusammen, also geht es nicht nur um mich. Aber wir haben einige grundlegende Routinen entwickelt, die uns irgendwie helfen, unsere Sachen beisammen zu halten und das Leben wirklich zu genießen. Oft fühlt es sich an, als wären wir ständig damit beschäftigt, ein Feuer zu löschen – Sie kennen das: das Geschirr, das allgemeine Chaos, die Haufen, die sich ansammeln, die Wäsche. Auch wenn es unser sicherer Hafen ist, benötigt ein Zuhause ständige Aufmerksamkeit, und die Leute, die in Ihrem Haus leben (Sie selbst eingeschlossen), sind Unruhestifter. Und wissen Sie was? *Das ist völlig in Ordnung!* Nehmen Sie die Fingerabdrücke, das Verschütten von Sachen und die Unordnung an. Wenn Sie einen Plan haben, wie Sie im Alltag damit fertig werden, werden Sie sich viel weniger daran stören.

## ALLTAGSROUTINEN

Proaktive Hausarbeit ist viel effektiver als reaktive Hausarbeit. Es geht darum, was Sie und Ihre Familie täglich tun, damit die Dinge reibungsloser laufen. Kontinuierliches Saubermachen und Aufräumen reduziert das Chaos auf ein Minimum. Ihr Zuhause wird einfacher zu pflegen sein und Sie werden weniger Zeit mit Putzen verbringen – glauben Sie mir. Durch meine eigene Erfahrung und durch die unzähligen E-Mails und Rückmeldungen, die ich von Lesern und Followern erhalte, habe ich festgestellt, dass beständige Aufmerksamkeit und die Herausbildung von ein paar Gewohnheiten das Haus die meiste Zeit über sauber halten. Wenn Sie mit meinen Büchern und meiner Website vertraut sind, wissen Sie, dass mein wichtigster Rat schon immer war: jeden Tag eine Kleinigkeit! Putzen Sie jeden Tag etwas, aber nicht alles. Dieser kleine Aufwand wird sich jeden Tag auszahlen und am meisten dann, wenn etwas Unerwartetes passiert, denn dann haben Sie keinen Haufen, der auf Sie wartet, während noch mehr obendrauf kommt.

Eine kurze Geschichte, um zu veranschaulichen, was ich meine: Haben Sie schon einmal an einem Projekt oder einer Aufgabe gearbeitet und sind dabei völlig durchgedreht, nur um dann plötzlich von etwas ganz Unerwartetem in den Hintergrund gedrängt zu werden? Ein einfacher Telefonanruf kann das, was Sie eben noch getan haben, in einem einzigen Augenblick in etwas Bedeutungsloses verwandeln. Ein Jobverlust, eine Krankheit, ein Todesfall oder vielleicht ist es nur ein Kind, das krank von der Schule nach Hause kommt.

Es war an einem Freitagmorgen, als ich mich am Computer um ein paar Social-Media-Aufgaben kümmerte, im Hintergrund Netflix laufen ließ und mich entspannte. Da schaute ich zufällig hoch und sah Wasser an der Decke über mir. Ich dachte einen Moment darüber nach, wo das Wasser herkam, nur um zu erkennen, dass es aus der Waschküche kommen musste. Als ich dann in die Waschküche sprintete, sah ich die Wasserlache unter der Waschmaschine und rief beim Klempnerservice an, nur um festzustellen, dass bis nächsten Dienstag niemand vorbeikommen könnte. Das hätte mich aus der Fassung bringen können, aber da meine Wäscheaufgaben mit der Ladung, die gerade in der undichten Maschine steckte, erledigt waren, machte ich den Termin, trocknete die Kleidung und entspannte mich.

Dennoch befürchtete ich, dass zusätzlich zu einer kaputten Waschmaschine wahrscheinlich eines der Kinder eine Magen-Darm-Grippe bekommen würde. (Bin ich die Einzige, die so denkt?) Glücklicherweise blieben die Kinder gesund, aber leider war dann der Hund krank und übergab sich überall dort, wo es einen Teppich gab. (Natürlich blieben die abwischbaren Böden verschont – der pure Witz!)

Die nächsten zwei Tage verbrachte ich damit, die Wände abzuwischen und die Teppiche zu reinigen, sodass meine Putzroutine völlig auf der Strecke blieb. Ich war in höchster Alarmbereitschaft, sozusagen im Hund-ist-krank-Modus. Nachdem die Waschmaschine repariert war, renkte sich alles bald wieder ein. Ich wusch ein paar Ladungen Wäsche und begann wieder mit meiner Dienstags-Staubwisch-Routine. Am Mittwoch war alles wieder ziemlich normal und die Dinge begannen wieder zu laufen wie gewohnt. Das Haus war nicht in völliger Unordnung, weil ich mich eben die Woche zuvor um alles gekümmert hatte.

Dass dieses System funktioniert, habe ich bei mir selbst und bei unzähligen anderen gesehen. Ich möchte, dass es auch bei Ihnen funktioniert. Die täglichen und wöchentlichen Aufgaben, die als Nächstes aufgelistet sind, nehmen pro Tag nur wenige Minuten in Anspruch, und mit ein wenig Mühe werden Sie bald feststellen, dass Sie damit Ihr Zuhause und möglicherweise Ihr ganzes Leben verändern.

Hier ist der Zeitplan für die täglichen und wöchentlichen Aufgaben, sowie ich sie üblicherweise angehe. Probieren Sie es ein paar Wochen lang aus und entdecken Sie selbst, wie es ist, wenn Sie endlich die Kontrolle über das Chaos erlangen!

## AUFGABEN FÜR JEDEN TAG

### Die Betten machen

Machen Sie morgens so bald wie möglich die Betten und schütteln Sie sie auf. Das wird Ihnen helfen, sich auf den Tag einzustellen. Ich verzichte lieber auf das Oberlaken und verwende nur ein Unterlaken und eine waschbare Tagesdecke. Das ist besonders hilfreich für die Kleinen, wenn sie alt genug sind, ihr Bett selbst zu machen. Auch wenn Sie Ihr Bett erst wiedersehen, wenn es Zeit ist, sich wieder hinzulegen, werden Sie es zu schätzen wissen, in ein gemachtes Bett schlüpfen zu können.

### Die Böden checken

Fegen oder staubsaugen Sie nach Bedarf, aber versuchen Sie, die Böden wenigstens einmal täglich zu überprüfen. Bei mir zu Hause wird der Besen nach jeder Mahlzeit hervorgeholt, aber nur, um damit kurz unter dem Küchentisch zu fegen, danach wird er gleich wieder weggeräumt. Wenn der Tag sehr anstrengend ist, warte ich vielleicht bis nach dem Abendessen mit dem Fegen. Wenn Sie Haustiere haben, müssen Sie vielleicht etwas öfter nach dem Staubsauger oder Besen greifen, besonders wenn die gerade ihren saisonalen Haarausfall haben. Andersherum hilft Ihnen Ihr pelziger Freund vielleicht dabei, die Krümel aufzusammeln. Das ist auch eine tolle kleine Aufgabe für Kinder: Bringen Sie ihnen bei, wie man mit Besen und Kehrblech und/oder einem kleinen Staubsauger umgeht.

### Arbeitsflächen abwischen

Wischen Sie nach den Mahlzeiten und mindestens einmal täglich nach dem Abendessen Ihre Küchentheke ab. Ich mache das immer zusammen mit dem Ent- und

Beladen des Geschirrspülers. Checken Sie auch täglich die Oberflächen im Badezimmer, ob sie sauber und aufgeräumt sind. Wenn Sie Make-up- und Kosmetikartikel offen herumstehen haben, sollten Sie sie vielleicht in einen Korb oder in eine Schublade legen, damit die Oberflächen frei bleiben und leichter zu reinigen sind. Ein kurzer Streifzug durch das/die Badezimmer in Ihrem Haus mit einem Reinigungstuch und einem Allzweckreiniger in der Hand funktioniert auch gut. So geht das Putzen leicht von der Hand und die Putzsachen belagern in der Zwischenzeit nicht die Arbeitsfläche.

### Aufräumen

Der Umgang mit entstehender Unordnung ist die tägliche Aufgabe Nummer eins in unserem Haus. Ich vermeide es gern im Vorfeld, mich vor einem Stapel Papieren auf dem Küchentresen oder einem Stapel Schuhe an der Tür wiederzufinden. Arbeiten Sie mit einem Motto gegen Unordnung, das für Ihr Zuhause funktioniert. Ein paar gute Vorsätze: „die Dinge nur einmal anfassen", „nie ein Zimmer verlassen, ohne etwas wegzuräumen", „täglich die Post sortieren", „immer gleich die Kleider wegräumen" und „alles hat seinen Platz".

### Wäsche waschen

Von der Wäsche bin ich schnell überfordert. Wie ich schon sagte, ist es die beste Lösung, jeden Tag eine Ladung zu versorgen, vom Waschen bis zum Falten und Wegräumen. Vereinfachen Sie Ihre Wäsche-Routine, indem Sie nur die Basisrezepte verwenden, die wir in diesem Buch besprochen haben. Meine Must-have für frische, saubere Wäsche sind Waschpulver, klarer Essig (als Weichspüler) und Trocknerbälle, um die Wäsche schneller trocken zu bekommen und statische Aufladung zu vermindern.

## WÖCHENTLICHE AUFGABEN

### Montag: Badputz-Tag

Jeden Montag putze ich die Bäder. Die Böden reinige ich nicht, denn darum kümmere ich mich donnerstags.

In jedem Badezimmer habe ich meine Putzsachen; vielleicht benutzen Sie aber auch lieber einen Korb oder Eimer, mit dem Sie von Bad zu Bad ziehen. Diese Dinge brauchen Sie für einen gut ausgestatteten Badputz-Korb:

- Desinfektionsreiniger (Seite 133)
- Minziger Glas- und Spiegelreiniger (Seite 130)
- Toilettenbomben (Seite 134) und eine Bürste; Sauerstoffbleiche funktioniert sonst auch gut zum Reinigen der Toilette.
- ein Mikrofasertuch zum Fensterputzen
- 3 oder mehr Mikrofasertücher für *jedes* Badezimmer (1 für die Oberflächen, 1 für die Dusche/Wanne, 1 für die Toilette)

Um Ihr Bad schnell sauber zu bekommen, gehen Sie am besten in dieser Reihenfolge vor:

1. Putzen Sie den Spiegel.
2. Sprühen Sie das Waschbecken, die Toilette und die Dusche/Wanne gut ein.
3. Gehen Sie zum nächsten Bad über und wiederholen Sie die ersten Schritte, bis Sie alle Bäder eingesprüht haben.
4. Gehen Sie zurück zum ersten Bad, wischen Sie alle Oberflächen und schrubben Sie die Toilette. Verfahren Sie genauso in den übrigen Bädern.

### Dienstag: Staubwisch-Tag

Ich gebe mein Bestes, nur die Dinge offen herumstehen zu lassen, die wir mögen und ständig benutzen. Besonders mit kleinen Kindern ist es sinnvoll, ganz wenig

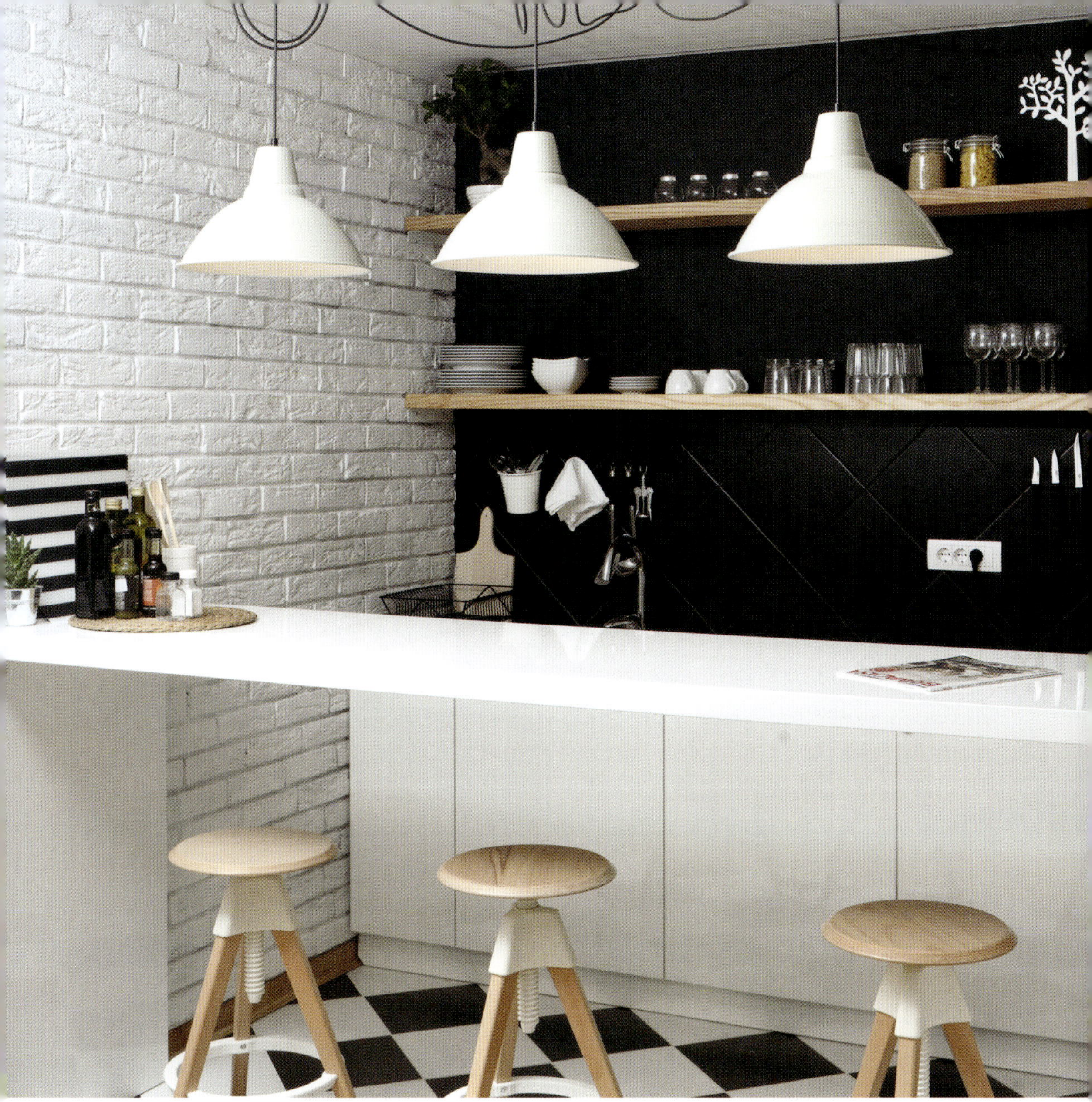

„Zeug“ herumstehen zu haben, damit ich mir keine Sorgen machen muss, dass den Sachen etwas zustößt. Eine aufgeräumte Oberfläche macht das Abstauben sehr viel einfacher. Und wöchentliches Abstauben macht es wiederum einfach, den Überblick zu behalten.

Ich verwende zum Abstauben am liebsten Mikrofasertücher und einen Abstaubhandschuh (den Sie online im Clean Mama Home Store finden können). Für

Spinnweben und schwer erreichbare Ecken verwende ich auch einen ausfahrbaren Staubwedel. Wechseln Sie zu einer natürlichen Bienenwachscreme, um Holzmöbel monatlich oder nach Bedarf zu polieren und zu pflegen.

Wie funktioniert das Abstauben am besten? Arbeiten Sie von oben nach unten, gehen Sie zügig durch das Haus und stauben Sie alle Oberflächen ab, die Treppen und Geländer, die Fernseher und die Möbel. Machen Sie innerhalb von 15 Minuten alles, was Sie können. Wenn Sie (über diese fünfzehn Minuten hinaus) mehr Zeit haben, gönnen Sie einer Stelle eine Tiefenreinigung oder eine Politur oder nehmen Sie sich eine besondere Aufgabe vor, die nicht jede Woche durchgeführt werden muss, wie etwa das Abstauben von Lampen oder Deckenventilatoren.

### **Mittwoch:** *Saug-Tag*

Mittwoch ist der Tag, an dem der Staub vom Dienstag beseitigt wird – so einfach ist das. Gehen Sie dabei zügig vor: Wenn Sie ein mehrstöckiges Haus haben, fangen Sie im obersten Stockwerk mit dem Raum an, der am weitesten von der Treppe entfernt ist. Wenn Sie ein einstöckiges Haus haben, fangen Sie in der Ecke an, die am weitesten von der Haustür entfernt ist. Saugen Sie das Schlafzimmer, das Badezimmer, den Flur, die Treppe und dann die unterste Ebene. Das Hauptziel des Staubsaugens ist es, den Staub und Schmutz aus Ihrem Haus zu entfernen, indem Sie einmal pro Woche gründlich vorgehen. Saugen Sie zwischendurch je nach Bedarf, aber ein wöchentliches Staubsaugen stellt sicher, dass der ganze Staub und die Tierhaare aufgenommen werden und die Böden für das morgige Bodenwischen bereit sind.

### **Donnerstag:** *Bodenwisch-Tag*

Ja, es wäre optimal, den Boden am selben Tag zu saugen und zu wischen, aber ich habe einfach nicht so viel Zeit, und ich schätze, Sie auch nicht. Also habe ich die Aufgaben aufgeteilt. Alternativ können Sie eine Etage oder einen Teil Ihres Hauses am Mittwoch und den anderen am Donnerstag erledigen. Der Punkt ist der, dass Ihre Böden am Donnerstag bis zum Ende des Tages sauber sind.

Es gibt so viele Bodenreinigungsprodukte und Tools auf dem Markt – finden Sie eines, das zu Ihrem Budget passt und das Sie gerne benutzen. Ich empfehle Bodenwerkzeuge, die abnehmbare Mikrofaser-Mopps oder Pads haben. Wenn Sie gern Ihre eigenen Reinigungsmittel herstellen oder selbst bestimmen möchten, was in Ihrem Bodenputzmittel enthalten ist, wählen Sie einen nachfüllbaren Sprühmopp. Wenn Sie einen waschbaren Mikrofasermopp verwenden, befeuchten Sie ihn zuerst mit warmem Wasser. Das Wasser hilft ihm, über Ihre Böden zu gleiten, wodurch er einfacher zu benutzen ist und Ihre Böden schneller gereinigt werden.

Wie wischt man am besten? Beginnen Sie an der äußersten Ecke des Raumes und wischen Sie von links nach rechts, bis Sie sich selbst aus dem Raum herauswaschen. Spülen Sie Ihren Mopp oder Ihr Mikrofaserpad häufig aus, um Streifen und stumpfe Stellen zu vermeiden. Wenn Sie schnell und effizient arbeiten, können Sie diese gefürchtete Aufgabe wöchentlich erledigen. Wenn Sie feststellen, dass Sie mit dem wöchentlichen Wischen der Böden nur schwer mithalten können, können Sie in der einen Woche den einen Teil des Hauses und in der nächsten Woche den anderen in Angriff nehmen. Zum Beispiel die Bäder in der einen Woche und die Küche in der nächsten oder den ersten Stock in der einen und den zweiten Stock in der nächsten. Scheuen Sie sich nicht, verschiedene Möglichkeiten auszuprobieren, um zu sehen, was mit Ihrem Zeitplan und Ihrem Putzstil am besten zusammenpasst.

### Freitag: *Aufhol-Tag*

Nehmen Sie den Freitag für Haushaltsaufgaben, die unter der Woche liegen geblieben sind, sodass Sie mit einem sauberen Haus ins Wochenende starten können. Je nachdem verwende ich den Freitag, um den Kochplan aufzustellen, Rechnungen zu bezahlen, Wäsche zu waschen oder wiederkehrende Putzaufgaben durchzuführen. Wenn alles erledigt ist, belohne ich mich selbst, indem ich mir den Rest des Tages freinehme. Sie werden feststellen, dass das Wochenende so viel entspannter ist, wenn Sie sich keine Gedanken darüber machen müssen, dass etwas liegen geblieben ist oder noch getan werden „sollte“.

**Samstag:** *Laken- und Kissen-Tag*

Waschen Sie an diesem Tag eine oder zwei Maschinen Handtücher und eine oder zwei Ladungen Bettzeug. Wenn ich direkt am Morgen damit anfange, habe ich frühen Nachmittag alle Betten frisch bezogen und die frischen Handtücher im Schrank verstaut. Das bedeutet nicht, dass ich mich den ganzen Tag lang nonstop um die Wäsche kümmere. Ich gehe nur in die Waschküche, um die Wäsche von der Waschmaschine in den Trockner zu werfen und sie anschließend zu falten und wegzuräumen.

**Sonntag:** *Nur die alltäglichen Aufgaben*

Sonntag ist in unserem Haus ein Tag der Ruhe und ich genieße es, dass es da keine Putzaufgaben zu erledigen gibt. Um die alltäglichen Aufgaben kümmere ich mich – Betten machen, Böden checken, Arbeitsflächen wischen, aufräumen, und ich wasche auch eine Maschine Wäsche und plane ein bisschen was für die nächste Woche – aber das ist es dann auch. So fühlen Sie sich wieder frisch und sind bereit für die kommende Woche.

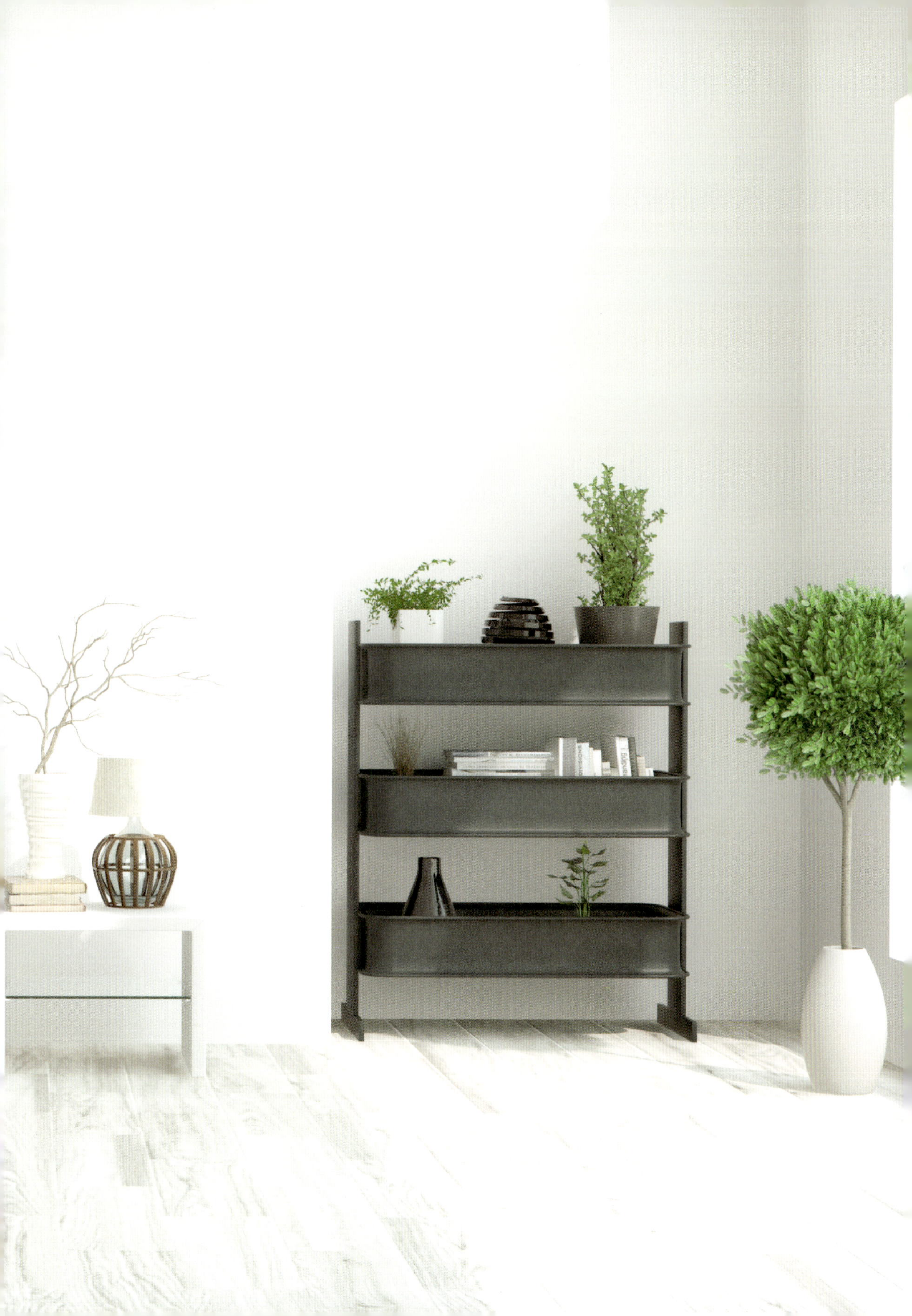

# Anhang

# Danksagung

Dieses Buch ist genau das, was ich vor zwanzig Jahren gern gelesen hätte. Ich hoffe, dass es Sie genau im richtigen Moment Ihres Lebens erreicht!

Meiner Familie danke ich für ihre Liebe und Unterstützung und dafür, dass sie alles mittragen, was das Autorendasein mit sich bringt.

Man sagt, lieber Leser, dass es die kleinen Dinge sind, die letztlich Großes bewirken und dem stimme ich voll und ganz zu. Kleine Schritte, kleine Veränderungen haben im Laufe der Zeit eine große Wirkung in unserem Haus hinterlassen. Ich hoffe, dass Sie geduldig sind und sich Zeit geben, um diese kleinen, aber doch so großen Veränderungen in Ihrem Zuhause zu verwirklichen.

Ein großes Dankeschön an meine Agentin, Maria Ribas, für all ihre Unterstützung. Es war unglaublich, drei Bücher mit dir an meiner Seite zu schreiben!

An Katy Hamilton und den Rest des Teams von HarperOne: Vielen Dank für eure ganze Beratung und Unterstützung. Ihr habt mir diesen Prozess sehr angenehm gemacht!

An die Bliss and Tell Branding Company: Danke, dass ihr das Design und die Vision für Clean Mama erarbeitet habt.

Vor allem aber bin ich so dankbar dafür, dass Gottes Voraussicht meinen kleinen Traum in etwas Größeres verwandelt hat, als ich es mir je hätte vorstellen können.

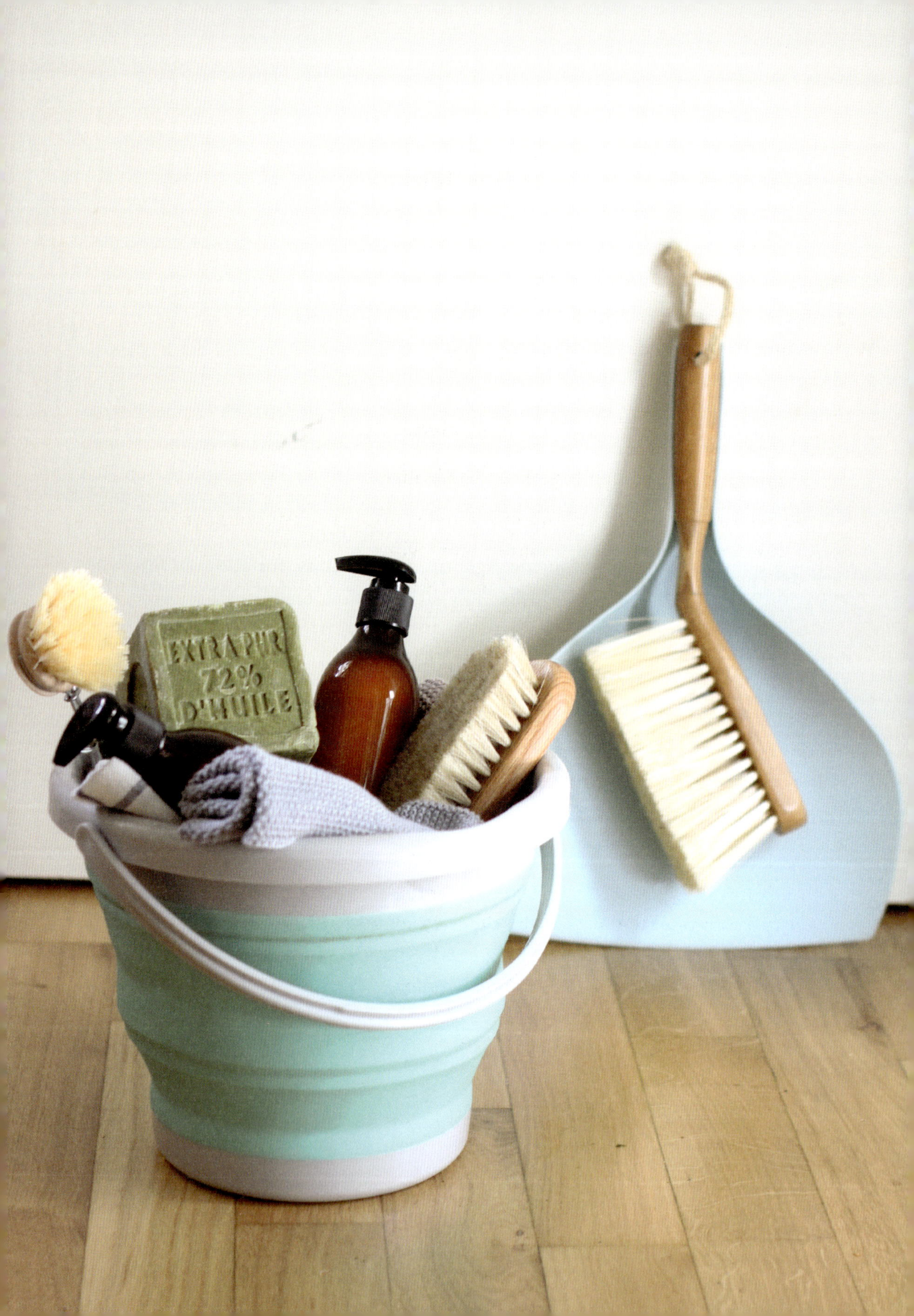
EXTRA PUR
72%
D'HUILE

# Quellen

## Produkte, Zutaten und Informationen

*Einige nachhaltige Produkte und verbreitete Marken*

- **Staubsauger:** möglichst beutellose Staubsauger
- **Spülmaschinen-, Waschmaschinentabs, Möbelspray, Fensterreiniger, Allzweckreiniger, Fußbodenreiniger, Waschmittel, Sauerstoffbleiche, Weichspüler und Seifen:** Ecover, **Dr. Bronner's Castile-Seife (flüssig und Seifenstücke),** Klar, Sodasan und **Sonett**
- **Ätherische Öle:** in gut sortierten Bioläden

*Bezugsquellen*

- Die meisten der im Buch erwähnten Produkte wie z. B. Ätherische Öle, Natron Weinsteinpulver oder Reinigungsmittel sind in gängigen Naturkostläden erhältlich.
- Sie können sie auch direkt über unseren Online-Shop *www.unimedica.de* in der Kategorie »Naturkost« erhalten. Dort finden Sie ein großes Sortiment an Naturkostprodukten, u. a. auch seltene Produkte wie z. B. Schmierseife aus Olivenöl oder kaltgerührte Seifen. Auch Küchengeräte sowie veganes Bio-Proteinpulver und viele Superfoods sind dort erhältlich.

*Hier bekommen Sie noch mehr Informationen*

- EWG.org: Die Environmental Working Group ist eine Organisation, die Informationen zur Sicherheit von Nahrungsmitteln und Haushaltsprodukten anbietet.

- EWG.org/skindeep: Die EWG-Datenbank für Kosmetikprodukte.
- Die kleinen Änderungen, die Sie vornehmen, werden große Auswirkungen auf Ihr Zuhause und auch auf Ihre Nachbarschaft haben. Ich hoffe, dass Sie Lösungen finden, die Ihnen dabei helfen, die Oase zu erschaffen, von der Sie immer geträumt haben. Möge Ihr Zuhause sicher, sauber und ein Zufluchtsort für Sie und Ihre Familie sein.

# Referenzen


## KAPITEL 1. Macht Ihr Zuhause Sie krank?

1. Laut Chemistry World wurden in den vierzig Jahren seit der Gründung des TSCA nur etwas mehr als 200 von über 85.000 Chemikalien getestet und bewertet. Außerdem wurden nur 5 Klassen von Chemikalien verboten – darunter Asbest, sechswertiges Chrom in Klimaanlagen und halogenierte Lösungsmittel in Aerosolen. Rebecca Trager, "Explainer: Toxic Substances Control Act," *Chemistry World*, June 10, 2016, https://www.chemistryworld.com/news/explainer-toxic-substances-control-act/1010187.article; Environmental Protection Agency, "EPA Marks Chemical Safety Milestone on 1st Anniversary of Lautenberg Chemical Safety Act," June 22, 2017, https://www.epa.gov/newsreleases/epa-marks-chemical-safety-milestone-1st-anniversary-lautenberg-chemical-safety-act.
2. Natural Resources Defense Council, "Toxic Chemicals," https://www.nrdc.org/issues/toxic-chemicals.
3. Ian Urbina, "Think Those Chemicals Have Been Tested?" New York Times, April 13, 2013, https://www.nytimes.com/2013/04/14/sunday-review/think-those-chemicals-have-been-tested.html.
4. Made Safe, "About Us," https://madesafe.org/about/about-us/.
5. Environmental Protection Agency, "The Inside Story: A Guide to Indoor Air Quality," https://www.epa.gov/indoor-air-quality-iaq/inside-story-guide-indoor-air-quality.
6. American Thoracic Society, "Women Who Clean at Home or Work Face Increased Lung Function Decline, Study Finds," ScienceDaily, February 16, 2018, https://www.sciencedaily.com/releases/2018/02/180216084912.htm.
7. President's Cancer Panel, "Reducing Environmental Cancer Risk: What We Can Do Now,"annual report 2008-2009, https://deainfo.nci.nih.gov/advisory/pcp/annualReports/pcp08-09rpt/PCP_Report_08-09_508.pdf.
8. Environmental Working Group, "Body Burden: The Pollution in Newborns," July 14, 2005,https://www.ewg.org/research/body-burden-pollution-newborns#.Wr4Rl7aZM62.

## Kapitel 2. Was ist in Ihren Putzmitteln?

1. National Science Foundation, "Organic Labeling Requirements," http://www.nsf.org/consumer-resources/cooking-cleaning-food-safety/organic/organic-labeling-requirements.
2. "Organic Labeling Requirements," http://www.nsf.org/consumer-resources/cooking-cleaning-food-safety/organic/organic-labeling-requirements.
3. Greener Choices, "'Natural' Not Meaningful," *Consumer Reports*, last modified September 6, 2017, http://greenerchoices.org/2016/11/16/natural-label-review/.
4. Cruelty Free International, *The Leaping Bunny Certification: FAQs*, http://www.oneplanetnetwork.org/sites/default/files/introduction_to_leaping_bunny_faqs_2017.pdf.
5. Leaping Bunny Program, "The Leaping Bunny Logo," http://www.leapingbunny.org/content/leaping-bunny-logo.
6. Non GMO Project, "Product Verification," https://www.nongmoproject.org/product-verification/.
7. Non GMO Project, "GMO Facts," https://www.nongmoproject.org/gmo-facts/.

8. Certified B Corporation, "Certification," https://www.bcorporation.net/become-a-b-corp/how-to-become-a-b-corp.
9. Melaleuca the Wellness Company, "What's in Your Home Products?", *Healthy Cells Magazine,* March 4, 2014, http://www.healthycellsmagazine.com/articles/what-s-in-your-home-products.
10. Environmental Working Group, "Statement of Jane Houlihan on Cosmetics Safety," July 25, 2008, https://www.ewg.org/news/testimony-official-correspondence/statement-jane-houlihan-cosmetics-safety#.W1TtJi_MyDc.
11. ChemicalSafetyFacts.org, "Ammonia," https://www.chemicalsafetyfacts.org/ammonia/.
12. Environmental Working Group, "Ammonium Hydroxide," https://www.ewg.org/guides/substances/338#.WzDpdS-ZOWY.
13. Alison Kodjak, "FDA Bans 19 Chemicals Used in Antibacterial Soaps," Your Health, National Public Radio, September 2, 2106, https://www.npr.org/sections/health-shots/2016/09/02/492394717/fda-bans-19-chemicals-used-in-antibacterial-soaps.
14. Centers for Disease Control and Prevention, "Facts About Benzene," https://emergency.cdc.gov/agent/benzene/basics/facts.asp.
15. Dr. Axe, "Dangers of Bleach + NEVER Mix Bleach with These 3 Cleaning Ingredients," https://draxe.com/dangers-of-bleach/.
16. Environmental Protection Agency, *Technical Fact Sheet—1,4-Dioxane,* November 2017, https://www.epa.gov/sites/production/files/2014-03/documents/ffrro_factsheet_contaminant_14-dioxane_january2014_final.pdf.
17. Environmental Working Group, "1-4-Dioxane," EWG's Skin Deep, https://www.ewg.org/skindeep/ingredient/726331/1%2C4-DIOXANE/#.
18. Environmental Protection Agency, *Health and Environmental Effects Profile for Formaldehyde,* EPA/600/x-85/362, Environmental Criteria and Assessment Office, 1988; American Cancer Society, "What Causes Cancer? Formaldehyde," May 23, 2014, https://www.cancer.org/cancer/cancer-causes/formaldehyde.html.
19. *Encyclopedia Britannica,* s.v. "Urea-Formaldehyde Resin," https://www.britannica.com/science/urea-formaldehyde-resin.
20. Steve Vogel, "New TSA Uniforms Trigger a Rash of Complaints," *Washington Post,* January 5, 2009, http://www.washingtonpost.com/wp-dyn/content/article/2009/01/05/AR2009010502146.html?noredirect=on.
21. J. D. Thrasher, A. Broughton, and R. Madison, "Immune Activation and Autoantibodies in Humans with Long-Term Inhalation Exposure to Formaldehyde," *Archive of Environmental Health* 45, no. 4 (1990): 217-23.
22. Dr. Mercola, "10 Sources for Endocrine Disrupters and How to Avoid Them," Mercola.com, July 15, 2015, https://articles.mercola.com/sites/articles/archive/2015/07/15/10-common-sources-endocrine-disruptors.aspx.
23. R. Scheer and D. Moss, "Should People Be Concerned About Parabens in Beauty Products?" EarthTalk, *Scientific American,* https://www.scientificamerican.com/article/should-people-be-concerned-about-parabens-in-beauty-products/.
24. National Center for Biotechnology Information, PubChem Open Chemistry Database, "Phenol," https://pubchem.ncbi.nlm.nih.gov/compound/phenol#section=Top.
25. Agency for Toxic Substances and Disease Registry, "Toxic Substances Portal—Phenol," https://www.atsdr.cdc.gov/mmg/mmg.asp?id=144&tid=27.

26. O. Andrukhova, S. Slavic, A. Smorodchenko, U. Zeitz, V. Shalhoub, B. Lanske, E. E. Pohl, and R. G. Erben, "FGF23 Regulates Renal Sodium Handling and Blood Pressure," *EMBO Molecular Medicine* (2014): e201303716, http://embomolmed.embopress.org/content/early/2014/05/05/emmm.201303716.
27. Campaign for Safe Cosmetics, "Phthalates," http://www.safecosmetics.org/get-the-facts/chemicals-of-concern/phthalates/.
28. Environmental Working Group, EWG's Skin Deep Cosmetics Database, "Sodium Lauryl Sulfate," https://www.ewg.org/skindeep/ingredient/706110/SODIUM_LAURYL_SULFATE/#.W1UtUC_MyDc.
29. Invisible Disabilities Association, "Why Go Fragrance Free?" https://invisibledisabilities.org/ida-books-pamphlets/chemicalsensitivities/whygofragrancefree/; Roddy Scheer and Doug Moss, "Scent of Danger: Are There Toxic Ingredients in Perfumes and Colognes?," EarthTalk, *Scientific American, https://www.scientificamerican.com/article/toxic-perfumes-and-colognes/.*
30. Federal Trade Commission, "Fair Packaging and Labeling Act," https://www.ftc.gov/enforcement/rules/rulemaking-regulatory-reform-proceedings/fair-packaging-labeling-act.
31. Campaign for Safe Cosmetics, "Fragrance," http://www.safecosmetics.org/get-the-facts/chemicals-of-concern/fragrance/.
32. Environmental Protection Agency, "Xylenes," updated January 2000, https://www.epa.gov/sites/production/files/2016-09/documents/xylenes.pdf.
33. Agency for Toxic Substance and Disease Registry, Division of Toxicology and Environmental Medicine, *Public Health Statement: Xylene,* August 2007, https://www.atsdr.cdc.gov/ToxProfiles/tp71-c1-b.pdf.

## **Kapitel 3.** Die Toxic Ten und Alternativen für das ganze Haus

1. Environmental Working Group, "Shopper's Guide to the Pesticides in Produce," https://www.ewg.org/foodnews/.
2. Daniel Simmons, "Organic Lawn Care Products Require Patience," Angie's List, https://www.angieslist.com/articles/organic-lawn-care-products-require-patience.htm.
3. Environmental Working Group, "EWG's Guide to Bug Repellants: Protecting from Zika Virus," July 17, 2018, https://www.ewg.org/research/ewgs-guide-bug-repellents-age-zika/what-you-can-do-about-zika#.WymrAy-ZPOQ.
4. of Washington, "Scented Laundry Products Emit Hazardous Chemicals Through Dryer Vents," ScienceDaily, August 24, 2011, https://www.sciencedaily.com/releases/2011/08/110824091537.htm.
5. Dr. Axe, "Stop Using Dryer Sheets Immediately!" https://draxe.com/dryer-sheets/.
6. Food and Drug Administration, "Consumer Updates," https://www.fda.gov/ForConsumers/ConsumerUpdates/default.htm.
7. Bruce Fellman, "The Problem with Plastics," *Environment: Yale* (Fall 2009), http://environment.yale.edu/magazine/fall2009/the-problem-with-plastics/.
8. Bee's Wrap, "About Us," https://www.beeswrap.com/pages/about-us.
9. USPIRG, "FDA's BPA Ban: A Small, Late Step In the Right Direction," blog, July 17, 2013, https://uspirg.org/blogs/blog/usp/fda's-bpa-ban-small-late-step-right-direction.
10. R. Scheer and D. Moss, "Avoid Harsh Chemicals in Commercial Air Fresheners with Homemade Alternatives," EarthTalk, *Scientific American,* https://www.scientificamerican.com/article/nontoxic-air-fresheners/.

**Kapitel 4.** So steigen Sie auf Bio um, ohne ein Vermögen auszugeben

1. Heidi Nickerson, "How Much Money Does an Average Family Spend on Cleaning Products in a Year?", The Nest, accessed September 6, 2018, https://budgeting.thenest.com/much-money-average-family-spend-cleaning-products-year-23539.html.

**Kapitel 5.** Giftfreie Putzmittel für das ganze Haus

1. Plant Therapy, "KidSafe," https://www.planttherapy.com/kid-safe.
2. ASPCA News, "Is the Latest Home Trend Harmful to Your Pets? What You Need to Know!", January 17, 2018, https://www.aspca.org/news/latest-home-trend-harmful-your-pets-what-you-need-know.

**Kapitel 7.** Fünf-Minuten-Tricks mit großer Wirkung

1. Cleaning Industry Research Institute, "Study Reveals High Bacteria Levels on Footwear," last modified May 3, 2008, https://www.ciriscience.org/a_96-Study-Reveals-High-Bacteria-Levels-on-Footwear.
2. Greg Seaman, "The Top 10 Plants for Removing Indoor Toxins," Eartheasy, September 6,2017, http://learn.eartheasy.com/2009/05/the-top-10-plants-for-removing-indoor-toxins/.
3. NASA Spinoff. "Plants Clean Air and Water for Indoor Environments," https://spinoff.nasa.gov/Spinoff2007/ps_3.html.
4. Environmental Protection Agency, "The Inside Story: A Guide to Indoor Air Quality," https://www.epa.gov/indoor-air-quality-iaq/inside-story-guide-indoor-air-quality.

**Kapitel 9.** Küche

1. Roni Caryn Rabin, "Chemicals in Food May Harm Children, Pediatricians' Group Says," *New York Times,* July 23, 2018, https://www.nytimes.com/2018/07/23/well/chemicals-food-children-health.html.
2. Vanessa Vadim, "What's the Safest Cookware?" Mother Nature Network, September 23, 2015, https://www.mnn.com/food/healthy-eating/questions/whats-the-safest-cookware; American Cancer Society, "What Causes Cancer? Teflon and Perfluorooctanoic Acid (PFOA)," January 5, 2016, https://www.cancer.org/cancer/cancer-causes/teflon-and-perfluorooctanoic-acid-pfoa.html.
3. Dr. Edward Group, "Are Microwaves Dangerous to Your Health?" Global Healing Center, March 22, 2017, https://www.globalhealingcenter.com/natural-health/are-microwaves-dangerous-to-your-health/.
4. On the effects of what we eat and how it's traced to diseases, see the book *In Defense of Food: An Eater's Manifesto,* by Michael Pollan, (New York: Penguin, 2009).

**Kapitel 10.** Badezimmer

1. Ian Urbina, "Think Those Chemicals Have Been Tested?" *New York Times,* April 13, 2013, https://www.nytimes.com/2013/04/14/sunday-review/think-those-chemicals-have-been-tested.html.
2. Sephora, "Clean at Sephora," https://www.sephora.com/clean-beauty-products.
3. Food and Drug Administration, "FDA Authority Over Cosmetics: How Cosmetics Are Not FDA-Approved, but Are FDA-Regulated," https://www.fda.gov/Cosmetics/GuidanceRegulation/LawsRegulations/ucm074162.htm.
4. Beautycounter, "Our Story," https://www.beautycounter.com/our-story.
5. Beautycounter, "Our Story."
6. Dr. Edward Group, "The Dangers of Fluoride," Global Healing Center, November 16, 2015, https://www.globalhealingcenter.com/natural-health/how-safe-is-fluoride/.

7. Organic Facts, "16 Proven Health Benefits & Uses of Coconut Oil," https://www.organicfacts.net/health-benefits/oils/health-benefits-of-coconut-oil.html.
8. Environmental Protection Agency, "Volatilization Rates from Water to Indoor Air Phase II," https://cfpub.epa.gov/ncea/risk/recordisplay.cfm?deid=20677.
9. Underground Health Reporter, "Dangers of Chlorine in Your Shower," http://undergroundhealthreporter.com/dangers-of-chlorine-in-your-shower; Lawrence K. Altman, "Tiny Cancer Risk in Chlorinated Water," *New York Times*, July 1, 1992, https://www.nytimes.com/1992/07/01/us/tiny-cancer-risk-in-chlorinated-water.html.

## **Kapitel 11.** Wohnbereiche

1. Markham Heid, "You Asked: Can My Couch Give Me Cancer?" Time.com, August 24, 2016, http://time.com/4462892/couch-cancer-flame-retardants/.

## **Kapitel 12.** Schlafzimmer

1. Joe Palca, "The Dirt on Dust," Morning Edition, National Public Radio, November 16, 2009, https://www.npr.org/templates/story/story.php?storyId=120252957.
2. Dr. Mercola, "What's Hiding in Your Mattress?" Mercola.com, December 30, 2015, https://articles.mercola.com/sites/articles/archive/2015/12/30/mattress-toxic-chemicals.aspx.
3. National Cancer Institute, "Cell Phones and Cancer Risk," https://www.cancer.gov/about-cancer/causes-prevention/risk/radiation/cell-phones-fact-sheet.

## **Kapitel 13.** Die Waschküche

1. Environmental Working Group, "Sulfuric Acid," https://www.ewg.org/guides/substances/14662-SULFURICACID#.W1X0ei_MyDc.

## **Anhang**

1. Whole Foods, "Eco-Scale: Giving New Meaning to Cleaning," https://www.wholefoodsmarket.com/eco-scale-our-commitment.


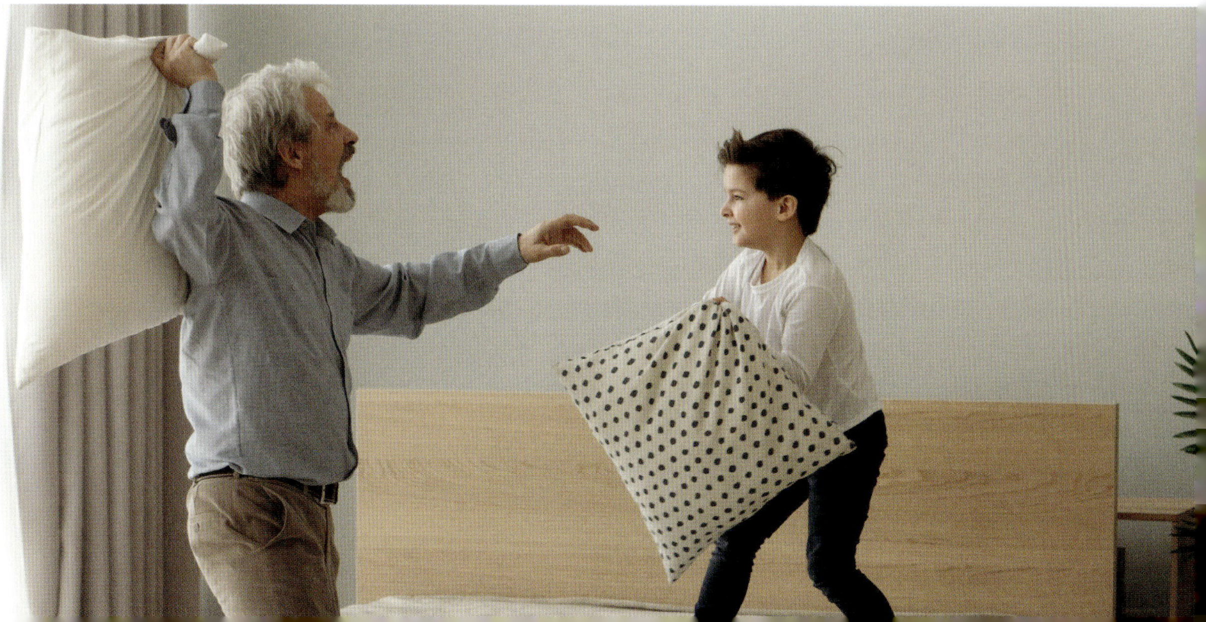

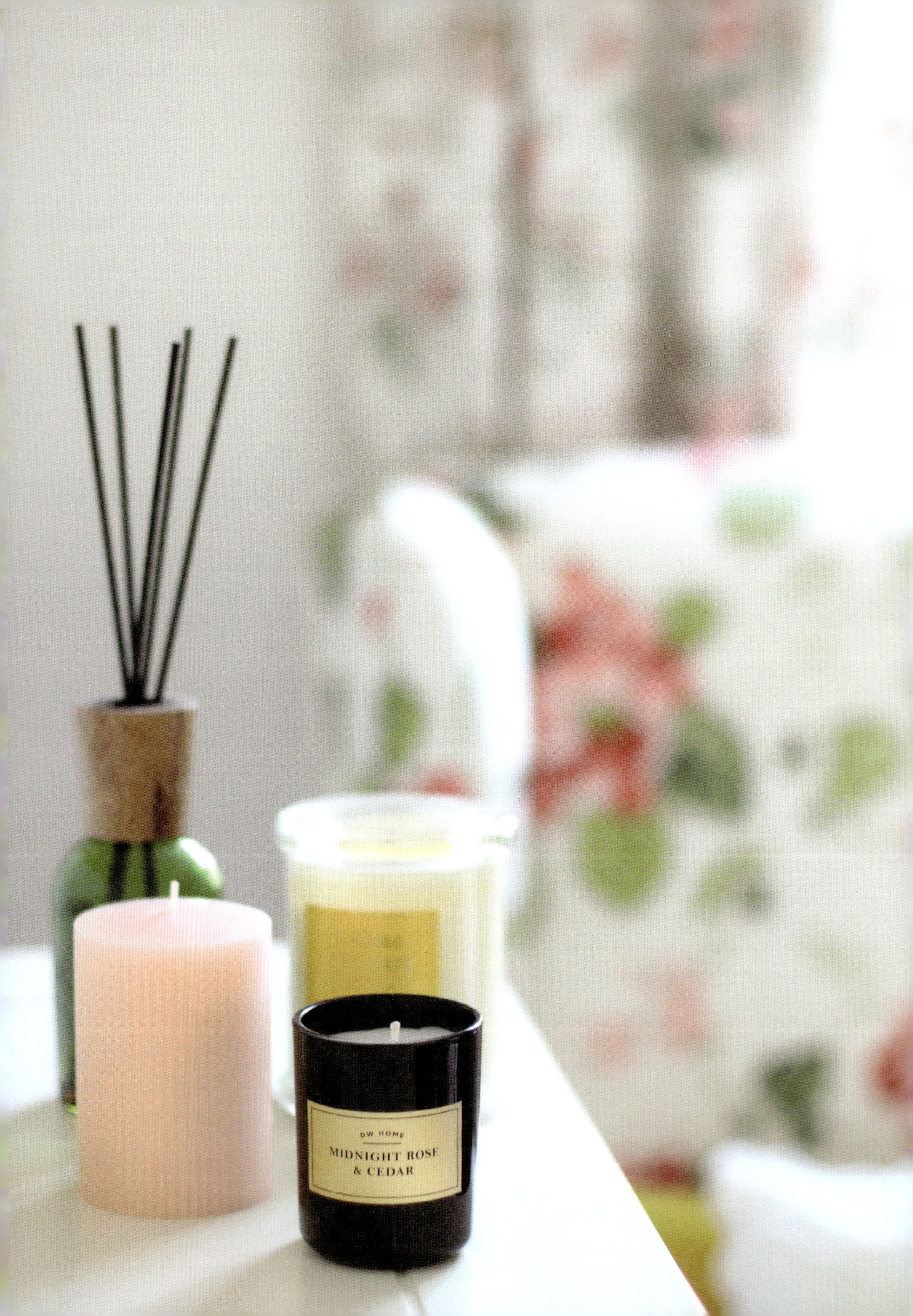
DW HOME
MIDNIGHT ROSE
& CEDAR

# Index

## L



## M

## X



## Z

# ÜBER DIE AUTORIN

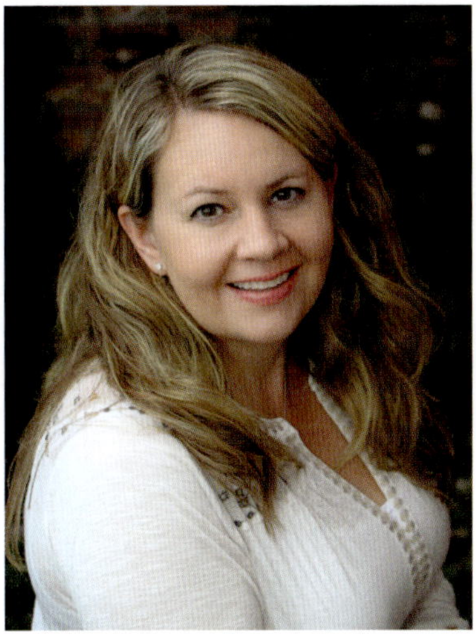

Becky Rapinchuk ist nicht nur Allround-Expertin für alles rund um Haushalt und Reinigung, sondern auch Ehefrau und Mutter von drei Kindern, erfolgreiche Geschäftsfrau sowie ehemalige Kunstlehrerin. Sie ist die Gründerin des Blogs *Clean Mama*, einer führenden Adresse für alles, was mit einem sauberen und aufgeräumten Zuhause zu tun hat, und berät weltweit führende Lifestyle-Marken, wie sich das kleine und auch das große Chaos im Leben beseitigen lässt. Bereits über 20 Millionen Fans sind von Rapinchuks Arbeit überzeugt, folgen ihr online und kaufen ihre Bücher und Produkte.

# ABBILDUNGSVERZEICHNIS

Sylwia Erdmanska-Kolanczyk: ii, x, 6, 8, 11, 18, 36, 42, 47, 48, 52, 55, 64, 66, 74, 84, 101, 108, 115, 120, 145, 168, 218, 226

Shutterstock.com: S. 27: Stokkete, S. 30: Alona Siniechina, S. 81: Prostockstudio, S. 82, 188: Africa Studio, S. 88, 158, 202: Photographee.eu, S. 116: ImageFlow, S. 131: united photo studio, S. 142: Philipp Shuruev, S. 174: New Africa, S. 179: Kabardin's Photo, S. 183: Evgeny Atamanenko, S. 194: vipman, S. 198: Philipp1983, S. 209: Marko Subotin, S. 213: Antoha713, S. 225: fizkes,

Autoren Photo S. 235: Kathleen Shannon Photography

Kandern ohne Autos S. 238: Public Domain

# IMPRESSUM

Becky Rapinchuk
Simply Clean für ein gesundes Zuhause
Der Raum-für-Raum-Plan für ein natürliches Zuhause
Mit Detox-Plänen und vielen natürlichen Reinigungsmittel-Rezepten

1. deutsche Auflage 2020
ISBN: 978-3-96257-155-9


Titel der Originalausgabe:
Clean Mama's Guide to a Healthy Home
The Simple, Room-by-Room Plan for a Natural Home


Übersetzung aus dem Englischen: Textfriseur UG
Layout: Erich Hobbing
Satz: Narayana Verlag
Coverlayout: Marie Wölk, Wolkenart
Coverabbildung: © Sylwia Erdmanska-Kolanczyk

Herausgeber:
Unimedica im Narayana Verlag GmbH, Blumenplatz 2, D-79400 Kandern
Tel.: +49 7626 974 970-0
E-Mail: info@unimedica.de
www.unimedica.de

# WEITERE TITEL IM UNIMEDICA VERLAG

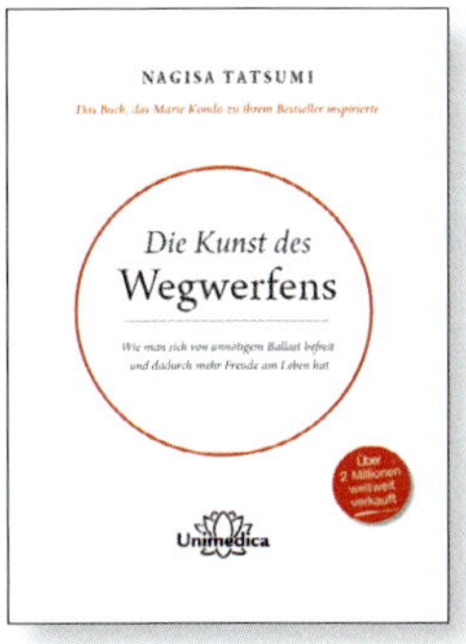


**Nagisa Tatsumi**

## DIE KUNST DES WEGWERFENS

*Wie man sich von unnötigem Ballast befreit und dadurch mehr Freude am Leben hat*

160 Seiten, kart., **€ 16,80**

Der Bestseller von Nagisa Tatsumi ist zum Auslöser einer weltweite erfolgreichen Aufräum- und Ordnungsbewegung geworden. Erfahren Sie,

- weshalb wir Berge nutzloser Gegenstände anhäufen
- warum es uns schwer fällt, unnötige Dinge wegzuwerfen
- wie wir lernen können, konsequent auszusortieren und unser Leben zu entschlacken.

Nagisa Tatsumi zeigt, dass man sich mit ein paar Tricks vom Ballast überflüssiger Sachen nachhaltig befreien kann. Zehn einfache Grundregeln führen in die Kunst des Entrümpelns ohne Reue ein, praktische Tipps helfen beim Aussortieren und ressourcenschonenden Entsorgen.

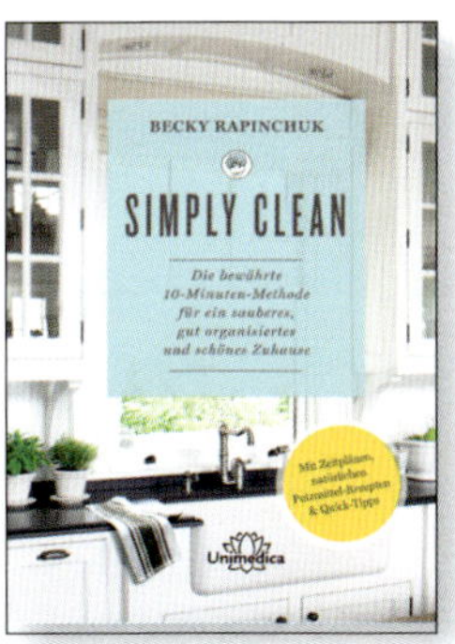


**Becky Rapinchuk**

## SIMPLY CLEAN

*Die bewährte 10-Minuten-Methode für ein sauberes, gut organisiertes und schönes Zuhause. Mit Zeitplänen, natürlichen Putzmittel-Rezepten & Quick-Tipps*

296 Seiten, geb., **€ 19,80**

Braucht es wirklich nur 10 Minuten täglich, um sein Zuhause sauber und ordentlich zu halten? Becky Rapinchuk liefert den Beweis! Ihr Buch ist der Ratgeber, um aus jedem noch so chaotischen Haushalt schnell und einfach eine saubere, aufgeräumte Wohlfühl-Oase zu machen.

Die vielbeschäftigte Autorin bietet Strategien und praktische Tipps, um im täglichen Kampf gegen Wollmäuse und Dreckecken die Oberhand zu behalten. Gut durchdachte Wochen- und Vier-Wochen-Checklisten schärfen beim Putzen und Aufräumen den Blick für das Wesentliche. Unnötige Tätigkeiten fallen weg und Ordnung halten wird zum echten Zeitgewinn.